THE PROBLEM OF ALZHEIMER'S

How Science, Culture, and Politics Turned a Rare Disease
into a Crisis and What We Can Do

Jason Karlawish, MD

百年顽疾

阿尔茨海默病
溯源与新知

［美］贾森·卡尔拉维什 著
龚银 译

北京联合出版公司
Beijing United Publishing Co.,Ltd.

IR音

图书在版编目（CIP）数据

百年顽疾：阿尔茨海默病溯源与新知/（美）贾森·卡尔拉维什著；龚银译. --北京：北京联合出版公司, 2024.7

ISBN 978-7-5596-7280-3

Ⅰ. ①百… Ⅱ. ①贾… ②龚… Ⅲ. ①阿尔茨海默病—防治—普及读物 Ⅳ. ①R749.1-49

中国国家版本馆CIP数据核字（2023）第235806号

百年顽疾：阿尔茨海默病溯源与新知

[美] 贾森·卡尔拉维什（Jason Karlawish, MD）　著

龚银　译

出 品 人：赵红仕
出版监制：刘　凯　赵鑫玮
选题策划：联合低音
特约编辑：王冰倩　马晓茹
责任编辑：蔺　鑫　刘　洋
封面设计：L_L 李高
内文排版：聯合書莊

关注联合低音

北京联合出版公司出版
（北京市西城区德外大街83号楼9层　100088）
北京联合天畅文化传播公司发行
北京美图印务有限公司印刷　新华书店经销
字数307千字　710毫米×1000毫米　1/16　24印张
2024年7月第1版　2024年7月第1次印刷
ISBN 978-7-5596-7280-3
定价：78.00元

给约翰

目 录

引言

百年顽疾

————

考虑到阿尔茨海默病给患者乃至其亲友带来的恶劣影响和沉痛打击，这种疾病可以说是所有疾病中十分严重的一种。

——刘易斯·托马斯，《痴呆症问题》（"The Problem of Dementia"），1981 年

2010 年 1 月的一个星期五下午，天气很冷，我在宾夕法尼亚记忆研究中心接诊了一位新患者——伊迪丝·哈里森。当时，她受记忆问题困扰已有四五年之久。她的丈夫埃德很难准确说出这种情况究竟是从何时开始的。

埃德回忆，这些问题起初并不明显……那时候，她很喜欢列清单。

一旦他提出这一点，妻子就会反驳："你还不是一样？"

他又说："但我一般都会列完，你只是写个开头就不管了。"

接着就是她转身大步走出厨房，摔门而去。

他心想，大概是上了年纪吧。算了算了。

之后的几个月，她的记性越来越差。她会忘拿在杂货店买的东西，还会反复跟他说当天说过的事。但除此之外，她其他还算正常。

直到有一天，业主协会打来电话，埃德才知道事情不对劲。协会副主任

好管闲事，问他："出什么事了吗？哈里森先生，您三个月没缴费了。"于是，他查了下自己和妻子共有的支票账户，这还是婚后头一次。看到她的字迹就像看到她本人，还是那么清秀雅致，但余额就有点杂乱无章了。

他意识到，这可能不是上了年纪的问题。

很快，事情就发展到必须看初级保健医生的地步，但可以说是看了等于白看。医生没给出诊断结果，只是开了一种抗生素。护士在打电话告知磁共振成像（以下简称"MRI"）检查结果时，说没有查出肿瘤或卒中（中风），但查出了鼻窦炎。她吃了医生开的抗生素，腹泻了两周。

那是 2008 年的事了。后来，他们又看了其他医生，也接受了其他药物治疗——针对甲状腺功能低下、重度焦虑和慢性疲乏，但始终没有得到明确的诊断结果。久而久之，他们的生活进入一种新常态——由丈夫接管家里的开支。他们一起买东西，一起做饭，但她很多时候都在看电视，诊断这事好像已经翻篇了。

"好景"不长，女儿的话敲响了警钟。长期在中东服役的女儿回家后看出端倪："爸爸，妈妈真有点不对劲儿。"她在父亲面前焦急地比画着，就差没摇他两下，劝他醒醒。

又过了半年，他们终于等来了记忆研究中心新患者预约就诊的这一天。

埃德见到我时神情焦虑，他说："这不像是单纯的记性不好。"他担心妻子得了抑郁症。以前，她干劲十足，做事情有条有理，现在是一天不如一天。她不再去读书俱乐部，也不再参加合唱团活动。问她为什么，她就看着电视来一句"没兴趣"。对于某天是星期几的问题，她总是问个没完没了。"今天是星期一吗？"同样的问题她要问好几遍，而且这种情况发生得越来越频繁，非常烦人。她问，他答；过一刻钟她再问，他再答。如此循环，直到她好像终于弄明白了；或者他忍无可忍地发飙。

我为哈里森夫人做了检查，结果显示她有认知障碍。她很难记住街道地址的五个部分，哪怕是让她回想五分钟，她也只能记起其中一个部分，比如"芝加哥"。这说明她不仅记忆有问题（很难回想新地址），注意力和专注度也有问题（很难记住新地址）。利用记忆地址与回想地址的几分钟间隔，我为她做了其他测试。比如：以七个数字为一组，从一百开始倒数；计算购买某物品要找回的零钱；等等。我递给她一支铅笔和夹着一张白纸的写字板。

"请画一个钟面，标上所有数字，每五分钟标一个时间点。"

测试结果很能说明问题，包括忘交物业费、付钱付两次、支票结算混乱等症状。种种迹象表明她的记忆出了问题，也就是回想新信息的能力受损。此外，她在任务的规划、排序和组织方面也表现出能力缺陷。心理学家称之为执行功能缺陷。执行功能是指成人大脑的自主行为能力，具体来说就是用自己的方式来协调数不胜数的认知能力，比如记忆、语言、注意力等。

我为哈里森夫人做的测试名为"画钟测试"，这仅仅是众多执行功能评估测试中的一种，却是我个人所偏好的，因为结果非常明显。说实话，哈里森夫人画的钟面图也反映了一种我有时不便说明的情况，我很难让病人理解"您的认知不再像以前那么正常了"。

此外，这张钟面图还反映出她内心的挣扎。

她还给我写字板和铅笔时，喃喃说道："画得不好。"她双手叠放在膝盖上，转过脸去不看我。这位七十一岁的退休美术老师对自己的画作感到无地自容，画上满是稀奇古怪的线条和颠倒错乱的数字。

1981 年，散文家、医生、美国国家图书奖得主刘易斯·托马斯在大众科学杂志《发现》(Discover) 上发表了《痴呆症问题》一文。[1] 作为癌症研究领域的杰出贡献者，托马斯在文章开头就向美国公众提出告诫：千万别让政府插手他们这些科研人员的工作。这位威望素著、成就卓越的科学家在发表文章时已六十八岁，当过纽约大学医学院和耶鲁大学医学院的院长，而后受聘为斯隆－凯特琳纪念癌症中心主任。托马斯坚信，要找到癌症等常见重症顽疾的治疗方法，遵循"非靶向规则"才是正道。

他说的"非靶向"是指按照科学家而非政客确定的步调来研究正常的生物过程。他反对一些政客的做法，比如他们要求科学家"对疾病采取打一枪换一炮式的攻克方法"。他将这种方法戏称为"'每月犯病型'综合征"。

美国国会对他的观点表示赞同，开始放手让科学家来决定需要多少研究经费、如何以最佳方式利用这些经费。如此一来，面对选民接连不断的哀叹，国会无须再通过艰难的政治决策来满足他们对飞跃式疾病治愈方案的诉求。

不过，托马斯也在他的文章中提出了需要政府干预的例外情况。他呼吁："有一种疾病是需要我们给予特殊关注和高度重视的，它的持续时间不是按月算，而是会蔓延一整个世纪。随着社会老龄化趋势的发展，受一种脑病影响的人会越来越多，它就是我们现在所说的'老年痴呆症'。这种疾病的一大分支是阿尔茨海默病，在五十岁以上群体中的影响人数超过 500 000，其中大部分患者在七八十岁。美国疗养院的床位多半为阿尔茨海默病患者提供，目前治疗成本已超过 100 亿美元，预计在未来几年内将上升到至少 400 亿美元。"

他总结道："考虑到阿尔茨海默病给患者乃至其亲友带来的恶劣影响和沉痛打击，这种疾病可以说是所有疾病中十分严重的一种。"

托马斯提出这一点时，正值新时代即将到来之际。就在五年前，神经学家罗伯特·卡茨曼在《神经病学文献》[*Archives of Neurology*，现称《美国医学会神经病学杂志》(*JAMA Neurology*)]上的一篇短文中提出了一种新的疾病。医学和社会都应该舍弃衰老症这个概念，代之以阿尔茨海默病。[2]他在美国郑重地指出：这种疾病很常见，可谓"头号杀手"。

卡茨曼的《阿尔茨海默病的流行率和恶性程度》是一个行动呼吁。他认为，不应将患有痴呆症的老年人看作衰老的受害者，也不能将其视作正常衰老的极端和不幸，而应将他们当作患者来看待。因此，我们不能再简单地让他们待在家里。他们需要的是能够为他们做出准确诊断、给予他们治疗并最终治愈他们的医生和研究人员。

这一观点在美国得到了回应。

　　1979 年 12 月 4 日，七个绝望但坚定的家庭在芝加哥奥黑尔机场希尔顿酒店碰面，讨论并最终组建了一个全国性的阿尔茨海默病患者倡导与自助小组，即后来的阿尔茨海默病协会。他们努力倡导深入开展阿尔茨海默病的照护和研究，避免其他家庭像他们一样深受其害。此举带来了很多变化。

　　美国国立卫生研究院新成立了国家老龄化研究所，该机构的研究预算中有一半都用于阿尔茨海默病的研究。美国国会也举行了多次听证会，并授权为全国各地的阿尔茨海默病研究中心提供资金。到 1988 年，阿尔兹海默病协会与美国退休人员协会（AARP）以及其他倡导团队一起，代表数百万个因在家中或疗养院照顾阿尔茨海默病患者的巨大开支而濒临破产的家庭开展了各种运动。他们说服共和党和民主党的总统候选人签署了按照医疗保险设计的全国性长期照护社会保险计划。1993 年，美国食品药品监督管理局（FDA）批准了首款阿尔茨海默病治疗药物。

　　这意味着"黑暗时代"即将结束。

　　在卡茨曼行动呼吁大约三十五年后，国会要求成立一个两党研究组，评估美国在抗击阿尔茨海默病方面的进展。2009 年的报告《国家阿尔茨海默病战略计划：阿尔茨海默病研究组报告》对美国在这方面非常糟糕的进展进行了毫无保留、堪称世界末日般的评估，痛批了整个国家的研究工作和医疗保健系统[3]。

　　报告开头提道："阿尔茨海默病已给我们的国家带来了诸多严重且日益严峻的挑战。"1000 万名照护者为 500 万例患者提供了 940 亿小时的照护，照护开支每年高达 1000 亿美元，这些数据是托马斯在 1981 年发表的文章中所提及数据的数倍。在报告中，"危机"一词被提及多达二十四次。

　　在阿尔茨海默病研究组发布这份报告时，我是一名医生兼研究人员。我的研究重点便是阿尔茨海默病，主要研究照护、伦理和政策交叉领域的问题。该项工作致力于改善痴呆症患者的自尊以及对他们人格的尊重。我们通过研究制定了评估患者做风险决策能力的方法，以及保护长期照护机构从业人员投票权的政策。每个星期五，我会在宾夕法尼亚记忆研究中心为患者进行诊断和治疗。

这份报告说得很中肯，对此我非常确定，阿尔茨海默病就是一场危机。哈里森一家只是又一个牺牲品。

后来，我看到我们国家成立了最先进的癌症与心血管中心，我的同行在那里为患者开展准确的诊断测试和非常有效的治疗。而我仍在研究诊断评估，自阿尔茨海默医生及其同事在 20 世纪前二十年开创了评估方法后，这方面几乎毫无进展。

为了让妻子得到诊断和照护，哈里森先生努力付出的故事太典型了。除了求助她的内科医生，他们还求助过神经科医生。这位神经科医生提到了痴呆症，但从未提到过"阿尔茨海默病"，然后将重点放在治疗记忆问题的药物上，并计划在一年内进行随访。

结果令哈里森一家非常沮丧，也令我非常沮丧。我们的新患者就诊名额在几个月前就预约一空。我和这位神经科医生开的药基本无效。能够为哈里森一家提供帮助的治疗，包括社会、环境和心理干预，是无法通过医疗保险报销的，即便可以报销，给出的条件也是可望而不可即。

从托马斯博士的文章发表到哈里森夫妇拜访我，时间已经过去了二十八年，为何没有发生真正的改变？为什么我们这个最富有、最强大的国家，这个敢闯敢拼的国度，没有听取罗伯特·卡茨曼、刘易斯·托马斯和那七个家庭等革命者的意见？

这些问题的答案，本书将为您一一揭晓。这是一个关于阿尔茨海默病从一种罕见病到普遍性疾病，再到成为危机的故事。到 20 世纪中叶，关于阿尔茨海默病的大部分故事跨越大西洋，从德国到了美国。因此，接下来的内容似乎只是一名美国作者对一个美国问题的看法。像阿尔茨海默病这种包罗万象的疾病，我们的故事必须聚焦在单个国家的响应上。

　　这种聚焦是国家层面的，但危机却是国际性的。来自其他国家的读者会意识到，他们国家在对阿尔茨海默病的响应方面所体现的不平衡与美国有很多相似之处。毫无疑问，他们肯定也会对像哈里森一家这类群体所遭遇的困境表示理解和同情。

　　第一部分解释了阿尔茨海默病定义的演变，以及在将这种复杂而又微妙的诊断传达给患者及其家人和医疗保健系统方面所面临的种种难题。第二部分回顾了 20 世纪阿尔茨海默病方面的进展，展现了这种疾病如何在科学医学与政治文化碰撞之下演变成悲剧——先是被隐藏、得不到治疗，然后是被定义为普遍性疾病后，得不到充分诊断，被患者及其家人所忽视。第三部分介绍了解决这一危机的机会，即科学的进步让我们有机会从医生办公室、家庭和社区，以及医院和疗养院等方面改善患者照护。同时，在患者症状演变为痴呆之前及早诊断和治疗的能力也取得了惊人的进步。第四部分解释了我们必须做什么，以及为什么要这么做。

　　阿尔茨海默病的影响始于患者本人，就像哈里森太太。很快，它的影响会蔓延到其他人，就像她的丈夫和他们的女儿——她从全职转为兼职，帮助父亲照顾母亲整整五年。数百万的患者和照护者共同经历身体、心理、经济、道德上的痛苦，这背后体现出一个人道主义问题。要解决这个问题，更好的医疗保健服务并不够，唯有从文化、公民和社会制度等多个方面着手，才能克服这场危机。

第一部分

解密阿尔茨海默病

....

从各方面来看，我们面对的是一种非常特殊的疾病。

——阿洛伊斯·阿尔茨海默，
《一种不寻常的大脑皮质疾病》，
1907 年

一

一种不寻常的大脑皮质疾病

———

阿尔茨海默病表现出痴呆症状是个循序渐进的过程，极不易觉察，家属和患者本人要到症状非常明显时才会意识到问题的严重性。

——瓦莱丽·丹尼斯·佩雷尔，

《阿尔茨海默病的社会心理影响》，《美国医学会杂志》，1998 年

"痴呆症和阿尔茨海默病有什么区别？"

这是在我告知哈里森夫妇，哈里森太太患有痴呆症，而最可能的病因就是阿尔茨海默病时，他们问我的第一个问题。哈里森先生先问，随后妻子点头示意。在整个就诊过程中，哈里森太太多半时间都保持沉默。

这是患者及其家属最常提出的问题。通常，阿尔茨海默病患者会反复问同样的问题，因为他们不记得自己问过。

我解释道："痴呆症是一种进行性认知受损的病症，会使患者在日常活动中面临种种问题。阿尔茨海默病是导致痴呆症的多种疾病之一。"我在2010 年接诊哈里森夫妇时，遵循的是神经科专家组于 1984 年编撰诊断标准时定下的原则。[1]

痴呆症与阿尔茨海默病密不可分，没有痴呆症，就没有阿尔茨海默病。

哈里森先生问道："痴呆症与衰老有什么不同吗？"

我解释说，认知不会随衰老而发生变化。认知变化是一个非常缓慢的过程。这种变化多半体现在思维和决策速度上，患者会因举棋不定而心烦意乱，有时还会犯错，但这些都不是能力缺陷所致。相比之下，痴呆症患者会在数月至数年内出现多项认知能力下降，而且是进行性下降。受进行性认知能力下降的影响，患者会在从事日常活动时遇到种种困难。"认知能力"是指我们大脑完成各项工作的能力，比如回想新信息（记忆）、描述事物（语言）和交叉从事多项活动（多任务处理）。日常活动是指生活琐事，比如登录计算机、订购礼品后去餐厅送给朋友。

我诊断哈里森太太是否患有痴呆症时所需的大部分信息都源自她的日常生活记录。重复提问说明她短期记忆有问题，支票账不对本说明她的执行和计算能力出了问题。

要证实这些推断，认知测试的价值不容小觑。这些测试不仅有助于确定诊断结果，还能揭示导致哈里森太太患痴呆症的特定疾病。不过，日常生活记录才是关键所在。我对学员说道："90% 的诊断结果都源于患者历史记录。"我将哈里森太太的历史记录分为三个方面进行了整理。

其一，难以完成以往能轻松完成的一般性日常任务，比如吃药、外出走动；对日常情况难以决策，比如不知道该不该吃药。从哈里森太太的事例来看，让我印象深刻的是她处理不好财务问题，也不再像过去那样能烤出美味可口的感恩节馅饼。而这些都是需要通过认知功能才能完成的活动。

其二，行为和情绪发生变化。在此类症状中，最早出现的也是最常见的症状是冷漠，具体指的是主动性和责任心逐渐丧失的状态。而哈里森太太大多数时候都坐着不动。其他常见变化包括焦虑、抑郁和坚持错误的想法，也可以说是妄想。这些症状的发作频率和严重程度不尽相同，也会随着疾病的发展而起伏不定。

其三，丧失久远的记忆，记不起自己的生平经历，比如在哪里长大，初恋是谁，孩子的出生日期，等等。这些都是疾病发展到晚期阶段会出现的症状。

以上三个方面都会体现在患者的各段经历中。这些经历通常很鲜活，带有浓厚的个人色彩，时而还有些悲剧元素（以前我在诊断一例女性患者时，得知她的孙子骗了她数万美元）。总而言之，这些经历让我们看到了一个人是如何逐渐丧失自我掌控生活的能力的。对此，我们可以用一个词来描述：自主性（autonomy）。这个词源自希腊语 autonomos，意思是自我管理，有自己的一套原则定律。从某种程度上说，痴呆症是一种自主性疾病，患者的生活让我们陷入沉思："随着自主生活能力的丧失，谈何'美好'生活？"[2]

身为记忆研究中心的医生，我会记下患者与自我渐行渐远的缓慢变化过程。一开始我问："怎么了？哪里不舒服？"哈里森先生的回答再平常不过了，他说："记性不好。"接着，他开始讲述他们多年来求医问诊的痛苦经历。

提问是我惯用的诊断方法，这个过程中我只需要一个写字板、一张纸和一支笔，然后就是认真倾听。在我看来，有一个问题最能在诊断时切中要害："平常一天是如何度过的呢？"这个问题能够反映出患者大脑与外界互动的情况。哈里森太太的日常生活还算正常，但和从前相比还是大不一样。她以前喜欢看杂志而不是看书；她现在还是会下厨，但手艺不比从前；家庭收支转为由哈里森先生接管。这一切都是疾病发出的信号，促使她的意识陷入一种慢速无序状态。

我了解哈里森太太的经历不仅是为了诊断她是否患有痴呆症，确定病因是阿尔茨海默病，还是为了划分痴呆症病情的进展阶段。我刚接诊哈里森太太时，她的病还处于轻度阶段，因为当时的问题主要是难以完成为料理家事、保持良好居住环境而进行的活动，比如清洁、烹饪、理财、服药、使用计算机或电视遥控器等技术，以及乘坐公共汽车等交通工具。这些都是我们可以选择去做的事，为的是过自己想过的生活。虽然一些选择性日常活动对于哈里森太太来说有些难度，但除此之外的其他活动，她还是能够照常完成的。在一些随意的交谈过程中，她的表现也还不错。

当痴呆症发展到中度阶段时，从事这些日常活动就会给患者带来持续性的困扰。在这一阶段，哈里森太太从多少能生活自理转变为不得不依靠他人的帮助。在之后几年的就诊中，哈里森先生告诉我，妻子需要他帮助的地方变得越来越多。同时，她的话变得越来越少。而更明显的问题是，她越来越意识不到自己有记性不好、日常生活无法自理等方面的问题。随着病情进入中度恶化阶段，她开始需要一些帮助才能完成"基本"的日常活动，也就是正常人起床后或睡觉前会做的事，比如走到洗手间上厕所、洗漱、穿好衣服去厨房吃早餐等。一开始出现的征兆是哈里森太太总是要人提醒才会换衣服。

她在基本活动方面需要的帮助变多，说明她的病已发展到重度阶段。她丧失这些能力的过程与多数病例相符，穿衣服不再有条理，东一件西一件，需要人提醒她洗澡再帮她洗澡。此外，她走路的速度也变慢了，而且走不稳，就连上厕所也要人帮忙。在那时，如果哈里森先生不用勺子喂她吃饭，她就不知道要吃饭，即使把饭菜放在她面前，她也不动。

当我跟哈里森先生说他妻子的病处在轻度阶段时，他表示质疑，反驳道："她发起脾气来简直要命，她肯定病得很严重。"我解释说："情绪和行为问题的出现频率或严重程度并非划分疾病阶段的考虑因素，功能和认知才是关注重点，因为这两项最有助于预测未来可能发生的情况以及确诊与死亡的间隔时间。"

谈到阿尔茨海默病，大家最常提到的词是"记忆"或其他类似说法，如记忆力丧失、健忘等。这些表述都很合理。阿尔茨海默病最常见的表现就是像哈里森太太那样，受记忆问题困扰。她会忘记新信息，如果没人提醒她去赴约，她就会忘了去。

由于大脑海马区往往最先受阿尔茨海默病影响，因而记忆问题是最早出现的症状。大脑的这个区域，因其与拉着波塞冬（希腊神话中的海神）的战车在大海中穿行的鱼尾马相似而得名，对人类学习和记忆新信息起着重要作用。当阿尔茨海默病开始影响海马区时，会导致患者出现记忆问题，我和同事称之为"遗忘表现"。

不过，阿尔茨海默病还可能在大脑的其他部位发病，继而引发痴呆症，但最初的表现并非健忘，而是其他认知问题。除了常见的遗忘表现，阿尔茨海默病还有其他三种表现。

首先是视力问题。患者表示自己一连好几个月都很难辨别距离的远近，阅读也出现了障碍，且换了好几副眼镜都徒劳无用。其次是语言组织问题。对于一些常见物件，患者很难找到相应的词来称呼它们，总是倾向于给出大致描述，比如这个东西、那个东西。最后是注意力不集中、难以解决问题等。在发病初期阶段，患者会付错钱，但这种表现几乎不可作为诊断阿尔茨海默病的依据，因为这个症状与年龄相关的认知变化非常相似，都是反应不如从前灵敏。通常，我会要求这些患者在几个月后来中心复查，以便再次评估他们的情况。随着时间的流逝，我们将能够判别这些症状究竟是衰老导致的缓慢变化还是疾病进展的表现。

阿尔茨海默病是痴呆症的病因之一，也是公认的最常见病因。因此，与痴呆症的其他病因相比，阿尔茨海默病受到了更广泛的关注。以路易体病为例，患者会出现生动的幻觉，通常与动物或人相关，比如看到壁炉里有一只猫。如果某人出现额颞叶变性，即大脑特定区域发生病变，则其性格会发生明显变化。

此类疾病统称为神经退行性疾病。从这个概念中，我们不难得知此类疾病的共同特征：大脑内精细复杂的细胞网络，即神经元细胞网，逐渐走向退化或衰亡。通过尸检，病理学家发现患者大脑明显缩小，即脑萎缩。在尸检过程中，病理学家会戴上手套触摸大脑表面，观察大脑核桃状组织褶皱之间还留有多少空隙。接着，他们会对脑组织切片进行处理，用显微镜观察神经元的缺失情况以及不同疾病的病理特征。

要注意，并非所有痴呆症的病因都是神经退行性疾病，感染也可能导致痴呆症。在 19 世纪，痴呆症的最常见病因之一是梅毒感染。除了情绪和认知方面发生显著变化，患者一般还会表现出行走困难。

诊断哈里森太太时，我采用的方法包括仔细查阅病史记录、测试记忆力和其他思维能力（即"认知"测试）以及做神经系统检查。在这个过程中，我获得了绝大部分必要的数据，从而能够诊断出哈里森太太患有痴呆症，而且病因是阿尔茨海默病。

尽管如此，我还是只能给出"可能"的诊断结果。1984 年阿尔茨海默病诊断标准的"实验室评估"部分指出：现阶段还没有专用于诊断阿尔茨海默病的实验室检查方法。因此，我只能在患者去世时给出"确实是阿尔茨海默病"的诊断结果。接着，我可以在提供病史和其他检查结果的基础上要求进行脑部尸检，查看是否存在特征性病变。

根据上述诊断标准，我们只能在患者生前给出"可能"的结果，要想确诊则只能等患者去世后，这无形中为阿尔茨海默病蒙上了一层带有哥特式恐怖意味的面纱。哈里森太太的情况也一样，即我要等她去世后才能告诉她丈夫她为什么会患上痴呆症。

在特殊场所以特殊方式诊断出的特殊疾病

我是在记忆研究中心接诊哈里森太太的，这地方和她得的病一样奇怪。这里的医生可能是神经科医生、精神科医生，也可能是老年病学家，即专门负责老年人护理的医生。这里的工作人员也是形形色色，有负责认知测试的心理学家和技术人员，有负责查阅健康记录和用药信息、接听家属电话的护士，还有负责为患者和家属普及相关知识、带领一对一指导支持小组的社会工作者。

我们的工作场所很奇特，候诊室和检查室设有座椅供患者及其家属休息。技术人员进行认知测试的房间没有窗户，布置非常简单，只有最基本的陈设，为的是让患者在测试时不受任何干扰。

我在候诊室见到哈里森夫妇时，先向他们做了自我介绍，然后把哈里森太太带到没有窗户的认知测试室，跟她说稍后再来接她。接着，我请哈里森先生随我一同回到诊室。我们在诊室一角的小桌旁相对而坐，我把计算机显示屏挪开，拿起写字板和笔，开始进行患者访视。

"怎么了？"我问道，"哪里不舒服？"

　　我没有从患者问起，而是先了解家属的情况。

　　虽说我接诊的患者属于成人群体，但为了提供标准治疗，我和同事一般都需要违背患者对个人隐私和主导权的要求。我们会要求患者邀请与自己关系亲密的朋友或家人一同前来就诊，以便获得详细、准确的病史信息。我们会指导陪同人员在患者评估表上填写详细信息，而非患者本人完成这一工作。通常，我会在访视一开始就将患者与其家属分开，单独了解情况。

　　我这么做的原因是，患者往往会在描述病情时避重就轻，甚至根本意识不到自己有疾患。如果完全靠哈里森太太提供的病史信息，我可能会误诊。事实上，她也许根本都不会来记忆研究中心就诊，反倒会坚持说自己一切都好。

　　对于认知病症如何影响日常生活的问题，不同患者的看法往往略有不同，但总体倾向于缓解疾病给自己带来的压力。我曾听一名患者在就诊后谈自己的情绪变化时说道："一开始我很难接受这样的结果，但现在释然了，因为我一直在尽力改善现状。我会保持积极的心态，绝不会怨天尤人。我不想逃避现实，我想尽力做到最好。"从她的经历来看，她选择了接纳诊断结果，而非逃避现实。

　　一些患者会将自己的症状视为某种障碍，而非疾病。曾经一名患者对我说："除了大脑，我整个人健康得很，我觉得自己没有得病，只是有些生活上的障碍。我没把自己当病人看，我的情况和腿脚不好差不多。"这名患者选择了偷换概念，即否认自身疾病的存在，而将其定义为障碍。这会让她自我感觉良好。我觉得她的比喻还是挺有道理的。比如，四肢瘫痪的人需要使用助力车、轮椅等设备，痴呆症患者又何尝不需要借助于外力呢？照护者就是他们的外力。

　　对于一些刚转为照护者身份的家属，他们会在与我面谈时指着身边为患者准备的座椅坦言，我要求他们做的照护工作就像是在当间谍。不过，我会让他们坚定信心，告诉他们这是标准治疗方法。一些别人眼中不可思议的做法放到记忆研究中心来看不仅毫无违和感，反倒是常规操作。

那张空座椅既象征着结束，也预示着开始。对于哈里森太太来说，这代表着她不再是有记忆问题但又要像成人一样自立自强的老年人，而是开始成为一名有阿尔茨海默病所致痴呆症的患者。对于哈里森先生来说，这代表着他不再只是一名丈夫，而是要开始兼顾丈夫和照护者的角色。

一些患者和照护者往往会对我们的做法表示不理解。一名照护者曾向我抱怨道："难道就不能做点测试弄清楚现在到底是什么情况吗？我们待在这里除了你哄我、我哄你，就没干别的事。"他可能还想补一句："再就是等我妻子死了告诉我，她是怎么死的。"

我非常理解他的心情，他带着妻子来找我看病，是想要我明确回答一个简单的问题："医生，我还正常吗？"两个小时后，我破例当着这对夫妇的面分析了诊断结果。我不再顾及个人隐私问题，也不再以患者为主导，而是直接反驳了夫妇俩对"情况正常"的认识。我肯定地对妻子说"您患有痴呆症"，又对丈夫说"您是她的照护人"，但这其中存在不确定性，只能说病因"很可能"是阿尔茨海默病。此外，我个人的工作偏重于诊断，因此在治疗上的投入相对较少。对于痴呆症，我只能开一些对缓解症状仅有最基础疗效的药物，我无法采用任何治疗手段来阻挡脑功能的日益减退，因为现实就是如此残酷。

一人病，两人痛

2000 年，阿瑟·克莱曼博士面临职业生涯与个人生活的严重冲突。他的妻子琼出现了严重的阅读障碍，在一次跑步时还突发事故，险些丧命。而这些事件背后的原因并非伴随衰老出现的视力减退。作为哈佛大学的精神病学家和人类学家，克莱曼博士专长于研究患者如何感知疾病、社会文化背景对此有何影响，以及临床医生在引导患者对疾病的感知过程中扮演何种角色。但在这不寻常的 2000 年，他必须运用自己的学术才能应对生活的变故，并换一种身份来处理各种烦心事。琼得了阿尔茨海默病，他是她的照护人。琼的病主要影响的是视觉，一开始表现为难以组合各种视觉图像。

成为照护者后，克莱曼博士开始撰文讲述自己在照护妻子期间的种种经历。后来，他将亲身经历编撰成《照护》(The Soul of Care) 一书。[3] 他说，自己逐渐认识到患者与照护者之间存在怎样的角色互换关系。他总结道："她大部分时间都很开心，但我作为她的照护人却时常陷入悲伤、绝望的情绪。"[4]

他的观点也得到了各项研究的证实。研究表明，患者对其生活质量和自理能力的评分总是高于其照护者给出的评分[5]，而且照护者会在从事照护工作期间出现明显的焦虑和抑郁症状。[6] 照护者之所以会非常焦虑，是因为他们对未来有自己的想法，而且这会形成一种执念。一位作为照护者的妻子对我说："如果一切都像以前一样，该多好啊！我现在担惊受怕，万一他有个闪失，我该怎么办？"她道出了照护者在面对疾患时的两种感受：任务繁多，时间紧迫。

照护者的任务包括为患者收拾残局。随着病情发展，患者将逐渐丧失从事日常活动、决策等方面的能力。为此，照护者必须充当他们的左膀右臂。

《一天 36 小时》(The 36-Hour Day) 是照护者教育与培训领域十分有影响力的书籍。[7] 书名非常贴切，但也带着一丝无奈。无论是协助或完全替代患者完成工具性或基础性日常生活活动，还是时而协助时而完全替代，这些情况都会占用照护者的时间。一位照护者感慨地对我说："看病、吃药、付钱，这些事就没停过。"在不考虑工作、健身、见朋友等其他活动的情况下，每月仅仅是完成这些照护工作就要花上 171 个小时。[8]

在综合评估阿尔茨海默病的各项危害方面，取得的一大进展并非从医疗角度找到某些新方法来衡量患者的痛苦，也不是利用更精细的手段来评测患者的认知或日常生活能力缺陷，而是经济学和相关社会科学领域的研究突破。正所谓"他山之石，可以攻玉"，经济社科领域的研究人员开始从全新的角度来思考、探讨哈里森先生和克莱曼博士等患者家属的经历。

他们的研究从一个词入手：照护者。在美国国立医学图书馆的国际性综合生物医学信息书目数据库（Medline）或谷歌的 n-gram 等数据库中搜索关键词，可追踪相关信息的逐年变化趋势，而搜索"照护者"（caregiver）一词显示出的结果非常惊人。目前该词的使用频率非常高，但不久前它还是个无人知晓的概念。1975 年之前，"照护者"一词在学术著作中鲜有提及。由此可见，几乎没有人从事这方面的研究。到了 1980 年，该词开始进入大众视野，接着就开始风行。

这是为什么呢？

就在这一时期，经济学家、社会学家和女权主义学者提出了一个简单但又带有政治煽动性的问题：在工厂、办公室、农场等场所以外的环境下所做工作的价值是什么？举例来说，家庭环境就符合这一问题的设定。换言之，操持家务者或者说家庭主妇的劳动价值是什么？

在人类历史上，花时间做家务往往不算是劳动。以此类推，在家照顾患有慢性病的家庭成员这一工作也就不算是一种疾病带来的危害，也不算是一项社会成本，因为这种"非正式照护"不过是家庭成员的分内事，或者说是家庭主妇的本分。相比之下，向疗养院或收容院的工作人员付费来获得照护服务则属于"正式照护"，而且算是一项社会成本。刘易斯·托马斯在高呼阿尔茨海默病是"百年顽疾"时，指出该疾病消耗的疗养院护理费高达 100 亿美元。但他并没说照护者为此付出的代价有多大，因为他说不出，更何况当时"照护者"这个词还没有进入大众视野。

如果我们将家庭成员提供的照护也算作一种工作，情况将如何？为解决这一问题，研究人员开始对照护工作及其所需的时间进行分类。完成分类后，他们又自然而然地想到了其他问题。比如从事照护工作的人能赚多少钱？

为了找到答案，研究人员统计了一个人在照护工作中投入的时间，然后将所得工时乘以小时工资。这无疑是非常简单的数学运算，却将矛头直指一个很难回答而且还颇有政治意味的问题，这个问题由家庭、经济、文化和道德交织而成——家庭价值观。

照护者应该拿多少工资？克莱曼博士和哈里森先生每天陪伴在妻子身边，确保她们的人身安全，让她们融入社会，帮她们穿好衣服迎接新的一天……我们应该为这一切定多少工时工资？是按照聘请其他照护者的一般工资计算吗？

我们将从事此类工作的人称为"家庭健康助理"，美国的从业者几乎全为女性，多半来自少数民族或移民社区。2019年，她们每小时的工资大概是12.18美元。[9] 根据经济学家定义的"重置成本"，我们的问题可以转化为：付钱请人完成照护工作的费用是多少？如果克莱曼博士请一名家庭健康助理来承担他手头的工作，他需要付多少钱？

换个角度来说，这名助理的工资是否应该等同于克莱曼博士的日常工作所得？对于克莱曼的情况，这份工资要考虑他在哈佛任教期间的医生和教授工作。哈里森先生则不同，他已经退休了，经济学家在转换工资时会考虑同年龄段男性的一般工资收入。

这两种算法都值得推敲。家庭健康助理的工作是协助患者完成工具性和基础性日常生活活动，比如挑衣服、准备早餐、开车送患者就诊等。这些工作与精神科医生和人类学家的工作截然不同。不过，克莱曼用来照顾妻子的时间是他本可以在哈佛工作的时间。从某种程度上说，他是自愿放弃或者说损失了他本可以赚到的收入。经济学家将这种情况称为"放弃的工资"。

一项研究统计了美国的阿尔茨海默病年成本，结果令人在错愕之余不禁唏嘘。[10] 该疾病2010年的年总成本竟高达2150亿美元。不仅如此，这一总成本的细分项数据更是让人不可思议。医疗保险成本只占一小部分，包括各项检查和为数不多的处方治疗，但非正式照护的总成本之高不亚于癌症和心脏病的成本。

要注意，非正式照护的总成本取决于经济学家如何指定照护工作的工资。由配偶和成年子女承担的非正式照护占总成本的三分之一到二分之一，配偶成本为放弃工资的总和，子女成本为重置成本。

这些数据就像敲门砖，引发了对照护者工资的广泛思考。[11、12] 照护工作不是一天两天的事，而是长期的付出。长期从事这些工作会使照护者的技能越加娴熟，但他们从事其他工作的技能会明显倒退，就像他们照护对象的大脑逐渐萎缩一样。他们得不到升职，工资原地踏步。结果如何？入不敷出。各项日程要么推迟，要么抛之脑后，比如和朋友出去吃饭、休假、退休等。加上子孙上大学这笔不菲的开支，他们更是不堪重负。

根据经济学算法的不同，比如所用算法包含的项目及其针对的时期，照护成本会有所差异，但大方向不变。结果显示，阿尔茨海默病是导致人力成本无法弥补、个人收入锐减的一场经济危机，同时也是一场冲击美国家庭的危机。

阿尔茨海默病的烙印

但凡是照护慢性病致残障人群，照护者都会体验到时间和任务带来的双重挑战。对于阿尔茨海默病的照护者来说，他们还会经历有别于照护其他患者的第三重体验：真相由照护者掌控。

这种掌控让照护者能够为患者打造一个"理想国"。在痴呆症的轻中度阶段，照护者营造这种环境还需要患者的配合。但随着时间的推移，主动权会向照护者倾斜。照护者有权删减患者支票簿中的人员名单，为患者挑选用餐地点，决定患者外出的目的地以及着装。

记忆研究中心会从设计和实践两个方面来支持照护者实施这种掌控。我们为照护者提供一对一或小组培训，无论采取何种形式，内容都涵盖"如何"告诉患者真相。

随着哈里森太太病情的恶化，她开始问母亲什么时候来看她。虽然母亲早已过世，但对她来说这是个"新"消息。她会因此陷入悲愤交加的情绪，一连好几个小时嘶吼着："为什么不早告诉我？！"我们教哈里森先生练习说"善意的谎言"，告诉哈里森太太，她母亲很好，很快就会来看她，然后再换个轻松的话题来转移她的注意力。

我曾经很好奇地问一对夫妇，他们为什么用大浅盘，而不用普通餐盘吃饭。这对夫妇中的丈夫是我的患者，他总担心自己吃得太多，最后走向极端，于是开始拒绝进食。他的妻子越来越担心，因为他的体重在逐渐下降。后来，妻子想了个办法。同样分量的食物用大浅盘装看起来就会少些，这样丈夫就能平心静气地吃一顿正常饭。

从道德角度来看，"善意的谎言"这种做法是不可取的。一切合乎道德的关系都建立在信任的基础上，而欺骗会瓦解信任。

这种在道德苦海中挣扎的痛苦经历让拉里·鲁沃（Larry Ruvo）迸发出灵感，建造了一座让世界铭记的建筑，希望能改变阿尔茨海默病的诊疗过程。拉里的父亲卢·鲁沃死于阿尔茨海默病，拉里是他唯一的儿子，也是他的照护者。身为从事葡萄酒和烈性酒批发行业的千万富翁，拉里委托建筑师弗兰克·盖里设计了卢·鲁沃脑健康中心。该记忆研究中心耗资 8000 万美元，建在拉里的家乡——内华达州拉斯维加斯市。

建造该中心时，盖里将其一贯的曲线设计风格运用得淋漓尽致，使得成品造型别具一格，即便是在拉斯维加斯众多富丽堂皇、炫彩夺目的建筑中也能脱颖而出。该中心的外墙采用反光钢材组合成交错起伏的波浪形、非线性、抗重力立面，在阳光的照射下熠熠生辉。这一设计也蕴藏着拉里·鲁沃的心愿，希望能向远在天国的父亲表达自己的忏悔。曾经拉里对他父亲撒了谎。

当时，医生诊断出拉里的父亲患有阿尔茨海默病，拉里正陪着父亲等着与医生面谈。拉里回忆说："候诊室里有三名患者，一名垫着纸尿裤，一名坐在轮椅上，还有一名低着头从诊室走出来。那时候我父亲还没糊涂，他问我：'我以后也会像他们一样吗？'"

拉里回答说"不会"。接着他又说，这些患者是因为得了其他病来看医生的。

拉里谈到自己当时的心情，说："其实结果摆在眼前，我知道父亲会因病去世，但我不想看到他走得没有尊严。所以那天，我暗自下决心建一家机构，让患者彼此有独立的空间，为他们保留一份尊严。"[13]

2009 年，卢·鲁沃脑健康中心正式对外开放。这里没有为患者和家属提供的常规候诊室，因为拉里要求设计师将候诊室改为单独的"静休室"，并为患者及其家属提供专用进出通道。这样，患者之间就没有机会碰面。

卢·鲁沃的提问和他儿子的回答，无论是口头上还是数年后以宏伟建筑画上句点的承诺，都为我们上了生动的一课。对于阿尔茨海默病影响大脑这一点，患者和照护者都会产生心理阴影。拉里·鲁沃的做法正是公开为阿尔茨海默病贴上标签。

对于患者和照护者来说，公开贴标签会使他们身边的朋友越来越少，从而陷入孤立状态。沃尔特·安纳伯格坦言，自己已不再与好友罗纳德·里根来往。他说："一个大活人站在你面前，看起来挺好，但实际上只剩一副躯壳，我看不下去，我情愿记住那个精力充沛的他。"[14] 从这句话中我们不难料想，里根的这位好友兼美国前驻英国大使也会疏远南希·里根。医护人员也会表现出类似的回避、疏远行为。患者家属告诉我，医生会以第三人称谈论患者的情况，就好像"她"并不在场。

对号入座式的自我贴标签说明一个人对自身感到羞耻、厌恶，而这种观念的外在表现便是会回避他人或隐瞒与自身相关的信息。"我们不正面处理阿尔茨海默病这件事，"一名照护者向我解释道，"我们只是尽量以正常的态度来对待。"患者家属跟我的研究助理说，只要他们不提"阿尔茨海默病"这个词，患者就可以参加研究。于是，我的同事会用一些其他词语来指代痴呆症，比如进行性记忆力丧失、记忆病症等。

另外，有些人会在谈到阿尔茨海默病时，称其为"一种极端的痴呆症"。我个人认为，这从另一个角度解释了里根总统为什么会在致美国民众手写公开信中谈自己的诊断结果时有些闪烁其词。这位"交流圣手"写道："近来我得知自己是数百万美国民众中的一员，将承受阿尔茨海默病带来的折磨。""将"字尤其显眼，这说明他对自己的诊断结果持回避态度。

　　或许在他看来，患上阿尔茨海默病相当于得了更极端的痴呆症，还可能让他失去总统这一身份及其地位。无论是这两种情况中的哪一种，他都无法接受。他向美国民众解释道："我现在感觉很好。"接着，他还提出自己对妻子南希的未来寄托着怎样的期望。他写道："我只希望有办法能让南希摆脱这种病痛的折磨。"

　　他如此引人忧思的话语让大家给阿尔茨海默病打上了更深的烙印。在美国有线电视新闻网（CNN）的纪录片《飞来横祸：阿尔茨海默病》（ *Unthinkable: The Alzheimer's Epidemic* ）中，拉里·鲁沃讲述了自己向父亲做出承诺的故事。该纪录片将阿尔茨海默病比喻为一场自然灾害、一场瘟疫、一场使国家濒临破产的海啸、一个袭击大脑的恶魔……最令人印象深刻的说法或许是：患上阿尔茨海默病就成了"活死人"，成了"僵尸"。[15]

　　对于这些说法，我想用亲身经历来反驳，希望大家不要再乱贴标签了。很多年前，我就提醒自己不要说患者"痴呆"，他们只是"患有痴呆症的人"。我想通过这种方式唤醒人性，因为有人说阿尔茨海默病"让我们丧失了人性"。

　　2010 年，我跟哈里森太太说她患有痴呆症，病因可能是阿尔茨海默病，并要求她丈夫做她的照护者。当时，我在一家学术医疗中心的记忆研究中心学习照护标准。标准告诉我们：没有痴呆症，就没有阿尔茨海默病。

　　但我心里很清楚，这种必然关联正逐步走向瓦解。因为研究人员在探索一些方法，希望能在患者出现痴呆症之前确诊阿尔茨海默病。随着研究的推进，像我这样详细记录患者经历的人越来越少，精通疾病检测和解读检测结果的医生却越来越多。这些检测能帮助我们量化患者的脑活动，再将这些信息化为己用，未来形成一部自己的诊断记录史。不仅如此，这些研究结果还带来了振奋人心的消息：一些药物可用于"减缓疾病进展的治疗"，让患者不再面对从独立自主迅速变为依赖他人的巨大落差。

　　这是一场在特定时间、特定地点掀起的变革。1984 年，在明尼苏达州中西部的罗切斯特这座小城，一位声名显赫的高级研究员组建了一支年轻的研究队伍，并要求每位成员按他的指示开展一项研究。这项研究以人口普查的形式进行，旨在统计明尼苏达州奥姆斯特德县有多少人患有阿尔茨海默病。

他们按部就班地执行着各自的任务，并没有打算革新阿尔茨海默病的诊断或治疗，更有甚者，他们对开展这项研究毫无兴趣。但到了 1999 年底，事情出现了转机。该研究小组取得了一项重大突破，该成果以不可逆转之势切断了阿尔茨海默病与痴呆症的联系。

二

没人能拒绝莱恩·库兰 [1]

———

正常衰老与痴呆症，或具体点说是与阿尔茨海默病之间的界限或中间过渡期引起了广泛关注。

——罗纳德·彼得森及其同事，《轻度认知损害：临床表征和结果》

（"Mild Cognitive Impairment: Clinical Characterization and Outcome"），

《神经病学文献》，1999 年

在我们中心着手革新阿尔茨海默病的诊断方法时，丽塔·菲利普和她的女儿是我接诊的第一批参与者。我第一次见她们是在 2012 年春天。菲利普太太做认知测试时，她的女儿和我坐在记忆研究中心诊室一角的小桌旁。我开始问她第一个问题："怎么了？哪里不舒服？"她神情忧伤地看着我，像是要哭了，接着低头看了看地板说："我想确定我妈没得神经方面的疾病。"

她母亲是一名退休在家的主妇，已经意识到自己的认知功能不如从前，只是想尽量遮掩过去。她说："年纪大了就是这样，不然还能怎样？我都已经七十八岁了。"

---

[1] 莱恩·库兰：即后文中的伦纳德·库兰。莱恩是伦纳德的昵称。——编者注（后文若无特殊说明，页下注均为编者所加）

也许她说得没错，无论病情如何都没必要大惊小怪。她女儿告诉我，妈妈现在要花比以前更多的时间才能完成一些比较复杂的日常活动，比如为家人准备晚餐。此外，菲利普太太还会犯一些错，比如忘记服药，但事后又会想起来。虽然她在认知测试的相关项目上得分较低，但对于一名只上过两年大学就离校结婚并操持家务的家庭主妇来说，她的分数应该算是在正常范围内。

她的认知功能变化更偏向于程度变化，而非种类变化。具体来说，她还是有能力做以前做过的事的，只是做得没有以前好，所以说她的病肯定不是痴呆症。

母女俩都想知道她出现轻度认知损害（Mild Cognitive Impairment，简称 MCI）的原因是什么。"是单纯因为衰老，还是和神经系统有关？"她女儿问道。

她们来看病的时间只比哈里森夫妇晚两年，而且与哈里森夫妇的情况很像，但有两点区别。我为哈里森夫妇诊断时还没有脑部扫描检测，但现在我可以利用这项技术来为菲利普太太诊断，从一个全新的角度来考量阿尔茨海默病。通过整合手头的所有信息，我能够证实菲利普太太女儿的怀疑。她母亲的神经系统确实出了问题，是阿尔茨海默病。不过，与哈里森太太不同的是，她没有痴呆症。

我能够确诊菲利普太太患有阿尔茨海默病但没有痴呆症，还要归功于一项科研成果。1984 年春天的一个下午，心理学家鲍勃·伊夫尼克正要穿过明尼苏达州罗切斯特市第二街与第四大道的交叉口，恰巧就碰到了莱恩·库兰。

一支年轻的科研队伍

"那天天气晴好，云淡风轻，我正走在去开会的路上，莱恩·库兰在一个路口把我拉到一边，激动地说：'我申请了一项基金，还加了你的名字。'我心想'好吧，随你便'，接着继续走。"鲍勃·伊夫尼克回忆道。[1]

当时，伊夫尼克三十六岁。作为梅奥诊所聘请的第一位神经心理学家，他入职才刚满六年。伊夫尼克是一位非常敬业的临床医生，为人平和但又有些严肃，他的日常工作是协助医生照护癫痫患者。照护患者是他理想的工作，因为他对做研究毫无兴趣。

"得知莱恩要我参加他的基金项目时，我并不开心，因为我对那些不感兴趣。我觉得他这是在赶鸭子上架，但没办法，在梅奥诊所他说了算。"

直到三十四年后的一次采访，伊夫尼克才想明白那个下午对他来说意义非凡，对所有步入老年阶段的人来说更是如此。至此他加入了一支科研团队，与其他成员一起付出十五年的努力，发表了阿尔茨海默病研究有史以来引用次数排名前几的论文之一。他们取得的成果在医学界引起轰动，帮助医生从另一个角度来探讨正常衰老和阿尔茨海默病。

伦纳德·库兰博士的人生是一部美国成功奋斗史。他的父母是俄国移民，育有十个孩子，他是最小的一个。在马里兰州巴尔的摩市出生的伦纳德从小和家人蜗居在联排房，直到长大成人。历经四十三年的磨砺，他于1964年加入梅奥诊所，担任医学统计学与流行病学部门主任。此时的他已成为国际公认的新兴医学研究领域创始人，率先将神经学和流行病学这两门博士学位课程合二为一，创立了"神经流行病学"。

流行病学研究的是疾病模式，流行病学家善用统计调查方法来揭示疾病的常见程度，也就是疾病的流行程度。他们会追踪某种感染性疾病在一个国家或地区的传播情况，比如由冠状病毒或流感病毒引发的疾病。如此一来，他们就能够确定目标群体的患病风险，并判断患者人数是否已达到流行病的规模标准。流行病学的研究内容还包括疾病病因，比如流行病学研究证明吸烟会导致肺癌。

库兰个人饶有兴趣的研究方向是某些环境接触是否会导致神经系统疾病。举例来说，他发现日本水俣湾的居民经常接触甲基汞，因此患上了神经系统疾病。这一发现引起了日本政府的关注，促使他们着手解决工业污染问题。

在梅奥工作期间，库兰设立了罗切斯特流行病学项目，目的是让流行病学家了解各种疾病的模式和预测因素。不过，他的"专横跋扈"也是名声在外。向美国国家卫生研究院（National Institutes of Health，简称 NIH）递交研究基金申请时，库兰无法通过美国邮政系统赶上递交申请的最后期限，但这并没有难倒他。作为有执照的飞行员，他直接开飞机将申请从罗切斯特送到了华盛顿特区。

这就是库兰碰到伊夫尼克时提到的基金项目，也是针对美国国家老龄化研究所（National Institute on Aging，简称 NIA）新设立的阿尔茨海默病研究计划发起的一项史无前例的大胆申请。通过利用罗切斯特流行病学项目的资源，库兰需要与他的团队成员一同找出认知功能良好的老年人，将他们分为患阿尔茨海默病者和未患阿尔茨海默病者两组，然后对这数百例参与者进行长达多年的追踪研究。根据研究得到的数据，他们将能够解答一些简单且基本的问题：有多少人患有阿尔茨海默病？患上阿尔茨海默病的风险因素是什么？该疾病的进展速度如何？另外，这项研究还能够帮助他们找到更好的为患者诊断的工具。

库兰是该项目流行病学部分的负责人，他指定伊夫尼克带头完成认知测试。为了完善自己的团队，库兰需要找到合适的人选来负责招募数百例受试者并详细检查每例受试者，判断他们是正常人群还是阿尔茨海默病患者。为此，他需要聘请一名阿尔茨海默病医生。

1984 年秋天，罗纳德·彼得森（Ronald Petersen）在波士顿贝斯以色列医院 [Beth Israel Hospital，现称贝斯以色列女执事医疗中心（Beth Israel Deaconess Medical Center）] 的行为神经科办公室接到一通电话，来电者正是库兰。"罗恩[1]，我向国家老龄化研究所递交了一份基金申请，要做痴呆症登记。你夏天就回来了，所以我想问你愿不愿意参与这个项目。"

大概过了三十年，彼得森回忆起那通电话时，以他特有的自嘲式口吻打

---

[1] 罗恩：罗纳德的昵称。

趣说："我当时真不知道他在说什么，我对基金也是半懂不懂。我从没写过申请，所以我干脆跟莱恩说：'行，算我一个！'"[2] 说干就干，彼得森周末就开始打文稿，按照库兰的指示写出要在研究中采用哪些痴呆症诊断方法。

在彼得森参加医生培训的最后一年，他荣获了由梅奥基金会向哈佛大学认知神经学系提供的学者奖学金。面对库兰毫无由来的邀请，这位年轻的神经学家有些不知所措，就像是为他逍遥自在的学术生涯上紧了发条。

彼得森上大学时本来读的是数学专业，但后来发现学的内容太过理论。一次暑期在霍尼韦尔公司工作的经历让彼得森茅塞顿开，转而开始攻读人因心理学。人因心理学是应用心理学的分支之一，研究的是如何改善人体功能。举例来说，他们可能会研究人们如何以最佳方式利用多组数据来制定决策，在最大限度减少错误的同时实现效率最大化。而这些数据的来源不定，可能是一些相互矛盾的数据，也可能是观察结果、计算机数据等。

对于年轻的彼得森来说，霍尼韦尔公司的工作让他充满干劲。"如果把我们的工作比作模拟反潜作战环境，那么我们会根据贝叶斯理论得出结论：'现在在敌方水域，可能会遇到险情。'在声呐信息只有 50% 的可靠性且手头只有几枚鱼雷的情况下，我们要决定是否发射鱼雷。"

彼得森原本打算参加密歇根大学的心理学博士课程，但越南战争打响后，他的计划彻底泡汤了。"我一入校园就应征入伍。"确切地说，他参加了美国军方的心理培训计划，被分配到了马里兰州阿伯丁试验场的一所精神药理学实验室。在该实验室工作期间，他检测了药物对士兵的认知有何影响。"我觉得特别有趣的是，身边的人会跟我说：'如果你真喜欢做这些试验，你应该去当医生。'"

波士顿入秋后天气凉爽。一天下午，莱恩·库兰打电话给彼得森。当时，彼得森刚步入从医生涯，感兴趣的领域很多，不知该如何取舍。他既想研究神经学、记忆、药物对认知的影响，又想探索概率论，了解如何通过融合多源信息来应对举棋不定的情况。虽说兴趣广泛可能会让他无暇顾及主业，但他身上的这些特质决定了他是库兰的理想人选。库兰的研究需要一名能够做出影响人一生决定的医生，而彼得森广泛的兴趣爱好有利于他判断一个人是正常人还是阿尔茨海默病患者。要知道，当时的主流观点是没有痴呆症就没有阿尔茨海默病。我们要先确诊一个人患有痴呆症，才能判断病因是阿尔茨海默病还是其他疾病。

1986 年 9 月，阿尔茨海默病患者登记系统（Alzheimer's Disease Patient Registry）启动，而医学研究人员习惯于将与此相关的研究名称换成缩写，称之为 ADPR 研究，就像念品牌名一样。除了伊夫尼克和彼得森，阿尔茨海默病患者登记系统研究团队的成员还包括老年病学家埃里克·坦加罗斯、神经学家埃姆雷·科克曼，以及伊夫尼克几年后从阿拉巴马大学聘请的第二位神经心理学家格伦·史密斯。史密斯想起他和家人驱车前往明尼苏达州罗切斯特的那一天——1989 年 12 月 23 日，23 华氏度[1]，日期和气温相同。

流行病学研究的设计有发挥创造性的空间，但实施研究的过程必须遵循一套刻板的做法，毫无创意可言。我们必须先明确界定研究群体，再采用一致的方法收集数据。其中，"一致"和"明确界定"是基本要求。

我们必须先让所有受试者完成同样的评估，再系统地分析评估结果，继而将受试者归入病例组或对照组。在阿尔茨海默病患者登记系统研究中，病例组指患有痴呆症的人，最常见的病因是阿尔茨海默病；对照组指未患痴呆症的人，或者说是正常人。

这些都属于要收集的数据，还包括详细的个人特征和健康状况评估数据，比如性别、种族、年龄、药物使用情况等。当受试者回诊所接受再次评估时，健康状况的任何变化均将被及时记入相应的数据集，比如正常人（即对照组受试者）变为阿尔茨海默病患者的情况。库兰要做的是从这些数据中找出规律，揭示哪些特征可用于预测正常受试者是否会转变为阿尔茨海默病患者。

---

[1] 相当于零下 5 摄氏度。

针对阿尔茨海默病患者登记系统研究制定的方案旨在确定并招募合适的老年受试者，再对他们进行系统的检查。在此基础上，研究团队会每周开一次共识会议，以团队形式决定是将受试者归入正常组还是阿尔茨海默病患者组。就此类研究而言，梅奥诊所能够提供理想的环境条件。

最奇特的医疗机构

罗切斯特是个小城市，1980 年的人口普查记录显示该市仅有 57 000 人。除罗切斯特，在奥姆斯特德县的广大农村地区，也仅有约 34 000 人居住。1989 年启动阿尔茨海默病患者登记系统研究时，奥姆斯特德县的老年人大部分是从斯堪的纳维亚半岛国家前来定居者的后裔。他们从事农业、制造业 [国际商业机器公司（IBM）于 1956 年在此地开设工厂] 方面的工作，或受聘于该县工作岗位最多的机构——梅奥诊所。因此，奥姆斯特德县的居民对梅奥诊所的信任和依赖可以说是根深蒂固。

梅奥诊所可能是美国最奇特的一家医疗中心。该诊所汇聚了全美公认的金牌科室，拥有当时最先进的技术配置，MRI 设备数量还一度超过加拿大全国 MRI 设备数量的总和。此外，该诊所的组织架构和记录保存系统还带有鲜明的斯堪的纳维亚社会化医疗特征。

然而，这一切都源于一场灾难。1883 年 8 月，龙卷风席卷了奥姆斯特德县，损毁情形有如《绿野仙踪》中的场景。只见一栋房屋被连根拔起，上升 30 多米，男主人带着孩子站在地下室台阶顶端，面对的不再是自己的家，而是一片旷野。顷刻间，方圆数十千米内满是散落的物资。玛丽·阿尔弗雷德·莫斯带领圣弗朗西斯修女们会的修女们组织伤员照护工作，这场浩劫催生了修建圣玛丽医院的计划。协助莫斯修女完成修建工作的是一位英国外科医生，他定居在罗切斯特专为内战应征者检查身体，名叫威廉·沃勒尔·梅奥。

在玛丽修女、梅奥医生和他两个儿子威廉及查尔斯的共同努力下，圣玛丽医院迅速发展壮大起来。到 20 世纪初，人们还是习惯称这家医院为"梅奥的诊所"，但医院的护理和培训水平已获得整个美国的认可。1914年，医院正式更名为梅奥诊所。

面对外界要求将其定位为顶级学术医疗中心的呼声，梅奥诊所的全体医护工作者选择保持低调，这是他们作为中西部人世代相传的功成不居的信条。随着时间的流逝，大家谈到梅奥诊所时的常用词变成了"合议""合作""平等主义"。

这体现了一种上下齐心的等级制度，人人平等，和睦共处，梅奥诊所也成了一家名副其实的"合众为一"（美国国徽格言）机构。

这种独特的集体主义观念为梅奥诊所推进研究和临床护理提供了精神食粮，也培植了人人创新的团队氛围。这种情境是在因循守旧的学术医疗中心看不到的，那里的医务科研团队就像一盘散沙，无时无刻不在为利益和地盘而争斗不休。梅奥诊所最突出的创新成就要数"综合医疗记录"，它直接促成了阿尔茨海默病患者登记系统研究的立项并最终摘得硕果。

这种病历其实是患者信息表，用于留存所有临床记录、实验室检查和其他检查记录以及函件内容。步入20世纪后，病历采用纸质记录的形式，反映出美国医学界带有讽刺意味的矛盾现象。一方面，病历备受推崇，医药专业要求学生将其奉为至宝，不可擅自涂改内容。每份病历描述一例患者的情况，汇总而成的一套病历可用于诊断疾病，乃至确定治疗方案。另一方面，病历的实际运用又映射出美国医疗保健和研究系统的乱象。患者病历一般有多份，每位专科医生写一份。这些"珍宝"由每个专科诊室上锁保管，而当时门诊和住院部各执一份病历的情况很常见，病历乱放甚至丢失的情况也时有发生。从一家繁忙的学术医疗中心来看，病历部往往是一个令人望而生畏的地下室。

开展病历研究面对的是支离破碎、相互独立的信息。皮肤科医生会仔细记录患者情况，以便根据这些病历找到更好的方案来诊断和治疗患者。神经科医生同样如此。如果有项目要求收集各个科室的病历信息，那将会是一个案牍劳形的大工程。我们会面临权限和口才的双重考验，需要与每名医务科研工作者协商，请他们松开攥紧病历的手并就分享病历征得患者的同意。

但如果是在梅奥诊所，这些情况就不会发生。20世纪初，梅奥诊所发现了一个问题，大家会将病历拆分成相互独立的信息表。这种做法有违常规，不符合团结一致的职业标准。

因此在1907年，亨利·普卢默这位年轻博学的内科医生担起整理病历的重任。凭借在E. A. 诺尔顿（E. A. Knowlton）干货店从事归档、记账、管理分类账目等工作积累的专业知识，梅布尔·鲁特也加入了整理病历的行列，与亨利一同创立了"综合病历"。[3]

1907年7月1日，编号为1的综合病历分配到位。以此类推，梅奥诊所的每名患者都有而且只有一份自己的病历，其中记录了与患者相关的所有医疗信息。从书写病历的纸张类型、用笔甚至墨水都有严格规定，而且病历的去向也有详细的追踪记录。多年后，真空管技术投入应用，梅奥诊所开始用18厘米×25厘米对开的文件夹存放病历，其中包含患者在诊所中的一切信息。这个文件夹代表的不仅仅是一种归档制度，更是人性化与科研思维的融合。

美国、加拿大乃至世界各地的患者都会来梅奥诊所就医，但对于奥姆斯特德县的居民来说，该诊所有着很特殊的意义。如果一个人在奥姆斯特德县出生、成长、过世，那么其病历便会是一份从生到死的完整健康记录。这便是莱恩·库兰选择梅奥诊所的原因。他说服该县的其他医院将其病历与梅奥诊所的病历挂钩，这就好比为流行病学家提供了一座金矿：研究群体稳定，可通过综合病历系统追踪群体的详细健康信息，而管理病历系统的还是一家值得信赖的学术医疗中心，推崇团结一致的集体主义精神。

这一切都为开展阿尔茨海默病患者登记系统研究创造了得天独厚的条件，研究人员不仅可以分析患者大脑的衰老过程，还可以统计和比较没有认知功能障碍的人与痴呆症患者的各项特征。只要研究团队坚持采用一致的方法和措施，他们在衰老、认知和阿尔茨海默病方面得出的流行病学结论就可以被推广到整个美国。但首先需要提起鲍勃·伊夫尼克的兴趣，最大限度利用他眼下的"逆境"。

对于一心只想照护患者的伊夫尼克来说，阿尔茨海默病患者登记系统研究会分散他的精力。"我真的很喜欢测试患者，想用一些客观的指标来预测他们的行为和认知变化，从而得出诊断结果。"但在重新审视自己如此热衷的心理学临床实践时，他发现心理学其实有本质上的缺陷。他可以为老年患者做记忆力测试，但却无法利用测试结果来回答患者最关心的问题："医生，我还正常吗？"

"我发现，我们针对七十四岁以上人群提供的认知测试几乎都没有统一的判断标准。"举例来说，堪称"认知测试巅峰之作"的韦氏智力测试就给不出任何数据来说明老年人的得分是否正常。

于是，伊夫尼克改变了对阿尔茨海默病患者登记系统的看法，这不是一件让他分心的麻烦事，而是一次"曲线救国"的良机。

通过参与阿尔茨海默病患者登记系统研究，他可以利用普卢默医生和梅布尔·鲁特设计的系统查阅患者的详细病历，还可以利用莱恩·库兰的庞大数据库，以及愿意参与研究的稳定患者群。这些都有助于伊夫尼克区分何谓正常，何谓不正常。最终，伊夫尼克找到了自己的方向。"我当时的想法是：'只管专心收集所有与标准测试相关的常规数据，再看能不能写成诊断标准发表出来。'"

三

实事求是，而非先入为主

但凡有点医学和心理学知识的人都不会看不出痴呆症晚期的症状和体征，但痴呆早期的情况就复杂得多，我们很难准确预测此阶段的症状和体征。

——查尔斯·韦尔斯，《痴呆症》(*Dementia*)，1971 年

团队成员已一一就位，但库兰决定放手让他们自己做研究。比起手把手领着这些孩子做试验，他更想找出太平洋关岛居民患罕见痴呆症的原因。

一方面，研究团队需要组织受试者按照既定的研究方案完成试验。另一方面，他们还要说服从事日常医疗工作的同事帮他们对每名年满五十五岁的患者进行简短的认知测试，将得分低于正常范围的患者定为研究备选对象。另外，他们还要统计受认知问题困扰的患者，并将这些患者纳入研究考虑范围。与此同时，参与阿尔茨海默病患者登记系统研究的护士也身兼重任，要浏览内容翔实的综合病历，还要找到有认知问题记录的病历。对于每例阿尔茨海默病患者，护士还要继续搜索综合病历，找到在年龄、性别、职业和受教育程度等特征上与患者相似的健康受试者作为研究对照。

入选阿尔茨海默病患者登记系统研究的受试者也不轻松，需要完成大量费时费力的项目，包括提供详细的病史，接受细致入微的神经学评估以及伊

夫尼克和史密斯的"2 + 2组合测试"，即两小时的认知测试和两小时的实验评测。其中，认知测试选的是尚未规范化的知名测试。鉴于当时的技术进展，参与阿尔茨海默病患者登记系统研究的受试者还要完成其他项目，比如脑基因检测和脑部MRI扫描。不过，他们招募的受试者几乎都同意参加这些研究。

最终数百例患者入选。每周五中午，阿尔茨海默病患者登记系统研究团队会在梅奥诊所鲍德温楼的初级护理室讨论当周的受试者情况，针对每例受试者给出重要评判：该受试者是否正常？根据阿尔茨海默病患者登记系统研究的特殊代号，他们将受试者划分为000和100两组，分别对应"正常组"和"阿尔茨海默病患者组"。

判定结果遵循一条基本原则：临床医生必须先完成诊断，然后才能查看伊夫尼克的认知测试结果。看过测试结果之后，临床医生不可根据这些结果来更改诊断结果。这就是伊夫尼克坚持的原则。这些专业临床医生在判断一名老年受试者是正常还是患有痴呆症时会运用自身的专业知识，再参考通过受试者本人及其家属、受试者按医生指示完成的测试等来源收集的一切临床信息。与此同时，伊夫尼克会根据正常人的神经心理学测试分数来界定老年受试者的正常认知范围。如果彼得森和他的同事在给出诊断结果之前已知晓认知评分，他们很可能会在考虑认知评分的基础上判断受试者是000还是100。如此一来，伊夫尼克就得不到划定受试者属于000还是100的独立临床评估结果，也就无法确定哪些测试和限值能够最大限度地区分000和100这两组受试者。不仅如此，这还会进一步影响伊夫尼克所得数据的有效性。从另一个角度来看，阿尔茨海默病患者登记系统研究团队最终取得重要发现也是得益于各团队成员严格遵循上述基本原则。

无论是从研究标准的严格程度还是从研究深度来看，阿尔茨海默病患者登记系统都在阿尔茨海默病领域占有史无前例的地位。作为研究对象的老年群体并非身处与外界隔绝的特殊机构，而是与亲友同在社区居住并尽己所能地过好老年生活。

对此，伊夫尼克还是保持一贯低调的作风，平和地说道："这次机会难得，我们可以好好区分一下哪些人是正常衰老，哪些人是由疾病引起的衰老。"

　　谁承想，计划赶不上变化。

既非正常，也非痴呆

　　多年后，伊夫尼克想起了研究期间的一些意外情况。

　　"有时，罗恩、埃里克会来找我讨论受试者的情况，说：'这是我们了解到的信息，我们觉得他很正常。'接着他们会问我：'鲍勃，你怎么看？'我正常会说：'嗯，就先这么诊断吧。'然后，他们会将受试者列为'正常'。啪！把"正常"章往病历上一盖。随后，我会跟其他人说：'你们看，这人没有延迟记忆问题。'但那时候我们还不清楚这一诊断结果背后的意义。"

　　之后，这种诊断结果的不合理性逐渐显露，比如临床医生将某老年受试者归入正常组，标上代号 000，但该受试者在心理医生的记忆力测试中却得分很低。伊夫尼克认为，这种情况属于大脑某区域出现局部认知功能障碍。

　　这种混淆不清的情况愈演愈烈，说明事情并不简单。彼得森和科克曼也反映，受试者家属对诊断结果提出了异议，说"他们以前不是这样"，肯定有问题。然而，伊夫尼克和史密斯给出的测试结果却是正常。

　　格伦·史密斯还记得他们在鲍德温楼十五层开会时，大家的神情都有些凝重。"我们眼下的问题是不一致，有些受试者是能力欠缺但并未明显低于正常水平。同时，受试者本人、伴侣或照护者会心存顾虑，跟我们说'总感觉哪里不对'。"[1]

　　这似乎在暗示他们，存在另一组情况特殊的受试者，这组受试者既正常又不正常。临床医生的评估结果正常，但心理医生的记忆力测试结果异常；又或者记忆力测试结果正常，但经常与他们相处的人，比如配偶、成年子女等，反映他们的言谈举止异常。

　　"我们无法归类这一群体，"史密斯回忆道，"他们不符合痴呆症的标准，但从我们的评估来看他们绝非正常。这种病例时不时就会出现，我们不能坐视不理。"

不过，他们需要界定这一群体，于是暂且称之为 002 组。

这一组究竟是什么情况？是单纯不擅长做测试，属于正常衰老的极端情况？还是家属爱钻牛角尖，发现一点记忆问题就揪着不放？抑或向来就杞人忧天、自怨自艾，只是现在年纪大了而已？

终有一日，数据会给出答案。

"我脑海中浮现出 Kaplan-Meier 曲线。"史密斯回忆道。他想到的曲线其实是一张图表，描绘了某事件随时间推移而发生的可能性。对于 002 组来说，他们可能会被转入 100 组，即被诊断出阿尔茨海默病。

起初，002 组的所有受试者均无痴呆症，但随着时间的推移，某些受试者的情况有所转变。随访一年后，12% 的 002 组受试者转入 100 组，即成为阿尔茨海默病患者。随访两年后，留在 002 组的受试者比例再次下滑，跌至 75% 左右。随着时间的继续推移，情况并没有好转。每年，12%~15% 的 002 组受试者会转入 100 组，被诊断为可能由阿尔茨海默病导致的痴呆症。

这是一大突破性进展。由此可见，002 组的问题不仅仅是做不好测试、极端焦虑、步入衰老阶段，也并非因家属神经敏感、纠缠不休而身陷囹圄，他们确确实实属于阿尔茨海默病高危群体。只要随访一段时间，他们当中的很多人就会患上痴呆症，虽说不是百分之百患病，但比例之高足以引起我们的重视。

"我们已经随访这些受试者多年，"彼得森有些稚气地汇报着，"我接话说：'我们应该发表这些结果。'"

不过，我们要怎么称呼他们呢？

名称的内涵

他们反复查阅文献，找到了一些术语但觉得不合适又推倒重来。像"年龄相关记忆损伤"和"晚年健忘"这样的表述指衰老引起的病症，并不会引起医生的关注。"良性衰老性健忘"则是完全错误的表述，阿尔茨海默病的年患病率高达 10%~15%，这绝非良性。"阿尔茨海默病"也不恰当，因为 002 组受试者并未患痴呆症。

再者，彼得森不想用"有风险"或"前驱症状"等词汇来形容阿尔茨海默病，因为这些词汇意指某种疾病最早出现的体征，比如肺炎之前出现的咳嗽。"一旦提到'阿尔茨海默病'，大家就不会关注别的了。前驱症状这类用词也不合要求。"彼得森解释道。

作为沉稳低调的中西部人，彼得森希望找到一个术语能够做到既实事求是，又不先入为主。最终，他发现有个术语从 20 世纪 80 年代起就在文献中提及甚广。于是，他决定将 002 组称为轻度认知损害群体。他解释说，"损害"一词必不可少，"可将衰老排除在合理病因之外"。

1999 年 3 月，《神经病学文献》杂志刊登了一篇论文，题为"轻度认知损害：临床表征和结果"。[2] 这篇论文并非针对无痴呆症但有记忆问题的老年群体探讨表征和结果的开山之作，但其亮点在于引用了多项先前的研究，而这些研究都有明显的局限性。这些受试者均选自专门的记忆研究诊所，要么接受随访的时间较短，要么所用记忆测试标准的适用群体为青中年群体。无论从哪一点考虑，这些研究的价值都有限。虽然它们对后续研究有指导意义，但从临床实践来看却乏善可陈。

相比之下，梅奥诊所发表的论文不是改变临床实践，而是革新临床实践。读过这篇论文的医生开始从全新的角度来审视有轻微记忆问题的老年人。他们认识到这种轻微的记忆问题就像吸烟一样，存在可导致重大疾病的风险因素，即由阿尔茨海默病引起痴呆症。

至此，诊断有了方向，轻度认知损害也成了标志性用语。不过，我和同事提到这种病症时一般不用全称，而是用简称 MCI。继 1999 年《神经病学文献》刊登的梅奥诊所的论文之后，短短几年内就出现了多篇有关轻度认知损害的研究论文、诊疗收费标准、诊断实践参数以及就诊断方法开设的医学进修讲座。在此基础上，轻度认知损害概念又衍生出下级病例分型，包括只有记忆问题的"仅 MCI–记忆型"患者，以及外加认知问题的"MCI–记忆加并发症型"患者。

随即，相关研究呈指数级增长。梅奥诊所的论文也成为阿尔茨海默病领域被引用次数极多的论文之一。与此同时，由美国国家老龄化研究所出资成立的阿尔茨海默病研究中心（Alzheimer's Disease Research Centers）还将轻度认知损害收入统一数据集中。有关轻度认知损害患者表征和结果的各项研究再次印证了梅奥诊所的结论：轻度认知损害是阿尔茨海默病的风险因素。的确，和并非所有吸烟者都会患肺癌一样，吸烟者患癌症的风险更高。

在制药公司看来，找到预防阿尔茨海默病的治疗方法蕴藏着商机，是前景广阔的一大市场。于是，他们开始在轻度认知损害患者中开展相关药物试验。可惜的是，这些试验都没能帮助他们开发出有效的治疗药物。

伊夫尼克和史密斯为确定诊疗标准而开展的研究工作成效卓著。他们的论文针对居住在明尼苏达州奥姆斯特德县的数百例老年受试者报告了认知测试评分的正常范围，让老年群体的正常认知水平不再是无数据可依的尴尬话题。"梅奥美国老年人规范研究"（MOANS）提出的标准也成了神经心理学家公认的通用标准。

我们再回头看丽塔·菲利普，那位女儿想知道她是否有"神经疾病"的母亲。她其实是轻度认知损害患者，满足五项标准中的每一项。首先，旁人说她记性不好，她女儿就强调过这一点。尽管她需要比较长的时间才能完成一些复杂的日常生活活动，比如账单管理，但她并没有在进行这些活动时出错。从纸笔测试、问答等大部分认知测试项目来看，她的表现都还不错，只不过在完成某些项目时，她的表现没有我预想的那么好。这在记忆测试项目中体现得尤为明显。

她的情况是不正常，但并非痴呆症，而是轻度认知损害。

包括我工作的单位在内，多家记忆研究中心都很快采用了轻度认知损害标准，并将其运用于研究和临床实践的各个方面。在轻度认知损害和 MOANS 的指导下，我们不再以"要么正常，要么痴呆"这种非黑即白的观念来诊断，而是看到了这中间的灰色地带。但问题是，我们该如何统一口径来描述这种灰色地带以及称呼这些置身其中的患者？轻度认知损害给出了答案。

它赋予了业界通用术语，背后受影响的患者群体庞大，疾病流行率比痴呆症还高。据梅奥团队估计，奥姆斯特德县 10% 的人患有痴呆症，但轻度认知损害的患者比例更惊人，高达 15%。[3]

然而，情况还不只是这样，一场错综复杂的争论才刚刚开始。

相对来说，诊断痴呆症并不难，但我和同事发现诊断轻度认知损害却十分费时费力，需要整合多方面的信息来进行高难度的人为因素分析。一个人完成日常任务的效率是否偏低，我们必须对此做出明确的判断。但常识告诉我们，凡是走捷径解决复杂问题就难免会出错。临床医生要求推行一种简单方便的测试，而他们在读 1999 年那篇论文时就找到了这么一种方法：轻度认知损害患者的记忆测试得分通常较平均水平低至少 1.5 分。

这一结果在彼得森眼中只是临床诊断的参考特征之一，却被众多医护工作者视为诊断轻度认知损害的决定性特征。另外，彼得森提出要仔细分析人为因素方可得出诊断结果，但这一要求在实际工作中却缩减为仅凭一项测试结果得出结论：认知测试评分较平均水平低 1.5 分，即诊断为轻度认知损害。

对于患者来说，这条捷径没准是歧途。最初设立 MOANS 诊断标准时，研究群体是"美国老年人"，但他们其实只能代表部分美国老年群体，可以说是一个特殊的亚群。

"以前大家都说我们定的是'挪威规范'，做的是'挪威版的梅奥美国老年人规范研究'。"伊夫尼克解释道。他的一些同事在佛罗里达州杰克逊维尔市的梅奥诊所分院工作，认为杰克逊维尔的老年群体非常特殊，对其采用 MOANS 标准会带来诸多风险。

他们发现了与标准相冲突的病例，在非裔美国人中表现得尤为突出。患者的临床评估结果正常，但根据 MOANS 标准得出的诊断结果却是轻度痴呆症。轻度认知损害在明尼苏达州奥姆斯特德县的患病率高，但在佛罗里达州杰克逊维尔市却鲜有病例。

梅奥诊所的临床医生兼神经心理学家约翰·卢卡斯发现了这一问题，其他研究学者也看出了端倪。

认知测试就像我们在学校参加考试，受教育程度越高，考试发挥就越好。而且越是擅长考试的人，得分就越高。这是在制定诊断标准时需要考虑的因素。为此，伊夫尼克制定 MOANS 标准时考虑的是受试者上报的受教育年限，但这不适合杰克逊维尔市。该市并非所有居民都有机会接受十二年教育，而肤色是一大决定性因素。

对于棕色人种与非棕色人种的受教育程度差异，卢卡斯总结道："可能白人儿童读书九个月了，非裔美国儿童才读了七个月。从杰克逊维尔的教育系统来看，非裔美国儿童每天只上半天课，要么上午上，要么下午上，但白人儿童是全天上课。"[4]

杰克逊维尔的人口形势与罗切斯特截然不同，存在种族隔离和不平等问题的遗风。几十年后，这些历史遗留问题又波及老年群体，影响到他们接受记忆力诊断评估。

由此可见，人为因素分析是诊断过程中绕不开的环节。如果临床医生在评判患者测试结果时没有认真考虑患者的受教育程度，后果将不堪设想。他们可能会将正常人误诊为轻度认知损害患者，甚至误诊为痴呆症。

对于临床医生来说，确诊轻度认知损害很难，向患者及其家属解释诊断结果也很难。究竟是将轻度认知损害定为诊断结果，还是未来诊断出阿尔茨海默病的风险因素？大部分患者及其家属都会觉得迷惑不解：我是正常还是不正常？我得病了吗？这样的诊断结果是不好还是不太好？

我记得有一位患者的丈夫曾向我抱怨："这就像是你跟我说她穿了一条蓝色的漂亮裙子，我知道你说得没错，但这又有什么意义呢？"轻度认知损害就像是拉里·鲁沃那座脑健康中心内的病室，透出宁静祥和的气息。

"损伤"（Impairment）一词藏身于轻度认知损害的缩写（MCI）中，但轻度认知损害无意借阿尔茨海默病之名来强调风险，反倒给某些人吃了颗"莫须有"的定心丸。

美国前总统罗纳德·里根就是在梅奥诊所接受的诊断，而为他检查的医生正是彼得森。里根虽向美国民众致信宣布自己的阿尔茨海默病诊断结果，但他并没有直接说自己患有阿尔茨海默病。他写道："近来我得知自己是数百万美国民众中的一员，将承受阿尔茨海默病带来的折磨。"难道说他的诊断结果是轻度认知损害？或者说他和某些患者及其家属的看法一样，认为"阿尔茨海默病"意味着痴呆症发展到了更严重的阶段？换言之，他们误以为阿尔茨海默病等同于"全面痴呆"。或许，他觉得自己患有痴呆症，但这不过是还没发展到阿尔茨海默病的记忆病症。

一些临床医生的话带有歧义，存在混淆概念之嫌。他们在向患者传达诊断结果时会说是轻度认知损害，而不会说是痴呆症。如此一来，一些实际处在轻度痴呆症阶段的患者便会心生些许宽慰。轻度认知损害就像是一个避风港，能让人在阿尔茨海默病面前喘口气，而患者的就诊时间也会因此缩短。

不过，另有一些临床医生将轻度认知损害拒之门外。他们认为轻度认知损害不是"阿尔茨海默病"就是"前驱期阿尔茨海默病"，这便是彼得森认为"先入为主"的两种说法。这些临床医生引用了几篇论文来证明自己的观点，其中包括《轻度认知损害即为早期阿尔茨海默病》（"Mild Cognitive Impairment Represents Early-Stage Alzheimer's Disease"）。这篇论文提供了某大学记忆中心经评估轻度认知损害受试者得出的结果。[5] 这些受试者出现认知功能下降的概率很高，而且他们的大脑尸检结果表明，大部分患者存在阿尔茨海默病病变。

由于无法通过药物治疗，临床医生对轻度认知损害感到懊恼，本来就忙于初级护理工作的临床医生则感受更深。为什么要把宝贵的时间浪费在诊断这么一种不痛不痒又不见得会恶化，还没办法治疗的病上？对于他们来说，轻度认知损害不过是强行给衰老换个医学头衔罢了。

　　我跟菲利普太太说了两点诊断结果：她有轻度认知损害，病因为阿尔茨海默病；如果生存时间足够长，她可能会患上痴呆症。是我先入为主吗？不，我对自己的判断很有信心。

　　我不需要等她过世再告诉她女儿："您母亲患有轻度认知损害，病因确实是阿尔茨海默病。"我手头有份检测结果能证明自己的说法，但梅奥团队做研究时还不能获得这类结果。毫不夸张地说，我可以在她鲜活的大脑内看到疾病的存在。在这种视角的引导下，我走出了职业生涯中笼罩着哥特式恐怖意味的神秘地带，有史以来第一次能够立足于纯粹的事实来预判患者的未来："阿尔茨海默病导致的轻度认知损害。"

　　阿尔茨海默病在逐渐脱离痴呆症，成为一类独立的病症。我之所以能够诊断出菲利普太太患有阿尔茨海默病，是因为一项检测结果，而这又要感谢两位研究学者丰富的想象力和对钓鱼的热爱。他们当中的一位是从斯坦福大学离职的肾病学家，另一位是年轻的神经病理学家；两人都机智过人，但对与尸体打交道的工作却唯恐避之不及。

药代动力学的奥林匹克

————

当时，我们没有针对阿尔茨海默病行之有效的诊断检测方法。想得到确切的诊断结果，要么等患者过世，要么在患者生前做脑部活检……因此，我们需要找到合适的检测方法，以便确诊阿尔茨海默病疑似或高危病例。

——摘自《针对阿尔兹海默病的多肽标志物及其诊断用图》

（"Polypeptide Marker for Alzheimer's Disease and Its Use for Diagnosis"）；

美国专利号：4666829；发明者：乔治·G. 格兰纳（George G. Glenner）

和凯恩·W. 王（Caine W. Wong）；1987 年

逝者的告白

2010 年 1 月的一个下午，我诊断出伊迪丝·哈里森可能患有阿尔茨海默病。之后她活了五年，一直由丈夫和女儿在家照顾。在她去世前的几个月，他们选择了接受临终关怀服务。他们在一楼客厅放上一张床，靠近浴室，在助手的协助下为她洗澡、穿衣、打扮。

后来，她越来越虚弱，最终卧床不起，几乎无法动弹，身体也一天比一天消瘦，皮肉下的颅骨棱角分明，双腿膝盖突出，活像两根鼓棒，连吃点东西都要花上好几个小时。再后来，她突然有一天不再进食。这是痴呆症发展到重症阶段的表征，有人称之为晚期痴呆症。在此阶段，几乎所有患者都会出现进食困难。具体而言，患者的症状包括进食量日益减少、吞咽变得困难和逐渐丧失食欲。

一天，我们的尸检值班团队接到了哈里森先生的电话，一套有条不紊的程序随即展开。尸检协调员打电话给殡仪馆，请他们将尸体送到医院地下室的停尸房。

短短二十四小时内，实验室技术人员便"收获"了哈里森太太的大脑。他们在她颅骨后部的皮肤上开切口，再顺势向前剥离皮肤，像打开一个巨大的果壳一样整齐地锯开露出的颅骨。接着他们将大脑取出，放回颅骨，覆上皮肤，然后缝合起来。此时，她的遗体已无大脑存在，但外观与之前无异。之后，我们将她的遗体送回殡仪馆，举办悼念仪式。

她的大脑由实验室采用防腐剂浸泡保存。尸检程序在后续几周内完成，报告的部分内容是"切片检查结果显示大面积神经元缺失……其他重要结果包括检出大量老年斑和神经原纤维缠结"。结合病史记录和病理学检查结果，我们理清了整个事情的经过。"老年斑"说明神经元之间存在蛋白沉积，即"淀粉样蛋白"；"神经原纤维缠结"说明神经元内的 τ 蛋白扭结成束；"大面积神经元缺失"则说明脑细胞大量死亡。根据 1984 年的诊断标准，哈里森太太可以"确诊为阿尔茨海默病"。

她的病史和尸检结果是对阿尔茨海默病典型病例的再现。首例典型病例是在 1907 年由精神病学家、神经病理学家阿洛伊斯·阿尔茨海默（Alois Alzheimer）公之于世的。患者名叫奥古斯特·德特，和哈里森太太一样是家庭主妇，一样由一筹莫展的丈夫陪同就诊。她被阿尔茨海默医生诊断为患有痴呆症，五年后去世。阿尔茨海默医生检查了她的大脑，在报告中写道："很多神经元已不复存在，尤其是表层神经元。一个看似相当正常的细胞内部却存在一簇或多簇原纤维，而且浓密到清晰可辨的程度……这些组织遍布整个脑皮质，尤以表层居多，可见微小粟粒状病灶，属于皮质内特殊物质沉积的产物。"[1]

在阿尔茨海默公布病例报告后数十年，研究人员明确了他提到的"微小粟粒状病灶"究竟由何种"特殊物质"构成，还发现在神经元表面缠绕的原纤维中，"只有成簇的原纤维能够指示神经元原本的位置"。他们最先解决的问题是"特殊物质"的成分。

1930 年前后，荷兰精神病学家、病理学家保罗・迪弗里证实这种"特殊物质"的本质是蛋白质。一开始，保罗也和阿尔茨海默一样，认识到这是一种很难染色的物质。后来，他想到用一种非常有名的染色剂，其独特之处在于能够与"淀粉样蛋白"结合。淀粉样蛋白是会在人体内自然形成的一种物质，但如果某个器官内形成的淀粉样蛋白过量，便会逐渐损害该器官。另外，淀粉样蛋白也是公认的难染色物质之一，可与之结合的染色剂叫"刚果红"，由德国染料生产商 AGFA 于 19 世纪后期为庆祝德国对非洲刚果的殖民统治而定名销售。经刚果红染色的棉织品会呈现出亮丽的红色，而将刚果红用于纤薄的脑组织切片之后，其中的"特殊物质"便清晰可见，而且特征外观与淀粉样蛋白相同。由此可见，"特殊物质"很可能就是淀粉样蛋白。

三十年后，显微镜技术的发展让我们能够观察到老年斑的超微结构。确切地说，是可以直接看到"特殊物质"的形状，最终确定它实际上就是淀粉样蛋白。通过电子显微镜，神经病理学家罗伯特・特里和同事确定了老年斑的结构，其结果连同刚果红研究的结果共同得出了一项明确的结论：老年斑就是淀粉样蛋白，绝不会有错。

但问题是，它究竟是哪种淀粉样蛋白呢？淀粉样蛋白类似于三角形等几何学术语，描述的是蛋白的特殊形状。就像三角形有钝角、等边、直角等多种类型一样，淀粉样蛋白也是如此。不过，不同类型的淀粉样蛋白在结构组成上有所差异，具体取决于因累积这些蛋白而逐渐受到破坏的器官。

乔治・格兰纳和凯恩・王发现了老年斑中特定类型的淀粉样蛋白。1984年，他们利用一系列生物化学技术完成了淀粉样蛋白的分离、浓缩和纯化，接着像切割分子一样将纯化后的蛋白分解成包含有序氨基酸组分的菊花链，最终确定了致密的老年斑结构究竟由何种氨基酸序列形成。发表研究报告时，他们将这种氨基酸结构称为β淀粉样蛋白（又称 A-beta、A-β）。由这种蛋白形成的病理结构全称为β淀粉样神经炎斑块。此后，更通俗的叫法——"淀粉样蛋白"和"淀粉样斑块"流传开来。

这些成果让格兰纳一举成名，也成为诊断阿尔茨海默病的关键转折点。1987 年，他为自己开发的一项验血技术申请了专利，希望能通过这项技术来检测样品内是否存在自己发现的β淀粉样蛋白的特定序列。他在这项专利申请的序言部分总结了临床医生、患者和家属的一些痛点。"当时，我们没有针对阿尔茨海默病行之有效的诊断检测方法。想得到确切的诊断结果，要么等患者过世，要么在患者生前做脑部活检，看是否存在标志性蛋白斑块、缠结和脑血管沉积物，因为这些都是阿尔茨海默病的特征。"他指出，误诊是很常见的现象。接着，他提出了一个很有远见的想法："我们需要找到合适的检测方法，以便确诊阿尔茨海默病疑似或高危病例。"[2]

可惜，格兰纳没等到实现自己想法的那一天。1995 年，系统性淀粉样变性夺走了他的生命。他的血管和心脏累积了大量淀粉样蛋白，但它们不同于阿尔茨海默病患者脑部积累的淀粉样蛋白。

在阿尔茨海默医生的病例报告发表七十五年后，研究人员命名了他报告中提到的让患者大脑"千疮百孔"的"特殊物质"，其精确的分子结构写出来可谓洋洋洒洒一长串。随着染色、超微结构研究和生物化学领域取得相应的进展，阿尔茨海默观察到的缠结结构如何命名，氨基酸编码如何的疑团将一一揭开。到 1986 年，研究发现缠结结构由多个τ蛋白单元组合而成，而τ蛋白在未成形时是健康神经元结构的一部分。

到 20 世纪 90 年代末，对阿尔茨海默病的病理研究取得了巨大进展。研究发现，阿尔茨海默病有三大病理特征，包括淀粉样斑块和τ蛋白缠结这两种蛋白病变，以及表现为神经元缺失的神经变性。"蛋白病变"是指一种功能形状正常的蛋白在经过错误的折叠后转变为有害分子。

另外，研究人员还确定了是哪些酶在左一刀右一刀地将人体正常蛋白（学名为"淀粉样前体蛋白"）切成有毒的 β 淀粉样蛋白片段。研究人员认为可以通过操控这些分泌酶来阻碍前体蛋白分解，进而达到治疗疾病的目的。

不过，临床实践的步调还是慢了半拍。上述病理性改变的检测均无法对活体进行，诊断检查也还是基本遵循阿洛伊斯·阿尔茨海默及其同事在 20 世纪早期提出的照护标准。我们仔细记录病史、检查患者，尽量随访患者直至死亡，再由病理科同事从他们的尸体中取出大脑，然后完成切片、染色和检查工作。

这种照护标准已是老生常谈，与心脏病学和肿瘤学的诊断方法不可同日而语。我们遇到的拦路虎是一堵既不可翻越，又不可攻破的"城墙"。人脑由颅骨包围。有了颅骨这堵墙，对大脑实施活检的可能性微乎其微，而且风险极高。进一步来说，这还是一堵密不透风的墙，边界有整齐排列的薄壁组织站岗放哨，架起一道"血脑屏障"。这道屏障会阻碍诸多分子进出大脑，无论是测定血液病理学指标还是注射放射性示踪剂都会受到限制，导致我们很难揭示脑部病理变化。

究竟要怎样才能进入活体大脑，完成检查，带走诊断结果呢？

两位男士与无数次"分子垂钓"

切特·马西斯打心底不想见比尔·克伦克。马西斯很忙，非常忙，他要管理匹兹堡大学放射学系大大小小的 PET 设施。

"我正与精神病学系主任和其他几位精神病学知名专家谈合作，这四位正教授中的三位都拥有雄厚的资金基础，所以他们才来找我。"[3] 马西斯在二十四年后的一次采访中回忆道。

PET 的全称是正电子发射体层成像（positron emission tomography）。如果患者说"我的扫描图亮了"，那么其说的是 PET 扫描的成像。"正电子"指放射性标记，"体层成像"则是检测这种标记的技术，结果会被打印成图并显示标记集中分布的位置，也就是体内的"亮点"。

马西斯专长于开发放射性示踪剂，这种化合物的作用是将放射性标记连接到另一种分子上。之后，带有放射性标记的分子会像猎犬一样追踪预先设定的目标组织并与之结合。当时，马西斯正着手开发一种放射性示踪剂来追踪血清素在抑郁症患者大脑中的去向。

他的项目资金充裕，业务繁忙。对于学术型医学研究者来说，这已然是梦寐以求的状态。相比之下，克伦克是初级教员，这一头衔意味着他要做很多杂事，还包括一些需要手把手指导但又费力不讨好的事。马西斯不想揽事，更没兴趣搭理什么初级教员。

克伦克三十八岁，戴副眼镜，看起来格外年轻，在精神病学系担任助理教授。五年前，他获得华盛顿大学精神病学住院医师资格兼药物化学博士学位，而后受聘为教员，在一家大型实验室从事阿尔茨海默病患者脑部代谢的研究工作。他终日忙于本职工作，但闲暇之余也不忘发展一些其他的兴趣爱好。

哪些分子能够与活体大脑中的淀粉样蛋白结合是他乐于探究的问题，他想知道能否直接利用刚果红来找到答案。

"我打算写篇论文谈谈我们研究的刚果红衍生物，高级副校长听了我的想法后说'你去问下管 PET 设施的切特·马西斯吧'。"1994 年春天，克伦克打电话给马西斯，但心里又犯嘀咕："他未必会在意这些？"[4]

最终，他们在 PET 中心的会议室见面了。克伦克直接说出自己的想法："我想做活体阿尔茨海默病成像，您可能对刚果红没什么了解吧？"

马西斯打断道："我知道刚果红，还做过放射性标记，但这种物质不会进入大脑。"

克伦克接过话头，说出了成就他们数十年关系的一段话："您说的一点没错，刚果红带电。不过，我找到了另一种化合物，叫'柯胺 G'，是刚果红的类似物，而且能够进入大脑。"

"对于我来说，这多少会分散点精力，但我心甘情愿。"马西斯回忆道。

克伦克的思路是设计一种带放射性标记的化合物，让它与脑内淀粉样蛋白斑块结合，但其关键是对活体大脑进行试验而非采用实验室取回的逝者样本。八年后，克伦克所走的这条在他的导师看来不务正业的岔道成了一条康庄大道，不仅改变了医生诊断阿尔茨海默病时采用的检测方法，还改变了阿尔茨海默病的基本定义以及阿尔茨海默病患者的面貌。

在克伦克看来，医学问题在一定程度上也是化学问题。凭借在圣路易斯华盛顿大学读化学博士时的研究经历，克伦克非常擅长设计和合成各类分子。他的博士论文选题是观察以不同方式改变化合物结构，是会导致癫痫发作还是能对其起治疗作用。

他和同事重新设计了目标化合物的分子结构，再用这些化合物进行小鼠试验。他们打赌哪个分子会导致癫痫发作，哪个分子能起治疗作用，赌注是一罐可乐。克伦克仅靠闻就知道了答案。有趣的是，导致癫痫发作的药物闻起来是香甜的水果味，但治疗癫痫发作的药物却散发出一股难闻的苦味。

"那段时间我赢了不少可乐。"

与克伦克相比，马西斯的学术经历更是不同寻常。他善于利用放射性核苷酸成像技术来评估大脑功能。他所在的研究团队率先提出如何利用脑血流的 PET 测定结果区分阿尔茨海默病患者和同年龄段的非痴呆症患者。

另外，马西斯还研究了一些比癫痫药物更受关注的化合物，使其在 PET 领域的专业技能日臻完善。每周五的下午，他都会开车到舒尔金路实验室，与人称"摇头丸教父萨沙"的亚历山大·T. 舒尔金（Alexander T. Shulgin）一起工作。

萨沙是一位从事药物设计工作的化学家，通过为陶氏化学公司开发杀虫剂发迹后，便在自家牧场开设了私人实验室。沿着加利福尼亚州拉斐特市舒尔金路走到头，就能看到萨沙的实验室。

这里也是靠近伯克利市的湾区，毒品活动盛行。萨沙用亚甲二氧基甲基苯丙胺做过一些实验，这种化学品又名 MDMA（即后来广为人知的毒品

"摇头丸"，也叫"莫莉"）。进行 MDMA 实验之后，萨沙大受启发，专注于设计致幻剂和其他精神活性化合物。在与萨沙合作期间，马西斯负责对这些化合物进行放射性标记，研究它们在大脑内的行踪。

马西斯认为，单独使用这些药物或配合心理治疗会有助于缓解长期抑郁或焦虑症状。他之所以能够预判这些药物对人行为的影响，是因为他擅长分子合成，但更重要的是他曾对自己和志愿者做过人体试验。这些药物会使人的警觉性和感知力发生微妙变化，给人带来忽明忽暗般的"闪烁"体验，同时也暗示低剂量用药可能会影响人的行为。

不过，马西斯不清楚这背后的作用机制，这些药物究竟会影响大脑的哪些区域？

对于萨沙的研究理念，马西斯解释道："萨沙说服我用致幻剂是由内而外体验生活，但他想要由外向内看。我们研究的方向也是如此，由外向内看。"萨沙想利用 MDMA 进入大脑内部，看看这种药物会发挥什么作用，去往何处，又会结合哪些受体。一言以蔽之，是什么导致了"闪烁"体验的产生。

和克伦克一样，萨沙也会改造 MDMA 分子，再将其试用于大鼠，然后亲身体验"闪烁"的产生。马西斯负责对改造后的化合物进行放射性标记，以便追踪化合物在大脑内的活跃位置。

不过，马西斯没有拒绝克伦克还要从他的另一段经历说起。在伯克利做研究的最后几年，马西斯还顺带做了另一项实验。

一位同事建议他对刚果红做放射性标记，从而获得阿尔茨海默病病理变化的 PET 成像结果。"我看过刚果红的研究资料，我知道是怎么回事。我用放射性标记物处理好刚果红，再将其注射到一些大鼠体内，然后看大鼠的大脑内是否有标记物。结果呢？什么都没有，这说明刚果红根本没进入大脑。"

回头看整个实验过程，他认识到自己只是简单考虑了刚果红的结构。如果事先考虑得周全些，那只实验大鼠就不会白白牺牲。刚果红是带电物质，血脑屏障边界的哨兵并不允许带电分子入境。马西斯和克伦克一样，看到分子结构就像厨师看到要烹饪的食材。

由于不缺研究经费，加上工作忙，抽身去路途遥远的舒尔金路实验室又费时间，还要操心手头的血清素研究，马西斯暂且放下了活体淀粉样蛋白成像的工作。

可没过多久，他就接到了比尔·克伦克的电话。

他们在 PET 中心会议室面谈后便正式合作，开始沿着新分子合成的思路寻找突破口。

给垃圾桶拍照

早在 20 世纪 80 年代初，真正意义上的阿尔茨海默病检测就备受关注，但活体病理检测一直是阿尔茨海默病研究领域悬而未决的问题。以格兰纳和王为例，他们测出淀粉样蛋白的序列之后便表明了自己的意图。他们在论文结尾处概述了后续研究工作，表示会开发与淀粉样蛋白结合的抗体，设计出针对阿尔茨海默病的血液检测方法。只可惜，他们到最后也没能实现自己的想法。

此外，将刚果红注射到患者体内来检测淀粉样蛋白的做法也有先例。研究人员曾为疑似淀粉样变性的患者注射刚果红，再进行组织活检，然后在显微镜下观察切片。不过，这种方法主要是用于检查脾脏、肝脏和肾脏等器官。马西斯和克伦克都很清楚，与放射性示踪剂结合的刚果红无法进入大脑，因为血脑屏障会将这些分子拒之门外。

为了解决这一问题，他们想设计一种化合物，作为与配体结合的放射性示踪剂，就像刚果红进入死者脑组织时一样粘在而且只粘在淀粉样蛋白上。但不同于刚果红的是，这种化合物可用于检测活体内的淀粉样蛋白。他们的设想是这样的：先将这种化合物注射至血液中，使其穿过血脑屏障，随血液在大脑内循环流动，再专一地附着在淀粉样蛋白上，直至 PET 扫描仪捕获到图像，最后将其从大脑和身体其他部位清除干净。需要注意的是，所有这些操作都必须在不对患者造成伤害的情况下进行。

从化学角度来看，这项研究令旁人望而却步，但也因此获得了经济和道义上的支持。匹兹堡大学是倡导精神病学革新的领军机构之一。当时的美国正接受新思潮的洗礼，迎风而上的并不仅仅是精神病学领域。精神疾病的病因在于神经元细胞的通信方式出了错，也就是神经传递紊乱。马西斯和克伦克都在经费充裕的实验室工作，而且带头开展科研工作的都是精神病学领域的知名科学家。这些高级研究员行事干练，整个实验室的氛围紧张而活泼。在揭示血清素对抑郁症的作用方面，各项研究成果不仅深化了对抑郁症的生物学解读，还为治疗抑郁症提供了新思路。礼来公司推出了一系列抑郁症治疗用药，包括商品名为"百优解"的盐酸氟西汀，一时声名鹊起。精神科医生彼得·克莱默在其畅销书《神奇百优解》（*Listening to Prozac*）中提出，大脑疾病是由神经递质失衡引发的疾病。举例来说，自杀的精神病学概念为"血清素问题"。

对于这一领域的研究来说，PET 是一种非常有用的工具，能够帮助研究人员了解大脑在健康和出现疾病时起着怎样的作用。马西斯设计的放射性示踪剂可用于比较抑郁症患者和非抑郁症患者大脑中的神经递质活动。

不过，克伦克和马西斯的想法与当时的学术新思潮截然不同。他们并不想利用 PET 技术来指示大脑活动，而是想追踪惰性蛋白沉积物。这些物质在其他同事看来不过是残渣碎屑，更有甚者称之为垃圾。

马西斯是个有个性的人，而且很有主见。对于外人的指手画脚，他听多了也就当是耳旁风了。"有人跟我说'就算弄清楚其他物质怎么结合惰性蛋白也谈不上是受体与配体的相互作用'，如此种种。我懒得解释，干脆说'嗯，就这样吧……'"

克伦克回忆道："时代不同了，大家觉得我们做淀粉样蛋白成像就像是给垃圾桶拍照。"

在外界看来，他们是在滥用技术，也是在浪费时间和精力。克伦克工作的实验室经费充裕，但作为初级教员，他只能按部就班地开展受体与配体相互作用的研究。在马西斯看来，克伦克的境遇就像是"承受家暴的妻子"。

　　为此，二人只能利用业余时间发展"副业"。但在这一点上，他们的配合非常默契。

　　在机缘巧合之下，他们做起了情人节卡片。

制作情人节卡片

　　克伦克和马西斯想到用一种概念模型来展示他们眼下的分子设计任务，这是他们在看女儿制作情人节卡片时萌生的灵感。女孩们用胶棒在卡片上画一颗心，再把卡片埋入亮片中，等胶水变干，拿起卡片甩一甩，其余亮片会纷纷落下，只有涂胶水的部分还粘着亮片，留下一颗闪闪发光的心。

　　克伦克和马西斯的任务，本质上就是制作这样一张卡片，即先用大量带放射性标记的分子（亮片）包被大脑（卡片），等标记分子与淀粉样蛋白（胶水）结合之后，再清除剩余的标记分子，最终得到带放射性标记的染色剂与淀粉样蛋白的结合物。

　　不过，他们的工作可不是小孩子玩"过家家"。

　　对于手头的工作，克伦克干劲十足。"这就像是药代动力学的奥林匹克，要通过层层选拔进入大脑，最后打道回府。完成测定的时间有限，为患者注射放射性物质的量有限，而PET扫描仪的检测能力同样有限。为此，注射到患者体内的大剂量放射性示踪剂必须在体内迅速吸收，之后又必须迅速排出体外，这样才会产生特定信号。"

　　面对同事对项目的质疑，他们根据理化定律设计了一整套试验以及其中的每个步骤，以便通过层层筛选获得合格分子，再将其用于最终试验：分别注射至患有阿尔茨海默病所致痴呆症的人和未患阿尔茨海默病所致痴呆症的人体内。如果试验成功，他们将获得两组受试者脑部的PET结果，证明阿尔茨海默病患者可检出信号，而非阿尔茨海默病患者则不可检出信号。

　　他们研究的第一步是做"研磨与结合试验"。人工合成的分子是否会与试管溶液中的淀粉样蛋白原纤维结合？如果结果是结合，那么换成从阿尔茨海默病患者脑研磨液中回收的淀粉样蛋白，还会不会结合？

　　如果结果还是结合，那就可以开始做活体试验。他们决定先进行小鼠试验：将待测化合物注入小鼠尾静脉，等一段时间后处死小鼠，取出其大脑，解剖，切碎，再将碎块放入伽马计数器，测定化合物是否会进入大脑。接着，他们会在狒狒身上做试验。将待测化合物注射至狒狒体内，再进行活体扫描，观察该化合物是否流经整个大脑皮质，即人体内累积淀粉样蛋白的脑区。这些研究工作虽说劳神费力、步骤繁多，但还是有希望的，只是希望没大到可以做人体试验。月复一月，年复一年，他们靠补助资金坚持研究，但也像老夫老妻一样，处着处着成了习惯。他们发现一到周五对方就不见人，一交流才知道原来彼此都选在那天出门钓鲑鱼和鳟鱼。于是，他们开始一起钓鱼，而且很快就达成共识：可以在工作时谈钓鱼，但不能在钓鱼时谈工作。

　　筛选完 400 种化合物之后，他们还是没有找到能够达到"卡片"成像要求的"亮片"。

　　克伦克不禁感慨："我们离终点线就差一步，但似乎怎么都迈不过去。"

　　在他们正百思不得其解之际，共事的一名初级教员送上的审批申请却为他们寻得了突破口。该教员需要使用刚果红衍生物，但根据与阿文蒂斯公司签订的许可协议，这些衍生物归该公司所有。要使用这些化合物，就必须马上提交授权申请。申请不仅需要提供阿文蒂斯要求的所有审批件并签字确认，还要赶在授权截止日期之前完成。该教员感觉分身乏术，没有时间兼顾两头。于是，克伦克和马西斯要他合成硫黄素衍生物。这种物质与刚果红相似，但不同之处在于所有权不在任何公司手上。

　　该教员接下任务，而后合成出一系列目标化合物。随即，马西斯和克伦克对这些化合物进行放射性标记，继续开展多步骤试验。

　　试验结果显示，硫黄素化合物能在小鼠大脑中产生信号，同时也能进入狒狒的脑循环，而且滞留时间足以完成扫描成像。这张纸片亮光闪烁。

　　终于成功了！

　　他们多年的努力没有白费，设计出的分子不仅能够进入大脑，而且累积量足以通过 PET 扫描仪测定。但问题是，这些"亮片"能否与"胶水"黏合且只与之黏合？换言之，硫黄素化合物能否与淀粉样蛋白结合且只与之结合？

马西斯越来越强烈地感受到胜利就在眼前。后续工作随即展开，而下一项试验正是决定成败的关键一步——"转基因小鼠"试验。

阿尔茨海默病是一种不同寻常的疾病。除人之外的一些其他动物，比如狗，在衰老过程中也会出现认知功能障碍，但只有人会出现由阿尔茨海默病导致的认知功能障碍。小鼠和大鼠因投入成本低且培育周期相对较短，是活体动物试验的首选试验品。在克伦克和马西斯的研究中，他们必须对这两种动物进行基因工程学处理，使之出现淀粉样斑块和 τ 蛋白缠结这两种蛋白病变。直接采购转基因动物模型的价格高昂。马西斯和克伦克做研究时，一只野生型小鼠的市场价大概是 1 美元，而一只转基因小鼠的售价却高达数百美元。

在开展阿尔茨海默病治疗用药或放射性标记化合物的人体试验之前，必须先完成转基因动物试验，这是必不可少的一步。这些试验就好比一张"进退"通行证，决定了药物能否从试验台走到病床边。也就是说，要进行人体试验，必须先通过小鼠模型研究结果证明药物安全或有治疗效果。如果药物对模型小鼠有害或无效，则终止后续研发工作，再退回实验室研究阶段。

克伦克和马西斯对他们的研究结果很有信心，"亮片"在野生型小鼠体内产生的信号很强，而且能够紧密结合从阿尔茨海默病患者尸体的脑研磨物中提取的淀粉样蛋白。在转基因动物试验中，他们构建的模型小鼠脑部淀粉样蛋白含量是阿尔茨海默病患者脑部的 25 倍。

克伦克还记得当时他们那种连走路都带风的感觉。模型小鼠试验是他们最后的冲刺，也是跨越终点线的必经之路。只有做成这项试验，他们才能最终将化合物注射到阿尔茨海默病患者体内。

"我们先获得模型小鼠，再饲养一段时间，等待它们累积足够多的淀粉样蛋白。像之前处理阿尔茨海默病患者的脑组织一样，我们第一步还是用模型小鼠的脑组织做研磨结合试验。"具体而言，他们的操作是先取出成熟转基因小鼠的脑组织并研磨成样品，再与带放射性标记的化合物混合，然后洗脱，最后观察放射信号强度。如果有信号，说明"亮片"（硫黄素衍生物）与"胶水"（小鼠脑内淀粉样蛋白）黏合。

他们预计会看到"亮片"，然而结果却是空空如也。

"没有信号，"克伦克回忆道，"几乎可以说没有，可能比野生型小鼠的成像图亮一点点吧，反正感觉很受打击。"

"是巨大的打击。"马西斯补充道。

"这下惨了，"克伦克想，"模型也用不了了。"

根据科学研究原则，他们这一步的结果不理想，整个试验都要从头再来。无独有偶，其他实验室在研究淀粉样蛋白 PET 示踪剂时也遇到了同样的问题，最终都放弃了研究。不过，克伦克和马西斯决定再拼一拼。这一决定也开启了他们在科学领域的拓荒之旅。

此前，他们一直是按照科学研究原则开展工作的，就像会计查账那样不需要主观判断，也不必承担任何风险。虽说过程烦琐，但最终只需看仪器给出的结果是继续还是放弃。然而现在情况变了，他们需要做人为决定，而且是至关重要的决定：是遵从仪器的结果，宣告小鼠模型试验失败而就此止步？还是无视仪器的"忠告"，继续向人体试验进发？

如果继续，他们便是将个人身份地位和前途置于风口浪尖。接受小鼠试验结果便是遵循科学研究原则，试验已经失败而且属于正常的研究失败，放弃试验不会对他们科学家的身份和前途产生任何影响。

但如果继续做人体试验，而后发现阿尔茨海默病患者脑部无信号，这样的失败就有违常规，属于他们身为科学家的职业失败，而如此刚愎自用的做法不仅会影响他们的声誉，还可能给他们引来道德伦理上的声讨。

他们苦思冥想，一边讨论一边在白板上画分子结构图。他们百思不得其解，为什么该化合物不与小鼠淀粉样蛋白结合？他们是在反思，更是在体会。

身为精神病学家，克伦克想了想其他做类似研究的团队在转基因小鼠试验失败时的表现：他们看到结果不理想就马上选择放弃。对此，克伦克表示理解，也从中认识到他和切特与其他研究人员的区别。

"这些化合物不是他们亲手合成的，不会像对亲生骨肉那样毫无保留。他们的表现倾向于'如果硫黄素对转基因小鼠不起作用，我们就不会再在它身上浪费资源。比起硫黄素化合物，我们更愿意相信自己构建的小鼠模型'。但我和切特还是对人体组织的反应抱有希望。"

"我们下定决心，"马西斯回忆道，"要做就做到底。"

这句话意味着他们要将硫黄素注射到人体中，也意味着他们将开启与瑞典团队的合作。

一鸣惊人

转基因试验失败之前的几年间，克伦克和马西斯在瑞典乌普萨拉市参加放射药理学会议，汇报他们手头的研究工作。会后，一名留着大胡子的大个子找到了马西斯。他穿着一条背带很粗的工装裤。"看着像维京人。"马西斯回忆道。

"我是本特·隆格斯特伦（Bengt Långström）。"

隆格斯特伦是乌普萨拉市 PET 中心主任。他谈到自己开的机构，"那是一家新型示踪剂厂"。马西斯大为惊叹。

他们优化了人体内检测 PET 放射性示踪剂的方法，并将优化后的新方法称为微量给药法。通过采用这种方法，他们能更快地完成美国食品药品监督管理局要求的人体毒理研究，从而将研究用时缩短数年。因此，在瑞典做检测无须等待数年，短短数月便能获得结果。

隆格斯特伦对他的成果很满意，建议道："如果你们要做人体注射试验，随时和我联系。"

2001 年 12 月，马西斯和克伦克向这支瑞典团队发送了一份详细的说明，告诉他们如何合成带硫黄素放射性标记的化合物。随即，一系列研究工作展开。完成目标化合物的合成之后，他们便开始招募阿尔茨海默病患者和未患该疾病的受试者，准备为这些受试者注射他们新合成的放射性示踪剂。

2002年2月14日深夜，克伦克接到一通电话，来电者正是隆格斯特伦。"他对我说：'比尔，我们差不多可以庆功了。'我说：'真的假的？'我们每天都在等消息，心里七上八下。听他这么说，我的第一反应就是：'太好了！'"

第二天，克伦克就看到了电子邮件随附的研究结果，是他期待已久的"情人节贺卡"。这个结果来自一名身患阿尔茨海默病的五十七岁护士。"我觉得她就是我的奥古斯特·德特。"克伦克回忆道。

她的大脑皮质影像图呈亮红色，显示淀粉样蛋白标记性化合物的吸收非常明显。带放射性标记的硫黄素恰巧在预估患者脑部存在淀粉样蛋白的部位检出。

即便是二十多年后的今天，克伦克仍对当初的欣喜若狂念念不忘。"我一看到扫描图后就忍不住说：'这才对嘛！'我几乎是脱口而出，'我们成功了！'"

不过，马西斯表现得要淡定一些。他说道："我们还没看到对照结果，要是没有阿尔茨海默病的受试者也得到类似的结果呢？"

他们决定再等等看。

周一，他们拿到了对照组的脑部扫描图。结果很理想，图像呈蓝色，未检出信号。

马西斯和克伦克两人盯着这张图看了很久。马西斯这才放下心来，宣布十来年的研究工作圆满结束。"没问题，庆功吧！"

这次他们举杯畅饮的不再是克伦克和其他同事打赌赢的可乐，而是啤酒。"我们周一当天就出去了，我第一次尝试了比利时啤酒，喝的是浅粉象

（Delirium Tremens[1]）。"克伦克把喝完的空啤酒瓶摆在办公室做纪念，还在酒瓶标签上写出他们庆功的日期。

　　五个月后的 2002 年 7 月 24 日，亨利·恩格勒作为瑞典项目的合作者参加阿尔茨海默病研究学者年度国际会议，该会议碰巧就在瑞典斯德哥尔摩举行。5 当天与会者众多，恩格勒站在会议厅前发表讲话，克伦克和马西斯在看台坐席听他汇报。当恩格勒展示阿尔茨海默病患者的首例活体脑部淀粉样蛋白成像时，整个会场的气氛瞬间凝固，这张图让在场的所有人都肃然起敬。

　　"就像棒球手打出一记好球，一鸣惊人。"

　　克伦克和马西斯亲手培育出的这份硕果让世界为之震惊。学术界将其命名为"匹兹堡化合物 B"，依据是瑞典人朴素的命名惯例：以研究人员工作的城市开头，再加上指示化合物在研究序列中所处位置的字母（匹兹堡化合物 A 的研究失败，故后缀字母为 B）。

---

[1] Delirium Tremens：双关语，既是比利时于热酒厂（Hyughe Brewery）生产的一种深受消费者喜爱的啤酒（酒标上有一头浅粉色大象）的名称，也是震颤性谵妄的意思。

五

阿尔茨海默病共和联盟

我们合众国人民……为建立更完善的联邦……

——《美利坚合众国宪法》序言

阿尔茨海默病研究领域空前一致地对匹兹堡化合物给予高度认可。哈佛大学的布拉德利·海曼首次代表公众发言，称"这一成果将彻底革新阿尔茨海默病研究领域"。《科学》（Science）杂志引述美国密苏里州圣路易斯华盛顿大学 PET 影像学研究人员马克·孟杜斯的评论道："大家会记住这次特殊的讲话，坦白地说，'从这一刻起，我们才真正看清楚阿尔茨海默病的面目'。"[1]

和轻度认知损害的缩写 MCI 一样，匹兹堡化合物 B（Pittsburgh compound B）作为淀粉样蛋白造影的放射性示踪剂，很快也有了口口相传的缩写：PiB。与此同时，脑部活检结果显示有淀粉样蛋白的简单说法就成了"PiB 吸收呈阳性"。PiB 概念的出现也像 MCI 一样具有革命性意义。

PiB 不仅仅是一种放射性示踪剂，更是一种考量阿尔茨海默病的新思路。由此，科研界也迎来了另一新星：生物标志物。这一术语意指活动性疾病的生物检测手段。以 PiB 为起点催生了一系列技术，旨在检测活体大脑中是否存在阿尔茨海默病的生物标志物。

生物标志物让研究人员打开了思路，从全新的角度思考一系列问题：什么是阿尔茨海默病？可由此将哪些人群划定为患者？如何实施诊断和治疗？PiB 的概念传遍世界各地的记忆研究中心，也带动了数百项创新研究。

其中，针对轻度认知损害患者开展的研究最为激动人心。彼得森和同事们已通过研究证明一种趋势，即每年轻度认知损害组患者会下降 15% 左右，转变为痴呆症组患者。那么，这 15% 的患者能否检出"PiB 吸收呈阳性"？

为此，科学家针对认知能力未受损的群体开展了研究，所得结果更具颠覆性。他们思考着：PiB 能否确定哪些群体会从正常衰退为轻度认知损害，再衰退为痴呆症？

其他用于研究的生物标志物技术包括磁共振成像（MRI），这种技术能够显示出脑部的结构、形状和大小。随着计算机技术的推陈出新，一名研究人员最终测出脑萎缩（即脑组织损失）的年变化率。这位放射科医生看完影像结果后分析认为"脑部稍显萎缩"，由此证明仪器可精准测定脑萎缩程度。也正是在 PiB 首次亮相的那场会议上，来自位于伦敦的英国国立神经病学和神经外科医院（London's National Hospital for Neurology and Neurosurgery）的尼克·福克斯（Nick Fox）演示了运用 MRI 技术定量检测脑萎缩可达到的精准度：阿尔茨海默病患者的年萎缩率为 4%，而非阿尔茨海默病患者的年萎缩率为 1%。

此外，另一种生物标志物技术为 FDG-PET，其中 FDG 表示氟代脱氧葡萄糖，这种 PET 放射性示踪剂可用于显示整个脑部的血流情况。如果某脑区血流量少，说明活脑细胞数量少，表现为 FDG 信号弱，反之则表现为 FDG 信号强。通过利用 MRI 等一系列技术，研究人员能够精准量化患者的脑萎缩程度。在对脊髓液的研究中，他们还能够检出淀粉样蛋白和 τ 蛋白，而血液淀粉样蛋白测定研究得出的结果则更是振奋人心：采用简单的验血方法即可检测此种蛋白。

虽说每种生物标志物技术都截然不同，但所得结果却有着共同的特征：

数值、计数和尺寸。阿尔茨海默病开始变为一种可量化、可评估、可赋予数据的疾病，其检测技术的适用群体并非仅限于痴呆症患者，还包括轻度认知损害患者乃至无认知功能障碍的群体。

如鱼得水

多家高校和制药公司的研究群体逐渐达成共识：可利用生物标志物来诊断阿尔茨海默病，而无须再依赖于临床病史。这种共识也引出了一套新的治疗方案。医务人员可以利用生物标志物技术确定哪些患者需要接受药物治疗，并证明这些药物是否对患者有效。如果经 MRI 测得年脑萎率逐渐减缓或经 FDG-PET 测得血流量减少或 PiB 吸收减少，所得数值可揭示病况及其治疗成效。

我和同事开始构思心脏病学领域的应用，认为"脑胆固醇检测"大有前景，不仅可同时引导阿尔茨海默病的诊断和治疗，还可用于评估治疗成效。我们用"疾病进展减缓"来证明治疗取得成效。

这一领域的早期研究者之一是迈克尔·韦纳博士。据韦纳博士回忆，他当时处于一种疑惑与欣喜交织的状态。回首 1999 年，他应邀参加制药巨头辉瑞公司在华盛顿特区郊外召开的顾问委员会会议。"大批学术人士都在谈论他们的生物标志物技术。有人谈血浆淀粉样蛋白检测，还有人讨论 MRI 技术，众说纷纭。"[2]

韦纳的疑惑并不难理解。

"对于各种不同的技术，大家各有各的说法，"韦纳回忆道，"但你就是理不出头绪。我们有不同的技术，不同的研究中心，而同一种技术的用法却又五花八门。这就让人摸不着头脑。"

所有这些研究思路都很不错，但我们是否应该让它们彼此协调一些呢？其实，问题就出在缺乏标准化流程。很多研究中心都在检测淀粉样蛋白和 τ 蛋白，开展脊髓液研究，但每家机构得到的结果却相去甚远。无论是限值、错误率还是预测值，都没有统一的标准。汇总数据提示了很多信号，但也包含了很多噪声干扰。

这种杂乱无章的局面让辉瑞公司的科学家和管理层一筹莫展。他们和其他制药公司的同事都很想抢先占领价值数十亿美元的生物标志物市场，攻下阿尔茨海默病诊断与治疗的高地。但他们都面临着同样的难题：在众多生物标志物测定方法中，医生和患者究竟要根据哪种方法的检测结果来确定阿尔茨海默病的治疗用药？换言之，面对零散的生物标志物、认知测试评分、日常生活记录和有效治疗数据，他们该如何连点成线，理清头绪？

离开会场后，韦纳坐在前往华盛顿杜勒斯国际机场的路上。突然他灵机一动，马上拿出手提电脑，记下自己的想法。没错，无规矩不成方圆。技术与技术之间必须环环相扣，大家都要针对同样的患者组采用同样的方法和检测手段，在此基础上得到的数据才能够证明生物标志物在检测阿尔茨海默病上能够提供哪些准确的结果。

六小时后，飞机抵达旧金山，韦纳也写好了他的提案。他打算向美国国家老龄化研究所申请一笔经费，准备在数百人中开展一项长达数年的研究，涉及群体包括痴呆症患者、轻度认知损害患者和认知功能正常的人。研究人员会根据一系列严格的检测说明，对所有受试者采用同一套生物标志物检测方法。就像在开展阿尔茨海默病患者登记系统研究时一样，不允许自由发挥。随着时间的推移，受试者的情况会发生不同变化，一些认知正常的受试者转变为轻度认知损害患者，另一些轻度认知损害患者转变为痴呆症患者。韦纳之所以设计这项研究，是想证明如何采用最佳生物标志物检测方法来说明这些群体为何会出现病情变化。

为此，韦纳提议开展耗资数百万美元的多年期研究。这种做法与其说是着眼于科研，倒不如说是建立一种科研政治体系。他不仅仅是要打下一个基础框架，更是想要改变一种风气，改变科学家设计和运用这一框架的方式。他必须说服各界人士，包括在生物标志物上各有所好的研究人员、依托于董事会和股东的多家制药公司以及以纳税人为资金来源的美国国家老龄化研究所，希望大家能够团结起来，集中资源，协力支持采用同种方法采集生物标志物数据，再将其公之于众。

韦纳或许是唯一有资格肩负这一重任的人。他是在面临个人和职业危机时踏入阿尔茨海默病研究领域的，就像一名科研业流亡者决心在他扎根的国家干番事业。作为一名肾脏科专家，他在斯坦福大学研究肾脏代谢的学术生涯可谓一路高歌。但在 1979 年却突发变故，斯坦福拒绝授予他终身教授头衔。

他失业了。

哪怕是在四十年后的访谈中，韦纳仍然能够一清二楚地说出当时的个中细节。他整个人在一种抑郁状态下难以自拔，一度想到自杀。"这对我来说是个巨大的打击，我对人对事的看法有了很大的转变，深刻认识到别人是怎么对我的，他们怎么想，动机是什么，做法又如何。我在职业圈内与人打交道的方式也由此彻底改变。就像我母亲常说的那句话：'重点不是你懂多少，而是你懂什么人。'可惜我当时根本不懂怎么和人打交道。"

美国退伍军人管理局（前退伍军人事务部）肾脏科的同事为韦纳找到一份工作，让他在旧金山退伍军人医院负责管理透析室。不管怎么说，韦纳总算是有了工作。但他还是觉得心里空落落的，总想着回归研究岗位。不料，一场讲座激发了韦纳的灵感。讲座主题是由物理学家开发的一种测量原子特性的新兴技术，当时称为核磁共振成像，后来更名为磁共振成像（MRI），以免大家误以为这种仪器的能量源是辐射而非磁力。一批研究人员率先发现 MRI 技术不仅可实现原子成像，还可对肾脏等器官进行全器官扫描成像，而韦纳就是这批研究人员当中的核心骨干。

这让韦纳大受鼓舞，并成功申请到经费，好在管理透析室的同时开展 MRI 实验室的工作。他利用这项新技术尝试开展各种各样的研究，而且自得其乐。他用 MRI 扫描仪拍自己运动前后的手臂，给自己十五岁的儿子做完扫描，又给自己做扫描。研究工作几乎是在玩游戏，有点"想拍什么就拍什么"的味道。

悠哉过了几年，他觉得自己可能又要在事业上栽跟头了，于是下决心认真做好自己的磁共振研究，否则就可能重蹈斯坦福大学的覆辙。他是医生，理应研究疾病。

他需要研究一种疾病，但选什么病呢？

他做了一个决定：从周一到周五，每天早上去加利福尼亚大学旧金山分校（UCSF）的图书馆查资料，直到想出自己要研究什么疾病。每天看四小时书后，他就离开图书馆去血液透析室照护患者。他坚持了六周，灵感终于来了。

"我在图书馆看着书，猛然想到：'对，就研究阿尔茨海默病。'"他看到的内容是，要等患者死亡才能确诊阿尔茨海默病。他还了解到放射科医生对此有多么不感兴趣。事实上，1988 年关注阿尔茨海默病的研究者的确很少。

因此，韦纳决定利用 MRI 技术来研究如何诊断阿尔茨海默病。

距离被斯坦福大学解聘后近十年，韦纳跻身首批关注阿尔茨海默病的研究人员行列。又过了十年，他坐飞机在从华盛顿特区返家途中迸发出研究灵感。不过，这时的他更有政治家的风范，深知在公共利益与自身利益有明显的交织关系时，人心便蠢蠢欲动。他还擅长找准时机招募人选加入自己的团队，并且在跟踪资金走向上也有自己的一套。不仅如此，个人品质也是他的加分项。他有一种独特的冲劲，在工作上不辞辛劳、坚持不懈，无论何时给他发邮件都能很快得到回复。他身高一米九左右，常把一头黑发挽成马尾辫，看起来格外庄重，有乔治·华盛顿一般居高临下的风范，仿若一位决心组建阿尔茨海默病科学家共和联盟的领导人。

他开始向同事宣扬自己的理念，科研界的主要领军人物也纷纷响应。这可以说是为证明药物可延缓阿尔茨海默病进展立下了根基，而三年后 PiB 成像技术的出现又成了推广这一理念的高能助燃剂。

2004 年，韦纳的设想成为现实。美国国家老龄化研究所决定为他提供研究资金，支持他负责开展阿尔茨海默病神经影像学计划。这项计划预计耗资

6700 万美元，其中 2000 万美元由十三家制药公司资助，其余由美国国家老龄化研究所和两家基金会共同承担。公共、私人和学术利益在一个预算如此惊人的项目上达成一致，这在当时实属罕见。

对于学术人士来说，该项目有利于发掘阿尔茨海默病的自然发展史。像哈里森太太和菲利普太太这样的患者将接受细致的病史询查和临床检查，以及一系列生物标志物检测。他们希望能以此实现准确的早期诊断。

对于制药公司来说，该项目有利于确定一种最佳设计方案，用以针对阿尔茨海默病检测用生物标志物开展药物研究；而且该项目具备多中心基础框架，各研究中心均训练有素，可即刻开展药物研究。

参与该项目的五十七家记忆研究中心开始研究 800 例受试者，他们的年龄为五十五到九十岁，均衡分布在三个群体中，即无认知功能障碍者、轻度认知损害患者和疑似阿尔茨海默病所致痴呆症患者。每年，这些受试者都要接受认知测试、MRI、FDG-PET、PiB、血液和脊髓液检查。如有受试者死亡，其大脑会被施以解剖。

研究规定要采取统一的检测方法，并实时公布检测数据。所有研究中心必须遵循严格的数据采集方案，比如必须利用塑料头（"伪影"）校准并调谐每台 MRI 仪；脊髓液管必须为聚丙烯材质，而非聚苯乙烯或其他材质。此外，采集到的数据均被录入通用的在线开放存取数据库中。至此，各个独立研究中心联合成一个共同的组织，按照一套有详细规定的方案对各组老年受试者采集阿尔茨海默病连续体的生物标志物检测数据。

韦纳还说服研究人员对这项研究采用一个全新的称谓。像 AD、MCI 和 PiB 一样，研究人员将"阿尔茨海默病神经影像学计划"简称为 ADNI，但韦纳要求他们在发音上稍做调整，不发"ad-nigh"，而是发"ad-knee"。随即这一称呼被沿用下来，而且不仅限于美国地区。像 19 世纪推行民主制一样，阿尔茨海默病神经影像学计划成为一种科学组织与治理的模式，流传到世界各地。到 2011 年，澳大利亚、欧洲、日本、韩国和中国都相继开展阿尔茨海默病神经影像学计划项目。

韦纳对此"全球阿尔茨海默病神经影像学计划"网络的评价是"如鱼得水"。研究人员好比是"鱼"，在阿尔茨海默病神经影像学计划这片水域里畅游，蓬勃发展。美国阿尔茨海默病神经影像学计划启动十年后，该项目产出论文多达 600 余篇。研究人员找到了各种方法来标准化阿尔茨海默病的生物标志物测定，然后利用检测结果显示生物标志物如何随时间变化，再将这些变化与受试者的认知和功能水平相对应。对 MRI、脊髓液和 PET 结果的解读均基于数值，比如脑区容积或 τ 蛋白和淀粉样蛋白的浓度。这些数学方法产生了一系列算法，可用于预测哪些轻度认知损害或痴呆症患者可能会进一步衰退。不过，最刺激神经的预测是，随着时间的推移，哪些无认知障碍的受试者可能会出现轻度认知损害或痴呆症。罗纳德·彼得森及其同事曾在《神经病学文献》上发表了具有里程碑意义的轻度认知损害论文。十年后的 2009年，他们重新审视了之前的观点。《轻度认知损害：十年后》一文的开篇写道："近十年来，认知障碍的临床表征出现重大转变……我们或许能够提前确定这些疾病最早期的临床特征，而不是等到患者出现明显的功能障碍。"³他们这是典型的谦虚说法。该研究领域的重心开始集中转向重新界定阿尔茨海默病，公认基于生物标志物来界定和诊断阿尔茨海默病。

这便将阿尔茨海默病带入了 21 世纪。

分道扬镳，畸重畸轻

阿尔茨海默病检测用生物标志物确实是一个引人入胜的科研领域。记忆研究中心逐渐转变为现代数字化、量化运作，但这一跳跃式发展的水平却参差不齐。

这些中心的临床工作仍停留在 20 世纪早期的慢速模式：听患者描述病情，待患者死亡后给出确诊结果。淀粉样蛋白 PET 扫描、脊髓液研究或 MRI脑容积读片等生物标志物检测方法均未运用于日常的临床实践中。这背后的原因是多方面的，且相互关联。

阿尔茨海默病神经影像学计划让研究人员如鱼得水，但这片水域却有着不同寻常之处。该计划研究不同于梅奥团队的阿尔茨海默病患者登记系统研究，他们未采用严格的群体研究方法来招募受试者。确切地说，该计划研究纳入的是非常特殊的样本群，是已由学术型记忆研究中心诊断的轻度认知损害或痴呆症患者。另一部分无认知功能障碍的受试者一般是那些特殊患者的配偶和照护者。

这些受试者除患阿尔茨海默病，大体都处于健康状态，有大学教育背景且已婚。其中91%的受试者是白人且非西班牙裔或拉丁美洲裔。可想而知，临床医生自然不愿意相信，通过研究这些受试者得到的结果能够准确说明对数百万形形色色的老年人采用生物标志物检测阿尔茨海默病会有怎样的效果。

另外，他们还面临着一系列与之相关的实践挑战。

淀粉样蛋白成像示踪剂 PiB 从生产到最终用于患者的过程不仅复杂，而且成本高昂。这种放射性示踪剂的衰变速度很快，因而只能在配备回旋加速器的中心使用。回旋加速器是一种价格昂贵的仪器，可用于生产放射性示踪剂并将其迅速注入患者体内。因此作为 PiB 所有者，通用电气公司认为不必大费周章地收集证明材料，只需请美国食品药品监督管理局批准向医生销售该示踪剂即可。

脊髓液要通过脊椎穿刺获得，而执行脊椎穿刺术需要具备特殊的专业知识才能将针头插入人体下背部，然后逐滴抽取脊髓液。虽说脊髓穿刺术通常比 PiB 扫描安全且成本低得多，但躺在扫描仪上接受检查不仅方便还无风险，这是骨髓穿刺术所不可企及的。各个国家应对这些风险和成本的方式截然不同，比如脊椎穿刺术在斯堪的纳维亚的各个国家就是常规做法。

从美国的研究氛围来看，他们倾向于不在临床上使用阿尔茨海默病的生物标志物。研究中心希望能严格区分研究工作和临床护理，因而一般不会向受试者反馈其阿尔茨海默病的生物标志物检测结果。这其中有两个原因。

其一，研究期间采集数据的目的是了解一些症状表现，而非诊断和治疗患者。研究结果属于科学家，而非向科学家提供这些结果的受试者。各中心会将生物标志物数据与临床记录区分开来。我们可能会偷偷地向选定的研究受试者透露一些结果，有时也确实会这么做，尤其是对患痴呆症的受试者。他们对自己的症状感到心烦意乱，急需一个解释。但总体而言，我们会对受试者保密。

一方面是因为这有利于开展科研工作。如果患者不知道其生物标志物检测结果，那么采集的数据就不会因患者知晓这些结果而受到影响。另一方面是情感和道德因素的作用。如果告知患者其生物标志物检测结果，临床医生会觉得有些忐忑。这也是可以理解的，虽说已知信息很多，但未知信息更多，还没到下结论的时候。特别棘手的情况是向轻度认知损害患者透露其生物标志物检测结果，因为我们无法用精确的数值来向患者说明其患痴呆症的风险。对于无认知功能障碍的受试者，我们就更不确定能向他们传达哪些信息了。要知道，阿尔茨海默病神经影像学计划数据的用途并非解答群体相关问题。

这些数据方面的限制仅仅是问题的一个方面。我们还不知道采用哪种措辞，采用何种方式来告诉轻度认知损害患者，其 PiB 扫描图看起来与阿尔茨海默病所致痴呆症患者的扫描图很像。至于如何向无认知功能障碍的受试者传达这些信息，我们基本上是一窍不通。阿尔茨海默病神经影像学计划受试者的特殊性，包括社会和文化方面的鲜明特征，更是让我们一筹莫展。

其二，抛开上述所有原因不谈，摆在我们面前的还有一道无法逾越的障碍：资金。

销售阿尔茨海默病生物标志物检测产品的市场拥有数百万潜在客户，但鲜有业务案例的做法是投入时间和资金让生物标志物走出研究实验室，走入积极对外销售的渠道。由于此类检测产品的市场受众多半在六十五岁以上，因而检测结果必须足以让保险公司相信他们的投资物有所值，而对于医疗保险公司来说就更是如此。

可惜，时机尚未成熟。

相比之下，"大脑胆固醇检测"的情况就乐观得多。如果医生下达做胆固醇检测的指示，这预示着另一项指示：要对患者采用药物治疗来降低其胆固醇水平，从而降低其患心脏病的风险。但如果换成阿尔茨海默病，就没有下文了，因为当时还没有对症的药物。

由于证据、文化、伦理、经济等各方面的不确定性，阿尔茨海默病的生物标志物检测陷入一场无法挣脱的旋涡，它似乎就局限于供记忆研究中心开展研究。

但后来一位年轻的神经病理学家决定放手一搏，将淀粉样蛋白成像引入临床实践。

六

雷厉风行的年轻人

———

我不想去地下停尸房取脑组织切片。没错，这对研究来说很重要，我很清楚，但我从没觉得自己在做对患者有益的事。这对患者的医生有益，也可能对患者的家属有益，但对患者来说为时已晚。如果我们善于诊断患者，我们又何须通过尸检来诊断？

——丹·什科夫龙斯基（Dan Skovronsky），医学博士、哲学博士

真理是什么呢？

——《圣经·约翰福音》18∶38

丹·什科夫龙斯基是个雷厉风行的年轻人。他不仅才智过人、勤奋刻苦，而且敢作敢为。高中毕业不到十年，这位身材匀称的少年就已成为医学界一颗冉冉升起的新星。他只花了三年时间就完成了耶鲁大学的本科课程，并且获得的不是一个而是两个学位——生物物理学和生物化学。两个月后，他从康涅狄格州纽黑文南行至费城，到宾夕法尼亚大学攻读博士学位，最终获得医学和神经科学双博士学位，继而接受神经病理学培训。凭借无可挑剔

的学术天资，他很快便成为常春藤盟校的医学终身教授。

之后，他却舍弃了这一切。

2005 年 7 月，他离开自己在宾夕法尼亚大学校内云杉街的办公室，向北步行三个街区，来到校外市场街的新办公室。什科夫龙斯基，三十二岁，已婚，女儿刚出生不久。他要退出学术界，还要放弃医学。

什科夫龙斯基横下心，一定要解决淀粉样蛋白无法运用于临床实践的问题。为此，他创办了一家小型公司，员工很少。作为公司的创始人、总裁、首席执行官和主要投资者，他将公司命名为艾威德放射性药物公司（Avid Radiopharmaceuticals）。

以前的朋友和同事都不看好他的决定。在十三年后的一次访谈中，他回想起当初导师们是多么失望。

PiB 的确不实用，问题在于其生产成本和复杂性。切特·克伦克和比尔·马西斯使用碳 –11（C_{11}）合成出 PiB，而碳 –11 是一种会迅速衰变的放射性碳。这种衰变就意味着，回旋加速器（生产放射性标记化合物的仪器）生产与注射至患者体内的间隔时间不能超过一个小时。要解决这一问题，可在扫描仪附近配备一台回旋加速器。但无论是过去还是现在，大部分医院都无力承担购买和维护回旋加速器所需的资金和人员。

通过调查当时的情况，什科夫龙斯基对 PiB 的影响力倍感惊讶。"这或许说明了一点，是淀粉样蛋白成像的重要地位成就了 PiB 如此大的影响力。因为在我看来，碳 –11 不仅不实用而且还很难用，不可能对患者有益，但在研究方面的影响倒一直很积极。"[1]

他的设想是开发一种更实用、更有市场价值的 PET 淀粉样蛋白成像剂。之前，克伦克和马西斯提出自己的设想时遭到冷遇，于是不得不将其研究作为附带项目。但什科夫龙斯基的情况不同，他的设想立即得到了一家大型实验室的认可，并将其加入了他们复杂的研究体系中。不过，学术机构的研发速度令人心焦，但依靠企业而非有资金支持的学术机构来开发淀粉样蛋白放射性示踪剂也并非易事。无奈之下，什科夫龙斯基不得不招募投资者、聘请员工，自己建立一家实验室。

艾威德实验室的工作重心是开发一种带放射性标记的分子，但这种标记不是碳-11，而是氟-18（F_{18}）。与碳标记化合物不同，氟标记化合物经回旋加速器制成后的使用寿命更长。如果说碳-11化合物是一只朝生暮死的蜉蝣，那么什科夫龙斯基开发的氟-18化合物就是一只生命力顽强的萤火虫。

艾威德试验了多种化合物，最终锁定了一种基本达标的化合物。这是他们研究的第四十五种化合物，故他们将其命名为 AV-45（氟倍他吡，florbetapir）。与 PiB 一样，AV-45 通过了人脑组织和野生型小鼠模型的考验。而得益于马西斯和克伦克的工作，艾威德的研究人员没有把时间浪费在转基因小鼠试验上。

到 2006 年，他们与澳大利亚的研究人员合作，以患或未患阿尔茨海默病所致痴呆症的群体为受试者，开展 AV-45 的人体试验。结果与 PiB 一样，"卡片"上粘着"亮片"。但与 PiB 不同的是，什科夫龙斯基还有一步要走，而且是一大步，才能将 AV-45 出售给像我这样的医生。这样，我们就能用 AV-45 为菲利普太太、哈里森太太这样的患者做检查诊断了。

这一大步就是获得美国食品药品监督管理局的许可。

初生牛犊不怕虎

PiB 从未接受过美国食品药品监督管理局的严格审批，因此仅可在研究中用于测定活体内淀粉样蛋白。未经美国食品药品监督管理局批准，任何一家公司均不可以诊断患者为由出售 PiB。在阿尔茨海默病神经影像学计划研究中，数百例接受 PiB 扫描的患者并未定期获悉自己的检测结果。数十万乃至数百万接受 AV-45 扫描的患者之所以愿意这么做，就是想知道结果。

与此同时，艾威德还要应对竞争对手——通用电气公司和拜耳也在开发化合物。所有这些公司都在这片未知的商业领域展开角逐。美国食品药品监督管理局表示，他们从未批准过脑淀粉样蛋白测定用示踪剂或任何阿尔茨海默病检测用生物标志物的"标签"。

"标签"一词指多次折叠后放入药品包装内的文件。美国食品药品监督管理局工作人员开玩笑说，他们知道没人会去读标签，因为上面印的字小得可怜。但从医学和商业角度来看，药品标签的内容至关重要。它实际上是一份药品说明书，介绍了药物的作用、适用患者群体、风险和益处以及适当的使用方法。保险公司（包括医疗保险公司）会根据药品说明书来决定是否将相应的药品纳入承保范围。

为此，淀粉样蛋白成像用放射性示踪剂的说明书就要采用全新的方式编写，要设定标准，告知医生、患者和医疗保险及其他保险公司要如何谈论和使用生物标志物。于是，美国食品药品监督管理局向这三家公司提出了一个基本问题，而如何回答这个问题就决定了他们是否可以获得美国食品药品监督管理局批准的说明书：如何证明药物的作用——药物有效、能够使淀粉样蛋白成像？

这个问题对这三家公司来说是一个巨大的难题。

PiB 刚问世时，报告本特·隆格斯特伦放射性示踪剂工厂扫描结果的第一篇论文就指明其存在"异常值"，即不合理数据的科学说法。三例被诊断为阿尔茨海默病所致痴呆症的患者检出 PiB 阴性[1]，一例被诊断为"正常"的患者检出 PiB 吸收，且与阿尔茨海默病患者的典型特征相符（论文作者将其归为"无症状淀粉样蛋白阳性病例"）。[2]

根据阿尔茨海默病神经影像学计划和其他类似研究的结果，这些异常值其实很常见。到 2008 年，大家已经清楚地认识到，被临床医生诊断为阿尔茨海默病所致痴呆症或轻度认知损害患者中，有约三分之一在淀粉样蛋白扫描中并未检出阳性结果。因此，他们不可能患有阿尔茨海默病。

这些结果让研究中心的临床专家心里很不是滋味。他们向来自视甚高，认为自己不仅能够根据患者的病史和检查结果准确诊断痴呆症或轻度认知损害，还能够断定其病因是阿尔茨海默病。但现实给了他们重重的一击。对此，马西斯回忆道："他们目空一切，认为凭自己的临床能力完全可以给出准确的诊断结果，而且绝不会出错，但眼下有项检测证明他们说的也不一定全对，尤其是对于轻度认知损害病例。"

然而，事情还没有结束。认知功能正常者的淀粉样蛋白扫描结果让临床专家面临更大的质疑。一些受试者经临床专家诊断为无认知功能障碍，也就是我们常说的"正常"。但实际情况是，他们的淀粉样蛋白吸收呈阳性且扫描图看起来与痴呆症患者很像。

"当时，"什科夫龙斯基回忆道，"这些结果引发了很多争议。大家说AV-45灵敏度不高，因为20%的阿尔茨海默病所致痴呆症患者检出阴性；专属性也不强，因为20%的正常受试者检出阳性。为此，我们不管怎么说都要证明它有效。"

在美国食品药品监督管理局看来，"有效"的概念很简单：证明显示有淀粉样蛋白的扫描图检出的就是淀粉样蛋白，而非其他。他们要的证据是"亮片"粘住了淀粉样蛋白。简言之，他们想要一个真理标准。

2008年10月23日，艾威德、通用电气和拜耳这三家公司都来向美国食品药品监督管理局展示他们的真理标准。当时的场景是美国食品药品监督管理局外周和中枢神经系统药物咨询委员会在马里兰州银泉希尔顿酒店召开会议。这三家公司带着三种截然不同的观点来阐述什么是真理。

拜耳说，真理是记忆研究中心临床专家达成的共识。一个人是否患有阿尔茨海默病所致痴呆症不是由某位临床医生判定的，而是由临床专家组判定的。在此基础上，根据专家组就诊断结果达成的共识定下真理标准，再将淀粉样蛋白扫描结果与之相比较。就阿尔茨海默病领域而言，共识诊断的概念向来是公认的真理标准，无论是过去还是现在。但尸检结果表明，即便是在最佳共识诊断中心，由人为因素分析导致被误诊为阿尔茨海默病的概率也有20%。对于验证淀粉样蛋白扫描的问题，拜耳的提议似乎是治标不治本。

通用电气说，真理是PiB。PiB扫描结果可以确定患者大脑中是否存在淀粉样蛋白。要判别 AV-45 等淀粉样扫描结果的真伪，标准是与对同一患者进行 PiB 扫描的结果相比较，匹配者即为真。这种说法影响了美国食品药品监督管理局的权威地位，因为潜台词是将未经该局批准的示踪剂作为该局批准其他示踪剂的标准。更令人难以接受的是，这会使作为私营企业的通用电气在淀粉样蛋白检测领域成为独占鳌头的霸主。换言之，如果该领域有金标准，那也要建立在通用电气生产和推广 PiB 的基础上。

艾威德说，真理是病理学。走入停尸房就能洞悉真理，死者的大脑和病史在生命逝去的一刻融为一体。艾威德建议比较 AV-45 脑部扫描的结果和逝者脑部尸检结果。真理是扫描所见与显微镜下所见之间存在关联。如果脑扫描显示存在淀粉样蛋白，神经病理学家是否能够观察到淀粉样蛋白？如果脑扫描显示不存在淀粉样蛋白，神经病理学家是否观察不到淀粉样蛋白？

这种思路在概念设计上很精巧，但实际操作起来未免有些诡异。要回答上述问题，必须保证淀粉样蛋白扫描与脑部尸检之间的时间间隔较短，最多不超过几个月。在这一短时间间隔的控制下，可确保活体扫描时的大脑状态与尸检时相似。要回答上述问题，艾威德团队还需要研究濒死患者。

艾威德的提议引得整个会场一片骚动。

通用电气医疗（GE Healthcare）临床开发部神经学负责人戴维·布鲁克斯（David Brooks）博士表示，这项研究是不道德的。"我不知道能否在美国开展这样的研究，因为我在欧洲工作。但可以预见的是，如果招募对周遭事物毫无判别能力的阿尔茨海默病晚期患者，再以这种方式对他们进行扫描检查，我们会惹祸上身。"[3]

即使是艾威德提议的支持者也认为这项研究实际操作起来颇具挑战性，甚至根本行不通。艾威德提议招募并非因阿尔茨海默病而是因癌症等疾病而进入病危阶段的受试者，比如临终关怀计划的参与者。

实际上这背后的组织编排工作量令人生畏。病危患者必须接受检查和认知测试，走出舒适的居家环境，前往医院接受 AV-45 扫描。而在这些患者死亡后，他们的家属还要强忍着悲痛与病理学家联系。病理学家要二十四小时待命，准备好前往全国各地采集大脑，进行样本预处理，再将样本送到中心机构尸检。

这次尸检的目的并非诊断阿尔茨海默病，而是由神经病理学家统计脑组织中淀粉样蛋白的位置和数量，再将翔实的统计结果与使用 PET 扫描测得的淀粉样蛋白数量相比较。两份结果的一致性程度越高，就越能够说明一条真理，即淀粉样蛋白 PET 扫描测定的确实是淀粉样蛋白。这种扫描结果与病理学家对尸检组织的观察结果之间的关联即"组织病理学关联"。

上述三份提案都指明了根据何种真理标准来证明扫描图的确是衡量"真理"的尺度，但美国食品药品监督管理局委员会成员对这三份提案都心存疑虑。经过一天的讨论，他们做出了决定。会议纪要平铺直叙道："关于检测脑淀粉样蛋白的指征问题，委员会多数成员一致认为，应将组织病理学关联作为三期临床研究的'真理标准'。对于能否获得'足够'的病理学研究结果，能否随访研究患者以供尸检，会议已就可行性问题进行讨论。"

艾威德是当天会议的最终赢家，尽管美国食品药品监督管理局对他们的表态像是："嗯，试试吧，预祝成功。"艾威德却对自己的研究思路很有信心，还没等美国食品药品监督管理局下达决定，他便早已动手实施尸检关联研究。

对于这样的做法，什科夫龙斯基解释道："我们是初生牛犊不怕虎。"

用石膏加固破损的大脑？

显然，阿尔茨海默病要比股骨骨折复杂得多。

——冯琦（音译），医学博士、哲学博士，

美国食品药品监督管理局，2008 年 10 月 23 日

2012 年 4 月 6 日，距离 2008 年在马里兰州银泉希尔顿酒店召开美国食品药品监督管理局"真理标准"会议已有四年、距离什科夫龙斯基放弃走医学学术路线已有七年之时，他和同事终于摘得成功的硕果。美国食品药品监督管理局批准将 AV-45 用于检测脑淀粉样蛋白。艾威德团队通过在病危患者中开展真理标准研究发现，病理学家在脑组织切片中观察到的淀粉样蛋白越多，同一组织的 AV-45 扫描成像的亮度就越高。[1]

什科夫龙斯基已达成自己的目标，而且速度比在宾夕法尼亚大学获得终身教职还快。丰厚的回报随之而至。2010 年，市值数十亿美元的制药公司礼来（Lilly）出资 3 亿美元，将艾威德收入旗下。在 AV-45 取得成功之际，5 亿美元是即将送到公司嘴边的另一块肥肉，而美国食品药品监督管理局的批准正是预示这一饕餮盛宴的前奏。在此基础上，礼来公司可以向医生宣传和销售 AV-45。十年前，切特·马西斯和比尔·克伦克从瑞典寄出的"情人节

卡片"将第一张脑淀粉样蛋白成像展现在众人面前。十年后，淀粉样蛋白成像技术终于步入临床应用阶段。

大家将该技术使用的示踪剂定名为 Amyvid。礼来公司官方新闻指出，Amyvid "是第一种也是唯一一种获批用于对活体大脑 β 淀粉样神经炎斑块进行 PET 成像的放射性诊断剂"。[2] 由于礼来公司的资源为 Amyvid 的营销和分销提供了强有力的支持，数百万像哈里森太太和菲利普太太那样有记忆力问题的老年患者最后都会接受阿尔茨海默病检测。在记忆研究中心花数小时描述病情，向知情人坦露隐私，面对诊断结果的摇摆不定，为寻求最终答案而前往令人毛骨悚然的地下室停尸房，这一切带有哥特式恐怖意味的经历似乎即将画上句号。

然而，事情并没有这么简单。

冬日如夏

巴尔的摩的冬天通常很冷，严重的暴风雪袭击足以使整座城市停转数日。但是，2013 年 1 月 30 日，星期三，巴尔的摩却迎来了冬季最不寻常的一天。这天气温上升到 20 多摄氏度，跑步的人穿得像在夏天一样，行人穿着短袖，徜徉在这份暖意中。

与此同时，医疗保险公司总部的室内温度也在攀升，起因是一场热议——"痴呆症背景下的 PET β 淀粉样蛋白成像"（PET Beta Amyloid Imaging in the Context of Dementia）。

什科夫龙斯基和他的同事还没有达成最终目标，即向照护认知功能障碍患者的医生出售实用的放射性示踪剂。在此之前，他们获得美国食品药品监督管理局的批准并非成功的最后一步，而是倒数第二步。最后一步是说服美国为这项扫描服务买单。他们必须向美国联邦医疗保险证据开发和覆盖范围咨询委员会（Medicare Evidence Development and Coverage Advisory Committee，简称 MEDCAC，通常发音为 med-kack）提供充分的证据，让

该委员会确信脑 β 淀粉样蛋白 PET 成像技术能够改变患者的健康结局。

美国联邦医疗保险证据开发和覆盖范围咨询委员会是医疗保险公司的独立咨询委员会，其专家小组负责审查和评估与医疗服务相关的证据，进而确定服务的利弊和适当性。该委员会负责确保医疗保险公司的承保决策均以证据为基础。对于一项在价值上充满争议的医疗服务，医疗保险公司会在决定是否提供这项服务时征求该委员会的意见。而 Amyvid 扫描正是这样一种服务，医疗保险公司对是否要承担其费用举棋不定。

至此，由美国联邦医疗保险证据开发和覆盖范围咨询委员会接手美国食品药品监督管理局 2008 年的遗留工作。在真理标准听证会上，美国食品药品监督管理局要求三家公司解决的并非一个问题，而是两个问题。第二个问题还没有解决：脑淀粉样蛋白检测能否提供有用的临床信息？如果能，这些信息的用处有多大？美国食品药品监督管理局想弄清楚淀粉样蛋白扫描的价值。这是一个简单却不好回答的问题。美国食品药品监督管理局医学影像与血液学产品部的冯琦博士于 2008 年主持召开了一次会议，旨在比较淀粉样蛋白扫描图与一种较之更为常见的扫描图：骨折 X 光片。

"对于股骨骨折，我们会用 X 光检查，结果一目了然。"冯博士说。[3] 在他看来，一张骨折 X 光片足以说明问题。如果一个人跌倒，无法站立，还说自己的大腿疼痛难忍，X 光片显示该患者股骨骨折，那么我们需要用石膏固定骨折部位。所以说，X 光片的价值不言而喻。

反观淀粉样蛋白扫描，我们扫描痴呆症或轻度认知损害患者的大脑，得到淀粉样蛋白扫描图的价值是什么？冯博士说："显然，阿尔茨海默病要比股骨骨折复杂得多。"

真理标准研究表明，Amyvid 扫描能够测定淀粉样蛋白，真理已经摆在我们眼前。但这条真理的价值如何，仍是雾里看花。医生如何利用这些扫描图来救治患者？像我这样在记忆研究中心工作的医生如何用石膏加固破损的大脑？

淀粉样蛋白扫描图是史无前例的临床数据。对于我和我的同事来说，脑部病变的放射性示踪剂扫描结果从未成为我们照护患者的依据。这种扫描图的价值越大，美国就越愿意为此买单。

然而，风险不容小觑。

到 2013 年，阿尔茨海默病协会在其年度《事实和数据报告》(*Facts and Figures*) 中指出，估计美国有 520 万人患有由阿尔茨海默病所致痴呆症，多达 800 万人患有轻度认知损害。[4] 据 2011 年美国疾病控制与预防中心的一项研究估计，1600 万美国人患有认知功能障碍。[5] 共 3000 万人可能有资格接受 Amyvid 扫描，每次扫描的价格约为 3000 美元。

在这些人中，哪怕只有少数遵医嘱接受扫描，合计费用都会高达数亿乃至数十亿美元。而且他们当中的大多数已年满六十五岁，医疗保险公司需要为他们承担扫描费用。正因如此，医疗保险和医疗补助服务中心（通常称为 CMS，即医疗保险计划的管理者）才会向美国联邦医疗保险证据开发和覆盖范围咨询委员会寻求建议。

有关阿尔茨海默病的几段历史一般不包括 2013 年 1 月 30 日。这是大家最想遗忘的一天，是一个异常温暖的冬日。正是在这一天，阿尔茨海默病诊断的价值第一次面对公众盘审，但过程并不顺利。在当天的美国联邦医疗保险证据开发和覆盖范围咨询委员会听证会之前，学术医疗中心的阿尔茨海默病专科医生的工作就像读研究生一般漫长而苦闷。随着轻度认知损害、PiB 和 Amyvid 等研究成果的出现，加之由阿尔茨海默病神经影像学计划研究诞生的沟通常用语，医生终于能够一扫内心的阴霾，以一种全新的方式来思考阿尔茨海默病。通过使用生物标志物，他们可以在患者生前完成阿尔茨海默病的诊断，而不必等到患者过世之后。根据轻度认知损害标准，他们可以在患者出现认知功能障碍之前，诊断患者是否患有阿尔茨海默病。随着更多研究的逐步推进，我们可能在患者尚未出现轻度认知损害之前完成诊断，这就像是我们心脏病科和胃肠病科同事所做的工作，即通过验血来检测胆固醇、利用结肠镜来检查癌症。

这种临床实践的灵感源自一种标志性图像，其中包含了一系列沿水平线排列的曲线。我们不妨试想：一系列从左到右的俯冲式曲线，先水平延伸，再上升，继续水平延伸，一条接一条的曲线相继有序排开，好比一波又一波的海浪涌向岸边。这种图像出自梅奥诊所神经放射科医生克里夫·杰克之手。对于利用生物标志物获得的海量阿尔茨海默病检测数据，克里夫一直觉得摸不着头脑。在一次访谈中，他谈到自己之所以会绘图，是受"时间交错感"的启迪，联想到"一系列在时间上交错发生的事件"。[6]

他很容易获得这些感悟，可以说是天赋异禀。他自幼学习爵士吉他，而后在罗切斯特的红木屋餐厅（Redwood Room）演奏。"当有很多想法在脑海中盘旋萦绕时，我们才会去找主线，然后沿着这条线走。我们能够利用这种意想不到的收获，将不协调的音符创作成美妙的乐章。"

阿尔茨海默病的各项生物标志物检测就存在这种"不协调"，一些患者的淀粉样蛋白水平虽有升高但无认知功能障碍，而与其淀粉样蛋白处在同一水平的另一些患者却患有痴呆症。

克里夫把所有这些数据汇总在一起，得到一系列按时间有序排列的曲线，将像菲利普太太或哈里森太太这样的患者在患病前一二十年的情况被铺展开来。第一个"音符"是τ蛋白，接着是淀粉样蛋白，起初节奏很慢，而后随着淀粉样蛋白的迅速积累，τ蛋白也开始迅速积累。接着是第三个"音符"，濒死神经元传来的哀号，同时MRI结果显示脑萎缩。最后是第四个"音符"，也是最有共鸣的声音，像哈里森夫妇、菲利普太太及其女儿这样的患者表露的心声。

这一系列曲线看似能够解决生物标志物检测的"不协调"问题：淀粉样蛋白处于同一水平但认知能力相去甚远的患者在其τ蛋白曲线上的落点截然不同。

我们将这一系列优美的曲线称为"杰克曲线"，它们就像是益智游戏一般令人着迷。这些曲线是多场学术研讨会和科研会议的开场展示图，但此前却从未运用于实践。此次美国联邦医疗保险证据开发和覆盖范围咨询委员会听证会正是倡导将杰克曲线运用于实践的良机。

菲利普太太是我早期传达 Amyvid 扫描结果的患者之一。她当时正在参加一项采用 Amyvid 扫描的研发性试验，而我愿意将扫描结果告知那些想知道结果的受试者。试验期间，我采用了由美国国家老龄化研究所和阿尔茨海默病协会合作编写的一套新诊断指南。自 2011 年版诊断标准出版之日起，大家就知道这版标准旨在取代 1984 年版标准，即我诊断哈里森太太时所遵循的标准。记得当时为哈里森太太进行"临床诊断"，是完全依据她的病史和检查结果的。

然而，2011 年版诊断标准首次引入生物标志物检测。通过将生物标志物检测结果与轻度认知损害或痴呆症的临床诊断结果相结合，我能够告知患者及其家属，他们出现认知问题的起因是否是阿尔茨海默病。

菲利普太太的淀粉样蛋白扫描结果呈阳性，脑皮质有明显的 Amyvid 吸收。通过计算机分析她的 MRI 检查结果，我可以得到海马区大小的精确测定结果。结果显示，这些区域均已缩小，因为常年来细胞在不断死亡。

我没有检测她大脑的 τ 蛋白情况（虽说当时此类扫描已进入研发阶段，但在 2013 年还没投入使用）。但现有数据表明，这是临床运用生物标志物确诊的阿尔茨海默病病例，而且诊断过程令人信服。因此，面对菲利普太太女儿的疑问，我给出了肯定的答复：她母亲确实患有神经系统疾病。她的病症是由阿尔茨海默病导致的轻度认知损害，简单点说就是她患有阿尔茨海默病。

在这一诊断的基础上，我为菲利普太太开了多奈哌齐。研究表明，这种药物可缓解少数阿尔茨海默病所致痴呆症患者的症状（关于该药物的由来，详见本书第二部分）。我进一步解释说，研究并未表明这种药物有益于轻度认知损害患者，但她们还是愿意一试。

她们开始配合治疗，与我们的社工服务团队会面，为菲利普太太的生活起居制订各项计划。她们决定利用一个系统来监控菲利普太太的财务开支和服药情况，也同意密切留意菲利普太太的驾驶情况。虽然菲利普太太不知道怎么用手机，但她还是会随身携带一部，以便女儿追踪她的定位。

在诊断性随访访视的最后，我说了自己常说的话："无论有没有我们的初次面诊，您今天还是和从前一样。我所做的一切只是为您出现记忆问题的原因加上名字。不管是明年还是之后的几年，我都希望我们再见面时，您还能像现在这样与我交谈，说说您孙子孙女的事。"

她们向我表示感谢后便打道回府了。对于阿尔茨海默病导致的轻度认知损害，我选择采用生物标志物来诊断。在巴尔的摩那个异常温暖的 1 月的星期三，我和我的同事都主张将生物标志物检测诊断法作为新的护理标准。

但在当天的申辩过程中，无论是我还是我的同事都屡屡碰壁。

"今天有点理不清头绪"

美国联邦医疗保险证据开发和覆盖范围咨询委员会召集各专业领域的十五名成员组成专家组，其中五人为阿尔茨海默病领域的专家，从事精神病学、心理学和神经学方面的工作，另外十人从事医疗服务价值评估。该专家组成员包括密歇根大学的内科医生兼研究员马克·芬德里克，他提出"基于价值的保险设计"概念，分析了医生获得报酬以及与患者互动的方式将对患者获得护理服务及其质量和成本产生何种影响；其他成员包括一位心脏外科医生兼以患者为中心比较治疗有效性项目的负责人、一位行为健康的教授和一位拜耳医疗（Bayer HealthCare）的健康结局研究员。另一位成员是丽塔·雷德伯格（Rita Redberg），担任该委员会主席兼加利福尼亚大学旧金山分校心脏病学教授，是生物标志物和心脏病生物标志物疗法领域的专家。

专家组的职责是回答一个问题。"对于表现出认知功能障碍早期症状或体征的患者，现有证据足以判别脑 β 淀粉样蛋白 PET 成像是否会改变患者的健康结局（改善、处于同等水平或恶化）。此表述的可信度有多高？"如果专家组确信这一点，他们就要继续回答其他问题，比如他们是否相信可根据一些特征来预测哪些患者会在接受检测后出现健康结局的改善。

专家组的大部分成员并非阿尔茨海默病领域的专家，但他们却专长于评估价值和医疗保健服务的落实情况。他们需要从外界接受知识和劝导。在时间有限又需要严守底线的情况下，他们听了一些阿尔茨海默病领域的医患故事。这些故事的立意在于，证明生物标志物检测有益于出现阿尔茨海默病早期症状和体征的患者，比如出现轻度认知损害的菲利普太太。

故事的讲述者中有医生，而且是临床医生。凭借在记忆研究中心的多年实践经验，他们深知如何通过患者和知情人来了解一段漫长的病史，从而得出痴呆症的诊断结果。此外，他们也善于微察秋毫，深知如何判别轻度认知损害与衰老或痴呆症。他们非常清楚可用于治疗阿尔茨海默病所致痴呆症的药物种类有限，而有益于轻度认知损害患者的药物更是寥寥无几。

保罗·艾森博士率先发言。艾森是一位老年病学家，负责在加利福尼亚大学圣迭戈分校（UCSD）开展一项由美国国家老龄化研究所资助的大型合作研究，致力于探索阿尔茨海默病的治疗方法。他潜心开展各项临床试验，深信阿尔茨海默病的生物标志物检测必将成为药物治疗的靶点，而且坚持为淀粉样蛋白成像的前景发声。他对淀粉样蛋白成像的评价是："阿尔茨海默病治疗研究取得的关键性进展，也可以说是最重要的进展。在临床上，这意味着我们判断阿尔茨海默病所致痴呆症时不再需要犹豫不决，而是可以通过确定是否检出淀粉样蛋白来确诊阿尔茨海默病所致痴呆症，大幅降低此类病症的误诊率。"[7]

他展示了杰克曲线，指出这些曲线代表一种疾病进展模式的改变，即早在症状出现前数年便开始有序发生一系列生物标志物事件。

值得一提的是，艾森非常关注轻度认知损害患者的护理情况，强调淀粉样蛋白扫描具有"极高的预后价值"。因为像菲利普太太这样的轻度认知损害患者，他们的扫描结果呈阳性，随疾病进展为痴呆症的风险更高。他还指出，与其将这些扫描结果呈阳性的患者归为轻度认知损害患者，不如将他们归为"前驱期阿尔茨海默病"患者。

不仅如此，他还建议未来可采用淀粉样蛋白扫描来筛查和治疗年过五十但尚未出现认知功能障碍的群体。研发出抗淀粉样蛋白药物之后，即可根据阳性扫描结果开具药物处方，以防患者转变为轻度认知损害或痴呆症。

这番话带动了整个会场的气氛。

专家们纷纷开始讲述患者的生活如何因淀粉样蛋白扫描结果而转变，尤其是扫描结果为阴性的轻度认知损害患者。这些患者可以不再服用一些收效甚微且并不对症的阿尔茨海默病药物。这是亮点，但亮点中的亮点是阴性扫描结果对患者自身有何影响。举例来说，一位高管的扫描结果呈阴性，意味着"他不必辞职"；另一位七十二岁的初级护理医生得知自己的扫描结果呈阴性后，大为宽慰："欢天喜地地回归工作岗位。"

相比之下，扫描结果呈阳性则为患者的生活蒙上了一层阴影。专家谈到要动员家属着手监控和安排患者的生活起居，转介患者参与临床试验，接受阿尔茨海默病用药检测。

得克萨斯大学达拉斯西南医疗中心的放射科医生迈克尔·德沃斯总结了他通过与患者和护理团队交谈获悉的种种事例。"我听到了很多悲剧，了解到误诊和无法确诊带来的严重后果。我也听到了很多喜讯，称赞淀粉样蛋白扫描提升了诊断的确定性，极大地缓解了临床压力，带来的价值令人难以置信。"

布朗大学神经学家史蒂夫·萨洛韦（Steve Salloway）根据同事的观点总结道："难道我要对患者说，现在有项检测能够使诊断结果更明确，但我们不能用，因为这不在医疗保险的承保范围内吗？确切地说，我们必须先等上几年，才能知道症状会如何变化。这正是 20 世纪还没有扫描工具时的做法。"

陈述结束后，主席雷德伯格博士示意委员会成员开始向发言者提问。

双方你来我往，反复争论如何理解阿尔茨海默病的概念，如何诊断阿尔茨海默病，尤其是如何在"前驱"或轻度认知损害阶段诊断阿尔茨海默病，还有干预手段的价值问题。扫描结果是否会为患者"贴标"的问题成了双方交流的重点。一位发言人引述了《纽约时报》对艾薇达·希门尼斯的报道。她是一名轻度认知损害患者，但她的淀粉样蛋白扫描结果呈阳性。面对这样的结果，她表示"这是一个巨大的打击"。她和丈夫开始对未来忧心忡忡，对接受扫描检查一事后悔不已。[8] 作为委员会成员、家庭医学医生兼工商管理硕士，柯蒂斯·莫克担心这些扫描结果不仅会影响患者本人，还会使其家庭面临经济问题。"想必在座的各位都不是律师，但我考虑的是，如果我的患者及其家属准备接受扫描检查，这可能会对他们在保险、人生和工作方面的承保决策产生长远影响。而从保护受益人的角度来看，这难道不是本末倒置吗？"

双方你一言我一语，互不相让，火药味越来越浓。面对委员会成员的咄咄逼人，专门研究阿尔茨海默病的老年病学家霍华德·菲利特恳切地问："你们觉得这三十五年来我在做什么？"接着，他自答道："我一直在照护患者。"

雷德伯格打断他，说道："菲利特医生，阿尔茨海默病是一种可怕的疾病，这一点我们都没有异议，并且愿意尽己所能为阿尔茨海默病患者提供更好的护理服务。我相信你一直在做这方面的工作，很多医生也是如此。但现在摆在委员会面前的问题是，我们有什么证据证明 β 淀粉样蛋白成像检测能够帮助我们为患者提供更好的护理服务？"

这一问题引出了另一场精彩的交锋，那就是雷德伯格与萨洛韦之间的辩论。雷德伯格是一位心脏病学家，专门研究如何合理使用多种心血管诊断与治疗方法。她显然对扫描是否会改善健康结局而感到焦虑不安。

"有件事我不明白，告诉别人自己有 70% 的可能，或不管多大可能，其实具体概率我们也不清楚，得了一种大家都怕得的病会对患者有什么影响……这很显然，至少有大概 30% 的人永远不会得这种可怕的病，但患者本人就不得不经受伤痛、贴标以及与患病相关的一切。"

萨洛韦走到话筒前，开口说道："我很高兴你指出这一点，因为我觉得我今天有点理不清头绪。"

接着，他开始梳理思路。他谈到为淀粉样蛋白成像制定的合理使用标准，如何以此标准限制医生仅为有认知功能障碍但诊断结果不确定的患者预约扫描检查。

雷德伯格又问他，作为阿尔茨海默病医生，他如何回答"之前的议题"。换言之，像菲利普太太这样的轻度认知损害患者，是她的医生建议她接受脑淀粉样蛋白检测的。

"那我不这么做，又该怎么做呢？"

萨洛韦解释说，如果扫描结果呈阳性，他就可以说明患者出现轻度认知损害的原因很可能是阿尔茨海默病，然后就可以动员患者家属，立即着手让患者做好准备；如果扫描结果呈阴性，他就不会调动这些资源或以同样的方式为他们提供咨询。

雷德伯格反驳道："根据患者的扫描结果采取行动，而不是他们的临床表现？"

"不，"萨洛维回答道，"依据是包括扫描结果在内的总体临床评估。"他顺着这条思路继续阐述其中关键的细微差别。"你提的问题引出了另一个关键点，也是我每天都要应对的事。我们确实会为一例患者一次预约多项检测。我们总是想评估扫描检测可能对患者产生什么影响，而得知自己的淀粉样蛋白扫描结果呈阳性且患阿尔茨海默病的风险更高又会对患者产生什么影响。进一步来说，我们不会经常为患者预约扫描检测。"

这段话说得很清楚，如何合理使用扫描检测需要医生做到精细入微，并付出时间和精力。事实上，淀粉样蛋白扫描并非一种一锤定音的阿尔茨海默病检测，这项检测只是提供少部分关键信息。而要得到阿尔茨海默病所致轻度认知损害的诊断结果，还必须结合其他多方面的信息进行复杂的人为因素分析。在此基础上，临床医生还需要花大量的时间和精力向患者及其家属解释检测结果，而且需要谨慎行事，确保他们理解轻度认知损害进展为痴呆的可能性。

面对如此精细入微的流程，委员会明显有些坐不住了。哪些临床医生具备执行这一流程所需的技能和资源？根据萨洛韦提到的"合理使用标准"，建议淀粉样蛋白扫描仅可由阿尔茨海默病专家预约，但如何界定"专家"？标准中并未提及委员会认证或其他阿尔茨海默病专科认证，因为当时根本没有这些认证。根据合理使用标准，"专家"指将至少有四分之一的工作时间用于护理阿尔茨海默病患者的老年病学家、精神病学家或神经学家。

像萨洛韦这样专为阿尔茨海默病患者服务的医生，就懂得如何妥善使用淀粉样蛋白扫描，但问题是这样的医生在美国少之又少。

一种忧虑的情绪在这场讨论中弥散开来，仿佛有人在弹奏一曲哀怨深沉的小调和弦。委员会成员在整个会议期间一再表示，担心淀粉样蛋白扫描会成为一种恣意普及的检查手段，出现大量滥用的情况。临床与经济评论研究所（ICER）和麻省总医院技术评估研究所（MGH-ITA）的成本效益研究员史蒂文·皮尔森强调，以他作为初级护理医生的眼光来看，"预计几乎每一位患者都在五十岁以上，他们都会想做这项检测，就像做结肠镜一样"。他担心，这些患者中"会包含很多哪怕有轻度认知损害体征也只是最早期体征的患者"。

冬日惊雷

终于到了针对本次会议的议题投票环节。"对于表现出认知功能障碍早期症状或体征的患者，现有证据足以判别脑β淀粉样蛋白PET成像是否会改变患者的健康结局（改善、处于同等水平或恶化）。此表述的可信度有多高？"这次投票非常关键，采用评分制，满分为5分。如果平均分达到2.5分，则表示可信度至少为中等，那么委员会将继续针对其他议题投票，比如是否相信有证据表明，可根据患者特征预测接受淀粉样蛋白检测后会出现健康结局的改善。

结果，第一轮投票得出的平均分为2.167，Amyvid未能进入下一轮投票。

投票结束后，每位委员会成员分别就自己的投票给出理由。会议最后，埃默里大学神经学家埃德·福特做了总结发言。会议问答期间，他对诊断轻度认知损害所需的微察秋毫和精准判别表示担忧，并提出了自己的种种顾虑，比如临床实践中如何界定认知功能障碍。无论是未能花时间和精力执行诊断测试还是与患者和知情人交谈，都可能导致临床医生错误地为患者贴上"功能障碍"的标签。面对挫败，临床医生可能不再会在测试和交谈上下功夫，而是会坦然接受患者对记忆问题的抱怨并以此作为判定认知功能障碍的充分依据，进而为患者预约扫描检测。

在支持淀粉样蛋白检测的议题上，如果埃德·福特给出 3 分的评分投票，则足以使委员会发起下一轮投票，但他的评分只有 2 分。对此，他给出了自己的理由。

"作为一名神经学家，一方面，我认为这项检测会改变我们管理患者的方式。就这一点而言，我支持将其应用于临床。但另一方面，如果每个人都以看待结肠镜检查的眼光来看待淀粉样蛋白检测，那么滥用和误用的可能性就很大，所以我觉得前景还有些模糊。"

正是这"另一方面"让他踌躇不前。他担心如何执行淀粉样蛋白检测的合理使用标准，尤其是在该标准要求只能由阿尔茨海默病专家预约检测的情况下。我对他的看法表示理解。对于他、萨洛韦医生或我这样的临床医生来说，合理使用淀粉样蛋白检测不是问题，但我们毕竟不是大多数。像年轻人没事就爱喝点儿啤酒一样，美国医学界向来对检测上瘾，现在也是如此。

一些委员会成员解释说，他们对淀粉样蛋白检测提不起兴趣是因为他们总觉得缺点儿什么，无法连点成线，理清头绪。总体而言，阿尔茨海默病所致痴呆症的治疗益处有限且无轻度认知损害治疗方案，为患者贴标的隐患大，能够妥善利用示踪剂的专家少之又少，需要微察秋毫才能区分轻度认知损害和正常衰老等。这一切都指向一个结论：现有证据并不能让人确信，新增一项成本高昂的淀粉样蛋白扫描将能够为数百万可能接受此项检测的患者带来更优质的护理。

最终，Amyvid 还是离成功差了一步。丹·什科夫龙斯基及其团队的神经病理学家还是必须应要求探访地下室停尸房。当与会者整理好行装准备离开时，一份"警示"不期而至。一月这异常温暖的一天以更异常的气象变化收尾，使巴尔的摩陷入一片雷电风暴之中。

五个月后，医疗保险和医疗补助服务中心公布了最终决定。"现有证据不足以证明使用β淀粉样蛋白（A-β）PET 成像可改善患痴呆症或神经退行性疾病的医疗保险受益人的健康结局。"[9]虽然美国食品药品监督管理局批准了 PET 成像，但医疗保险公司不愿意为之买单。美国还没有准备好接受阿尔茨海默病生物标志物检测。

菲利普太太和她的女儿也是一样。

在患者初次就诊三个月后，菲利普太太和她的女儿返回记忆研究中心，完成了常规随访访视。不过，这次的情况显然有些不对劲。

菲利普太太十分紧张焦虑，她说："我觉得自己不来看病还好些，现在真是生怕自己出一点儿错。"

她说她惧怕痴呆症（就连说出"痴呆症"这几个字，她都挣扎了一番）。她谈到自己找了一家礼品店的工作，核对零钱时会数一遍，再数一遍，反反复复，就怕自己数错。随后她挪坐到椅子边缘，准备起身离开，并对我说这是她最后一次来就诊。

她女儿在与我单独交谈时，告诉我自己有多么担心母亲，又是如何看到自己的一些朋友和父母像僵尸一样四处走动。

听到如此可怕的用词，我感到极为震惊。

回想起与她们母女第一次见面时我说的那句"哪里不舒服"，其实是说我和记忆研究中心的团队可以为她们排忧解难。然而，无论是我根据生物标志物检测得出的诊断结果，还是我们团队动员家属配合治疗，都没有对菲利普太太和她的女儿起到实质性的帮助。也就是说，记忆研究中心没有成为她们的避风港。

阿尔茨海默病所致痴呆症的标签还是贴在了她们身上，并逐渐侵蚀着她们的生活。菲利普太太情绪低落、自卑，以前乐在其中的事对现在的她来说也是力不从心。她女儿对她的看法也开始转变，觉得母亲比诊断前更不像一个正常人。对未来的种种恐惧，让她们的母女关系出现了裂痕。

"我不得不强迫她过来找你。"她女儿感慨道。

我认真地倾听着，尽量弥补自己闯的祸。我不再将菲利普太太的病情上升到"阿尔茨海默病"的高度，而且绝口不提"痴呆症"。我请菲利普太太放心，她只是"轻度"认知功能障碍。而且我看完她的 MRI 结果后发现，她有一些血管方面的疾病。我宽慰她说："也许这才是病因，而不是阿尔茨海默病。我们可以从这个方面想想办法。"我又说了一遍之前诊断性随访访视结束时说的话（"您今天还是和从前一样，无论有没有我们的初次面诊……"），接着为她开了抗抑郁的药。

此后的数周乃至数月，我一遍又一遍地回想访视当天的情形，那个星期五的下午是多么地令人沮丧。我自以为擅长解释轻度认知损害和生物标志物检测结果，但菲利普太太和她女儿的表现就像夜里拉响的火警警报，告诫我要懂得学无止境的道理。如果记忆研究中心的临床医生利用生物标志物检测来诊断阿尔茨海默病患者，而他们在忙于工作的同时，缺乏可投入诊断的时间和资源，那么这将给患者带来何种程度的伤害？这是我所担心的问题。

我逐渐认识到，美国现阶段的情况很特殊。1981 年，颇具影响力的癌症研究学家、散文家刘易斯·托马斯公开声明阿尔茨海默病是"百年顽疾"。此后，该领域的研究取得了卓著的成果。随着轻度认知损害、淀粉样蛋白成像和其他生物标志物检测的出现，阿尔茨海默病迈入生物学诊断的时代。可以说我们取得了进展，也可以说我们并未取得进展。

2015 年，一项对数千名医疗保险受益人的调查显示，像哈里森太太和菲利普太太这样的患者接受的医疗护理服务是多么地不堪。医生的常规做法是，不告诉患者或其家属诊断结果是阿尔茨海默病。[10] 对此，我并不讶异。从宾夕法尼亚记忆研究中心来看，典型的新患者就诊程序的开端就是患者及其家属讲述一段让他们几近崩溃的经历。历经数月乃至数年，他们求医问药而不得。

这其中有几个方面的原因。首先，这种可怕的疾病会让患者被贴上标签，从此面对他人异样的眼光。其次，很少有医生善于诊断阿尔茨海默病，并懂得如何将诊断结果告知患者及其照护者并与之讨论治疗计划。不幸的是，即便医生有能力做到这些，他们也没有能够，最终将其落到实处的资源。再者，记忆研究中心并不常见。大部分资源都集中在学术医疗中心，这些机构以临床医生居多。虽然他们都在研究和患者护理方面干劲十足，但彼此之间存在激烈的竞争关系。要维持正常运转，他们需要大量的赞助和研究经费。对于阿尔茨海默病，医生们并无有效的药物治疗方法。他们只有更好的诊断和探讨该疾病的方法。从这一点来说，阿尔茨海默病确实带来了一场危机。

为什么？为什么连像美国这样富强的国家也会面临阿尔茨海默病带来的危机？

本书第二部分将给出答案。展现在我们眼前的将是一段风起云涌的传奇，涉及世界大战、经济衰退、黑暗暴力的民族主义，以及关于家庭、自我、自主以及脑病病因的思想碰撞。这其中也关乎我们已经做出的和未能做出的选择，因为随着年龄的增长，我们会由独立自主变为需要依赖、由年富力强变为年老体衰，而我们需要站在一个国家的角度，共同奔赴美好生活。

第二部分

阿尔茨海默病的出现

· ·

从某种程度上说，疾病并不存在，但当我们觉得它存在并予以应对时，即表示我们认同它存在。

——查尔斯·罗森伯格（Charles Rosenberg），
《形塑疾病：文化史的研究》
（*Framing Disease: Studies in Cultural History*），
1992 年

顶楼的老太太

——

那扭曲而痛苦的岁月

帘幕之外的某处

生活着那孤寂之人

——威廉·巴特勒·叶芝,《晚年的争吵》("Quarrel in Old Age")

我永远也不会忘记她。我反复回忆着三十多年前那个芝加哥秋日的午后,天气晴朗得有些不正常。我和她又见面了,一起重温我们说过的话和做过的事,但主要是讨论我们没说过的话和没做过的事。

我是一名医学生,她是西北大学纪念医院贵宾楼层的患者。当时,大家都喜欢把贵宾楼层的病房戏称为"半私密病房"。病房里摆放着各种物件,由一道隔帘一分为二,每一侧的病床边都对称地摆放着两把座椅、一个床头柜和一张带滚轮的托盘桌。

不过,她住的病房不一样,是完全私密的。这间病房空间很大,陈设齐全且考究,有软垫翼椅、采用安妮女王风格桌腿设计的抛光边桌,以及她个人的专用浴室。这间病房设在医院的顶楼,站在窗前可饱览芝加哥的城市风光和碧波浩渺的密歇根湖，风景美不胜收。

作为医学生，我和我的三个同学会一起在她床边接受主治医生的指导，完成教学查房。年迈的她是我们的教学病例。我的一个同学叫罗恩，他选择以她为病例进行床旁病例汇报。

这些汇报都是按常规程序进行的。首先由做汇报的医学生讲述患者的病史，并说明患者因何种疾病入院（一般出色的学生能够凭记忆完成复述），接着由主治医生提问。这两个步骤一方面是为了阐明病史，另一方面是为了让学生仔细思考患者的病因和预期查体结果。

然后，学生会展示查体结果，而主治医生则会继续提问："鉴别诊断结果是什么？"

我们会罗列出一系列可能的疾病，然后对患者现有疾病的病史做出解释。我们虽说精通书本知识，但少不更事，缺乏临床实践经验。因此，我们提出的病因往往不合常理，甚至还有些荒谬。为了避免这样的情况发生，我们会尽量按由大到小的顺序列出病因的可能性。我们还会遵循一些格言警句，比如"除非生活在非洲，否则听到蹄声时应该先想到马，而非斑马"。

到汇报接近尾声时，我们会讨论要为患者预约哪些实验室检查项目，以及预期会得到什么结果。说明结果之后，例行汇报便进入最终问答环节。

"那么，诊断结果是什么？计划采用何种治疗方法？"

这时，我们要找出"良好病例"来佐证自己的说法。"良好病例"是指对某种常见疾病的经典叙述，比如之前提到的"马"。举例来说，一位原本健康的男性咳嗽了两天，咳出铁锈色的痰，还伴有呼吸急促、发热和打寒战的症状。他的肺部听诊有啰音，同时胸部 X 光片显示清晰的斑片状模糊影像，血检显示白细胞计数升高，痰染色检查显示柳叶状双球菌。这便是一例"良好病例"。我们可以根据检查结果得出可能性最大的诊断结果是肺炎球菌引起的肺炎，从而为患者提供青霉素类抗生素治疗，并配合输氧和静脉输液。

作为医学生，我们会先从"良好病例"入手，比如肺炎、阑尾炎等急性病，或者是心力衰竭、痛风等慢性病的急性发作。在此基础上，我们才会考虑"传奇病例"，比如之前提到的"斑马"。举例来说，某女性患有一种罕见的自身免疫性疾病，由此引发发热、皮疹、肾功能衰竭和肺结节，于是接受类固醇治疗。某男性血液中检出异常细菌，而这种细菌通常存在于口腔中，而问题的根源在于他的食道出现癌细胞病变，导致这种本应在口腔中正常生存的细菌意外进入血液，进而开始作乱。对此，可考虑采用抗生素治疗，同时结合外科和肿瘤学方案。

　　这便属于"传奇病例"，也是医学生希望能够以此一鸣惊人的病例。

　　罗恩汇报的病例是一名年纪很大的白人妇女，她在家里一直不安分。由于连续叫喊吵闹、来回踱步了三天，她被送到了急诊室。罗恩告诉我们，这名患者并不知道自己为什么会被送到急诊室来。她不怎么说话，但说过自己没有哪里不舒服。她既不发热、发冷，也没觉得哪里痛、恶心或想要呕吐。她有关节炎病史，早年因患乳腺癌接受过乳腺癌根治术。除符合预期的乳房缺失，她的查体结果基本正常，而且实验室检查结果也基本正常。今天，我们在进行床旁教学查房时，看到她盖着一床柔软的粉色被褥，床边的一把翼椅上坐着一位女士。

　　这是一位黑人女士，看起来要比老太太年轻许多，但和老太太一样静静地不说话。她的着装有点像女仆制服，她微笑地看着我们。罗恩向我们介绍说，这位年轻女士是患者的陪护。

　　罗恩的汇报格外简短，因为主治医生没有提问，他只是双臂交叉地站着，像位愁眉苦脸的教员。罗恩习惯性地停顿后，主治医生点了点头，说"继续"。

　　我们都站在老太太床边，注意力不由得被她的头所吸引。她一直把头僵直地向前伸着，让它悬空在枕头上方而不落下去。这样的情景看得人难受，所以罗恩会不时地轻拍她的肩膀，亲切地唤她亲爱的，敦促她好好睡在枕头上。不过，老太太只是微微一笑，依旧不把头靠在枕头上。罗恩问她身体感觉如何，她仍旧只是笑笑不说话。她的头发浓密花白，和肤色相近，嘴唇上涂着鲜红色调的口红。

罗恩的汇报结束后，主治医生显得有些为难，只是谈到患者的血检无任何感染迹象，心电图也未显示缺血，说明患者在家中的激越表现并非由器质性原因引起。我们没有进一步讨论她为什么会在家中焦躁不安，为什么不和我们说话，又为什么需要一名既不是女仆也不是护士的女士守在床边。除了罗恩，没人和这位老太太说过话，没人碰过她，也没人和坐在翼椅上的那位女士说过话。

没有诊断，没有治疗，甚至连探视都没有。

我们就这样干站着，像是一群身处异地的外来客。我们不知道说什么，场面尴尬得出奇。紧接着，我们就离开了病房。

20 世纪末，我们医学院的学生照护过很多像顶楼老太太一样的老年人，他们当中的很多人都处于一种非常健忘和迷糊的状态。即便他们在入院时不是这样，慢慢也会变成这样。一些"二战"退伍军人会反复说他们曾经学过的几句德语或日语，比如他们当时对战俘喊的"Watashi wa Amerika no heishi desu!"（"我是个美国兵！"）。女性战俘会以"同胞！"高声回应。此外，还有些患者会变得萎靡不振，整个人昏昏沉沉的。

在这些健忘的患者中，有一些会被诊断为衰老症，但大部分都没有得到诊断，只有极少数会被诊断为阿尔茨海默病。我记得自己曾经照护过一名也是唯一一名阿尔茨海默病患者，她一头黑发，非常瘦削，在老年病学诊所就诊。

与住顶楼的老太太不同，她的主治医生会与她交流，而且这位医生还是院内仅有的四名老年病学家之一。她含糊地跟医生说了些家人带给她的烦恼，医生听得很认真，还问了她其中的一些细节。她看了看医生，又看了看我，接着转过脸去。她记不清自己的名字，撇撇嘴，不再说话。随后我和医生走到病房外的过道上。

他问我："你将怎么诊断她的情况？"

我的回答是一些不痛不痒的精神分析，说一种思维反应定式如何随她的大脑衰老而形成，导致其无法解决长期存在、变本加厉的家庭冲突。脑动脉硬化肯定是原因之一，卒中也有可能，尽管她的言辞没有明显的失语症迹象，而且她的步态虽然缓慢但很稳定。

他打断了我，摇头示意道：可以了，不用继续说了。

他坦言道："你说的不对。她患上了阿尔茨海默病。"他歪着头看我，好像在问：明白了吗？

我们的这次交流预示着一场变革，它由医学领域展开，向老年病学、神经学和精神病学等学科进发，正要延伸到医学和社会的其他层面。对于出现认知和行为问题的老年人，我们解读和命名他们所患疾病的方式正在发生巨大的转变。在回答医生的提问时，我将生物学和心理动力学结合在一起，这是传统做法。我没有考虑过阿尔茨海默病，因为据我所知，阿尔茨海默病并非常见疾病，而是罕见的"早老性痴呆症"的病因之一。进一步说，这类痴呆症患者的发病年龄在六十五岁之前。早老性痴呆症可能是由斑块和缠结引起的，这两种病理的表现非常明显但又鲜为人知。

再者，"老年性痴呆症"也可简单地被称为"衰老症"，是指由极端衰老状态引起的痴呆，而非由疾病引起的痴呆。因此，阿尔茨海默病不在其病因的考虑范围之内。衰老症是生理、社会和心理等各方面原因综合作用的结果，以某种方式融合了神经元老化、社交孤立、血管疾病和未消除的心理冲突。这就像人从青春期回到童年，会产生婴儿般的依赖性。对于神经元衰老的生物学过程，我们一无所知。衰老就像是黑暗系魔法的诅咒。

患有衰老症的老年人既不在我们的视线范围内，也不是我们会牵挂的人。他们要么在家里由妻子或女儿照护，要么像顶楼的老太太那样聘请一名并非女仆的人来陪护，再不济也是住在疗养院和为数不多的几家收容院。我们一般没机会接触到这些患者，除非他们因其他身体问题而生病，或像顶楼的老太太一样表现出令家人束手无策的躁动不安。另外，我们也对照护这些患者不感兴趣。因为据我们所知，由衰老和一系列社会和心理因素引起的疾病与常规意义上的疾病不同，基本上无法治愈。这显然不属于医学可以解决的范畴。

我们确实会为患脑部疾病的老年人提供照护服务，医院卒中科会接诊失语症患者。这是一种令人着迷的病症，患者要么能够说话但说的话毫无意义，要么不能说话但能够理解语言内容。我还记得自己在见到神经科患者时那种激动的心情。一位面容威严的老者拖着步子，从铺着油毡的过道走入诊疗室。

这位神经科医生毫不客气地问道："诊断结果是什么！"

我自信满满地回答："帕金森病。"

我们为患者开了多巴胺片，至少在一段时间内患者的症状出现了奇迹般的缓解。

但对于衰老症患者，我们可以说是无计可施，只能采取一些用药或物理约束手段来减轻其极端症状。比如，我在老年病学诊所见过的那名女患者接受了氟哌啶醇这种抗精神病药物的治疗。顶楼的老太太穿着医疗护具，一件Posey 背心（因其生产商 J. T. Posey Company 而得名），用途是把她固定在病床上。我们无法从根本原因入手应对这些患者不着边际的多疑和激越。

后来，情况开始发生变化。像温水煮青蛙一般，衰老症淡出了我们的视线，取而代之的是阿尔茨海默病，而且这种病似乎无处不在。

至于为什么会出现这种情况，大家普遍认为要从人口统计学中找原因。从相当长一段时间的人类发展史来看，老年人并不多，因此有认知和行为功能障碍的老年人也不多。

相关统计学数据显示，20 世纪美国人口转变的趋势在整个工业化环境下一度重现。1900 年，美国人口总数为 7600 万，年龄在六十五岁及以上者占比 4.1%，约 310 万。这一比例到 1940 年变为 6.8%，到 1990 年则翻了一番，达到 2.814 亿人口的 12.6%。换言之，1900 年到 1990 年，六十五岁或以上的美国人的数量从 310 万增至 3500 万。

我们通过这些人口统计学数据可知，为什么与实际年龄密切相关的老年性痴呆症或衰老症会变得如此普遍。据估计，六十五岁及以上群体中约 15% 的人患有痴呆症。假设这一比例在整个 20 世纪保持不变，则痴呆症患者人数将从 1900 年的 15.5 万左右增至 1990 年的 500 万。

然而，我们对这些数据的反应却是无法从人口统计学角度来解答的一个深刻问题：为什么衰老症患者数量的增加会改变我们对此类患者的看法，让我们不再将他们视为在衰老过程中不幸出现生物心理社会问题且无法医治的群体，而是将他们视为有明显脑部病变所致疾病且需要医治的患者？为什么家庭私事会演变为求医问药的全国性危机？

要回答这些问题，我们可以看看社会、政治、伦理和科学体制的转变。本章以《晚年的争吵》诗句开篇，讲述了一名老妇人在"扭曲而痛苦的岁月"中饱受折磨，愤愤度日。这首诗写于 1931 年。美国自建国以来，就有痴呆症患者。[1] 我们只是没有将他们视为患有疾病的人，也就没考虑将他们纳入需要医疗护理的患者范畴。从当时的医学界和社会来看，我们现如今所称"阿尔茨海默病"的疾患还是个隐性问题。

而后随着 20 世纪进入尾声，这种暗藏危机的体制轰然崩塌，而且仅仅是十年的光景就从美国迅速蔓延到世界各地，尤其是工业化国家。外界不再将有认知和行为问题所致残障的老年人简单地视为有衰老问题的群体，而是将他们视为患者，而他们的疾病也在危机论的哄抬下上升到攸关国家经济存亡的高度。

在仔细审视这改变世界的十年之前，我们需要再追忆一段过往。20 世纪的最后几十年，像我这样的医学生都在探究癌症、心脏病等常见老年疾病的诊断和治疗，并专注于了解这些领域取得的巨大进步。但谈及阿尔茨海默病，我们无论如何都会回溯过往，提到 1906 年 11 月 3 日星期六下午在蒂宾根举办的第 37 届德国西南部精神病学家大会，深究阿洛伊斯·阿尔茨海默医生在那场会议上汇报的内容。

阿洛伊斯·阿尔茨海默：走在时代前列的革新者

———

由此引出的问题是，那些我认为特殊的病例在临床或组织学上表现出的差异是否足以使之区别于老年性痴呆症，还是应该归入老年痴呆症的范畴。

——阿洛伊斯·阿尔茨海默，

《论老年人某些特有疾病》（"On Certain Peculiar Diseases of Old Age"），1911 年

阿洛伊斯·阿尔茨海默是一位走在时代前列的革新者。他出生在一个德国天主教家庭，父亲在法兰克尼亚下城区的马克特布赖特担任皇家公证员，为阿尔茨海默和其他五个孩子创造了舒适的生活条件。阿尔茨海默的兄弟各自选择在宗教神职、教师或药剂行业发展。但阿尔茨海默不同，他偏爱植物学等自然科学，因而选择了研读医学。

1883 年，十九岁的他入读德国最负盛名的医学学府——柏林皇家弗里德里希·威廉大学（后更名为"柏林洪堡大学"）。[1] 他喜欢喝柏林的啤酒，但不喜欢这种国际大都市的生活，宁愿住在离家乡近一些的地方。因此，他只待了一年就转学去了相对偏远的维尔茨堡市，在当地的医学院继续学习。阿尔茨海默是个身体壮实的小伙子，有着宽胸脯，身高一米八多，用德语形容

就是 ein Prügel-mannsbild（打手）。曾有一段时间，他对兄弟会活动的热情超过了医学研究，左脸上还因击剑留下了一道伤疤。

但在那之后，他开始专注于做研究。科学家可分为两种：一种像狐狸，另一种像刺猬。狐狸跟着思路走，会穿行于各种研究领域和方法之间。刺猬则扎根于自己的出生地，会从一而终地专注于一个话题和一种方法。

阿洛伊斯·阿尔茨海默便属于刺猬型科学家。他最感兴趣的课程是组织学，即研究组织的科学。科学家之所以能够开展组织研究，一方面得益于显微镜，另一方面得益于组织染色技术不断取得的突破性进展。他的医学院毕业论文是关于耳垢的显微镜观察研究（当时的观点认为，耳垢是大脑的排泄物，可作为探究大脑疾病的线索）。这篇论文展示了他在运用显微镜技术方面的卓越才能。显微镜观察研究是一项严谨细致，甚至有些乏味的工作，需要先小心翼翼地提取组织，再制备、切片和染色，然后用叙述的方式记录大量观察结果并配上精细的绘图。

在阿尔茨海默的职业生涯中，他不断完善着这些方法。1911 年，他发表了对一例患者的脑组织进行病例研究的神经病理学结果，其中包含了对多个组织染色样本的七页文字叙述以及十幅细致入微的绘图。毫不夸张地说，他发表的研究成果就像梅森瓷器那样精致高雅。

二十四岁时，他开始在法兰克福的精神病与癫痫收容院担任精神科医生，是收容院工作人员中仅有的两名医生之一。虽说手头的患者护理工作异常繁重，但他丝毫不觉疲惫，因为他能够在工作之余钻研他所痴迷的显微镜技术。不仅如此，收容院的另一位医生兼院长埃米尔·西奥利对改善患者护理的热忱也感染着阿尔茨海默。他们没有约束和限制狂躁不安的患者，而是采取了无约束的镇静干预技术。这其中包括长达数小时的温凉浴、浴泥裹肤、与患者交谈、为患者提供可以散步或打理花草的园圃，以及打造开展书籍装订、木刻和草编等活动的工作坊。他们的心愿是打造一家真正意义上的收容院，让有精神疾病的人能够在这里获得支持、庇护乃至身心的滋养。

同时，他们这家收容院也开展研究中心的工作。院内设有尸检室，尸检室旁是实验室，用于对逝世患者的大脑开展显微镜研究。这样的设计有利于对患者从入院到死亡的疾病情况进行彻底的研究。阿尔茨海默和西奥利负责记录患者的临床病史，然后在患者死后检查他们的脑组织。

阿尔茨海默和西奥利投身于一场精神病学的新变革，支持颠覆对精神疾病的定义。他们之所以这样做，是因为受到鲁道夫·菲尔肖所做研究工作的启发。这位 19 世纪著名的德国医生提倡对组织进行仔细解剖和显微镜研究，以此发掘癌症等疾病的病因。德国精神科医生希望能采用同样的方法来研究大脑疾病。

他们不同于其他欧洲国家和美国的精神科医生。这些国家的精神科医生通常在较偏僻的收容院工作，自称"异己主义者"，强调自己专门治疗与社会脱节或格格不入的收容院患者。然而，身为同行的德国医生却更喜欢"精神病医生"这个新头衔。

通过将精神病学与病理学结合在一起，他们能够在实践中探究"临床病理学关联"。他们会审慎记录临床病史，包括通过这些年在他们收容院担任住院医师期间记录的病史，再结合这些结果开展细致的显微镜研究，从而揭示患者的脑部病变情况。在这些工作的基础上，阿尔茨海默加入了少数临床科学家的行列，力求区分和了解由器质性脑部疾病导致的精神疾病。

这是一场变革，而推动这场变革的不仅仅是显微镜和染色技术的最新进展，还有民族和文化的助力。阿尔茨海默是德国新生代医生团队中的一员，其他成员包括马克斯·比尔绍斯基（Max Bielschowsky）、奥斯卡·菲舍尔（Oskar Fischer）、埃米尔·克雷佩林（Emil Kraepelin）、弗朗茨·尼斯尔（Franz Nissl）以及加埃塔诺·佩鲁西尼（Gaetano Perusini）。他们都在德语期刊和教科书上撰写和发表过文章。他们不仅通过科学会议相知相熟，私底下的交情也不错。尼斯尔还是阿尔茨海默婚礼上的伴郎。尼斯尔发现了一种染色剂能够显示大脑中不同的神经细胞，这一发现对研究阿尔茨海默病具有特别重要的意义，其地位堪比 PiB。

从民族和文化的角度来分析，这场变革在很大程度上取决于这批精神科医生所在收容院的稳定性及其提供的福祉和支持。但在这些方面，收容院面临着巨大的挑战，原因在于第一次世界大战造成的巨大破坏以及伴随着德意志帝国战败而来的经济和社会动荡。

到 20 世纪初，德国精神病学迎来了拨云见日的一刻。尼氏染色等技术相继出现，收容院建起院内实验室并与高校协作，德国本土科研精英队伍逐渐壮大，这一切眼看就要形成合力，为阿尔茨海默病的发现打下基础。

阿尔茨海默对收容院的住院病人进行了大量的临床病理学研究。在 1906 年的第 37 届德国西南部精神病学家大会上，他展示了其中一项研究的结果。这项研究报告题为"一种不寻常的大脑皮质疾病"，讲述了奥古斯特·德特的病例，即阿尔茨海默五年前收治的一名患者。[2] 奥古斯特·德特的丈夫卡尔是一名铁路职员，对她的癫狂行为感到无所适从，以致无法继续与她共处一室。她以前收拾得井井有条的家现在变得杂乱不堪，而且她还指责丈夫对婚姻不忠。

她是"特例"，因为她的病史与 20 世纪早期典型痴呆症患者的患病经历均不相符。当时，痴呆症用于描述致残性精神状态恶化的极端阶段，但公认的痴呆症病因却寥寥无几。最常见的病因是麻痹性痴呆（又称全身麻痹症，GPI），这类患者占收容院住院患者的四分之一到二分之一。诊断这类患者的方法是依据大量文献的记载，内容包括常见行为表现和症状以及差异性身体体征和症状，比如瞳孔反射异常、无力和步态不稳（因此称为"麻痹"）以及神经病理学相关的特征性结果。到 19 世纪末，麻痹性痴呆的病因疑似为梅毒感染晚期，这一猜测最终在 1913 年得到了证实。

其他常见病因包括慢性精神疾病（早发性痴呆，后来更名为"精神分裂症"）、癫痫及其他发育性脑部疾病、卒中、酗酒，最后是老年性痴呆（dementia senilis 或 Altersblödsinn，又称"老年精神错乱"），即对顶楼的老太太那类患者给出的诊断结果。毫无疑问，很多患者的病史和检查结果都混杂着这些病因，导致诊断存在不确定性。

不过，奥古斯特·德特的情况不符合上述任一常见类别。她没有麻痹性痴呆病例的特征性神经系统表现，比如异常的眼部反射和行为活动。她的成长发育正常，育有一个健康的孩子，能够把家打理得井井有条。她没有酗酒、卒中或血管疾病的迹象。

这名以往精神正常的女性之所以会出现明显的能力丧失，是因为她存在与老年性痴呆症的各个方面都相似的进行性认知和行为障碍："她的记忆力严重受损……读文章时，她会从一行跳到另一行……说话时，她总是吞吞吐吐，进行一些拐弯抹角的表达，比如不直接说'杯子'而是说'倒牛奶的器皿'……她不记得某些物品的用途。"

但是，她并不老。阿尔茨海默医生开始给她治疗时，她才五十一岁。

四年半后，经尸检证实她是个"例外"。无论是无麻痹性痴呆，还是阿尔茨海默通过对法兰克福收容院患者进行大量病理学研究而了如指掌的其他常见痴呆症病因，均无法在她的尸检结果中找到相应的证据。不过，在她的尸检中有一些其他方面的发现，这还要归功于尼斯尔在开发染色剂方面取得的新进展。阿尔茨海默在奥古斯特的神经元内外部观察到原纤维，以及由脑皮质内某种特殊物质沉积引起的"微小粟粒状病灶"。

结束汇报时，阿尔茨海默给出了一些指示："从各方面来看，我们面对的是一种非常特殊的疾病……面对这样的事实，我们应该警醒自己，在对临床上未确诊的病例进行分类时，强行将其归入公认疾病的类别并不是什么好事。"

换言之，他是在提醒自己的同事，这名患者并非老年人，不可能患有老年性痴呆症。如果非要这么诊断，就好比拿一颗方钉子往圆孔里钉。不过，也不要将奥古斯特诊断为教科书上详述的"麻痹性痴呆"这种常见疾病的罕见病例。阿尔茨海默想表达的意思是：我们暂且将她归为"特例"，看看能够从她和其他类似病例中获得什么启发。

阿尔茨海默有他自己的目标，而在实现目标的道路上，他也并非孤军奋战。1907 年，阿尔茨海默和他的几位以德语为母语的同事开始共同开展有关

"大脑皮质异常疾病"的研究项目。其中几项研究的成就最突出，均由在布拉格（当时属于奥匈帝国）德国大学任教的精神病学家奥斯卡·菲舍尔完成。

在 1907 年到 1912 年的五年时间里，菲舍尔发表了三项研究成果，共计有数百例患者，其中一些患有痴呆症，另一些未患痴呆症。此外，他还在像奥古斯特·德特那样的年轻患者的大脑与当时被诊断为老年性痴呆症的老年患者的大脑之间进行了对比。他对阿尔茨海默观察到的粟粒状物质进行了详细的显微镜观察研究，而且还针对这些斑块建立了一个六阶段分类系统。菲舍尔通过自己的研究得出结论：这些斑块（不久后定名为"菲舍尔斑块"）是痴呆症的病因；"早老性痴呆症"病例的观察结果与较常见"老年性痴呆症"病例的观察结果之间有着惊人的相似性。

阿尔茨海默医生在菲舍尔的基础上继续研究，而后在 1911 年结合菲舍尔的研究结果重新审视了自己在有关奥古斯特·德特的病例报告中得出的结论。阿尔茨海默找到突破口的契机是他的第二份病例报告，患者名叫约翰·F.，是一名由健康到患上痴呆症的男性。[3] 不过，阿尔茨海默此时已经研究过菲舍尔和其他精神病学家的工作，有了可用于比较自己研究结果的"染色工具"。与奥古斯特·德特一样，约翰·F. 也患有痴呆症，而且在记忆、语言和执行任务方面明显存在问题。同样，约翰的病变处也显示有大量斑块（阿尔茨海默用了"菲舍尔斑块"一词来描述）。而且，约翰和奥古斯特一样也是中年，五十四岁。

在读阿尔茨海默这份已有百年历史的报告时，我仿佛看到了他作为医生和研究学者双重身份下智慧的结晶，他深知要重新思考早老性痴呆症和老年性痴呆症之间的区别。早老性痴呆症病例与老年性痴呆症病例的病史往往不同，尤其是在症状的严重程度上。通常，早老性痴呆症病例的病情恶化速度比老年性痴呆症病例更快，语言问题也更明显。不过，这些似乎都是偏向于程度上的差异，而非可将二者归为两种疾病的差异。此外，这些差异的表现并不一致，一些老年性痴呆症病例有明显的语言问题且病情恶化迅速。

阿尔茨海默在约翰·F. 病例报告中得出的结论非常前卫。他预示了

21 世纪阿尔茨海默病研究将得出的一个共同结论。他写道："这些观察结果……无不让我们深刻地认识到，仅凭临床特征来界定疾病是多么困难。"而更有冲击力的是，他和他的同事都在研究过程中比较了早老性痴呆症和老年性痴呆症病例的大脑。阿尔茨海默用他朋友尼斯尔的染色剂证明，他在奥古斯特·德特的脑部观察到的斑块同样存在于他治疗的其他老年性痴呆症患者的脑部。他总结道："毫无疑问，在这些特定病例中发现的斑块从各个方面来看都与我们在老年性痴呆症病例中发现的斑块相符。"

这种说法彻底颠覆了传统认知，因其意指老年性痴呆症和早老性痴呆症实际上可能是同一种疾病。

然而，阿尔茨海默还没准备好断定自己的结论，因为现有证据还存在一些不一致的问题，比如他在奥古斯特·德特脑部观察到的缠结并未出现在约翰·F. 的脑部。他抛出了一个具有革新意义的问题："那些我认为特殊的病例是在临床或组织学上表现出的差异足以使之有别于老年性痴呆症，还是应该同等对待？"换言之，老年性痴呆症与早老性痴呆症并非不同，而是相同。

每位研究阿尔茨海默病的医生都会读一读奥古斯特·德特的病例（我是站在同行的角度去读的），但很少有人会去读约翰·F. 的病例。我想起自己第一次读到上述内容的感受。我心想：太巧了，阿尔茨海默所提的问题正是老年病学实践期间，主治医生纠正我误诊那名偏执女性患者时表达的观点。阿尔茨海默还真是走在时代前列的革新者。

他呼吁大家开展更多研究，像是实施"阿尔茨海默病显微镜研究计划"（ADMI）。"那么，未来研究的任务就是收集大量这类病例。"他很可能已经打算开展这类研究，只不过被其他事情打乱了计划。

"黑暗时代"降临

随着 1914 年第一次世界大战在欧洲的爆发，越来越多的医生被征入皇家军队，诊所和收容院的医生也几乎被抽调一空。五十岁的阿尔茨海默仍在救治民众，还承担了更多临床工作。而他自己的身体则每况愈下，研究工作也只能放缓。在威斯巴登水疗中心调理能够缓解他的病情，但不能让他康复。1915 年，他因肾衰竭逝世。

当然，其他人可以遵照他的理念，开展更多研究。从 1903 年起，阿尔茨海默就一直在著名大学担任组织病理学实验室（设在慕尼黑皇家精神病院）负责人。任职期间，他培训了很多医生。面对老年性痴呆症和早老性痴呆症病例，临床医生都采用了阿尔茨海默病的诊断方法。[4] 此外，阿尔茨海默还有一位拥护者：导师为皇家精神病院院长，国际知名的德国精神病学家——埃米尔·克雷佩林。

克雷佩林的精神疾病分类系统是 20 世纪早期全球精神病学公认的权威。该系统编入了他的权威著作《精神病学纲要：供学生和医生使用》（ *Compendium of Psychiatry: For the Use of Students and Physicians* ），随着书籍的多次再版广为流传。其中，第八版收录了阿尔茨海默 1907 年的病例报告，并将其所述疾病命名为"阿尔茨海默病"。

由于视力不佳，克雷佩林无法开展显微镜研究。他采用的分类工具是一盒盒带注释的索引卡，卡上记录了每名患者疾病的自然史。克雷佩林会根据卡上记录的疾病特征和结果，反复归类卡片，直到获得一个明确的类别。他的一大成就是确定了一个精神疾病类别，即我们现在所说的"精神分裂症"。

在疾病的临床分类方面，克雷佩林结合了阿尔茨海默等同事的研究成果，使其分类结果更具生物学优势。克雷佩林断言，我们可以像寻找身体疾病的根源那样来寻找精神疾病的根源，而且我们也应该这样做。他的意思是，要仔细描述与临床结果密切相关的基础临床特征，最好是能够与病理学结果挂钩。

因此，克雷佩林这位颇具影响力的人物才会成为阿尔茨海默及其研究的拥护者。在阿尔茨海默申请慕尼黑路德维希－马克西米利安大学的教职时，克雷佩林声情并茂地表达了自己的支持。他写道："他懂得平行比对各种解剖图像以及他判别的个体病程之间相对细微的临床差异，他的这种做法可以说是有史以来第一次让精神病学在研究模式和结果上与其他形式的医学站到了一条线上。"[5]

开展阿尔茨海默所要求的大规模研究，慕尼黑大学并非唯一有实力的精神病学研究中心。布拉格德国大学的精神病学系同样声名远播，其教员奥斯卡·菲舍尔的研究技能可以说比阿尔茨海默更精巧、更高效，而他的导师正是成就卓著的阿诺德·皮克。可惜，菲舍尔于 20 世纪 40 年代辞世。他和他的同事本可以承担起收集大量病例的研究任务。

20 世纪初，对早老性痴呆症与老年性痴呆症之间的区别持怀疑态度的研究人员开始改变临床实践。举例来说，克雷佩林将阿尔茨海默的病例报告引入他书中有关老年性痴呆症（又名 Altersblödsinn 或 Das senile Irresein）而非早老性痴呆症（又名 Das präsenile Irresein）的章节，意指所报告的主要患病群体是老年人。根据在慕尼黑精神病院查阅到的患者临床记录，精神科医生在中年患者和老年患者中均采用了阿尔茨海默病（Alzheimersche Krankheit）的诊断标签。

此后，一切变革戛然而止，其背后的原因是接连发生的一系列事件，有些和科学相关，但大部分和科学无关。在这些事件的影响下，对有进行性、致残性认知和行为问题的体弱老年人诊治的工作停滞不前。其中，一些阴暗丑陋的事件已被时间掩埋，而另一些则仍旧阴魂不散。阿尔茨海默病之所以会成为危机、成为令人恐惧的疾病，这些事件便是罪魁祸首，让我们至今都在为之付出代价。倘若在收集早老性痴呆症和老年性痴呆症的临床病史以及开展相关显微镜研究方面的精神病学从未止步，那么我诊断哈里森太太时遵循的 1984 年版标准完全有可能是在四十或五十年前编撰而成的。也就是说，我同事罗恩的床旁病例汇报本可以围绕他选定的痴呆症患者展开，而我们的鉴别诊断结果也本可以包含阿尔茨海默病。当主治医生问我那名老妇人出现妄想和言语犹豫的原因时，我本可以解释说她的大脑在哪些方面受到了菲舍尔斑块的破坏。

可惜，这一切都只是设想而非现实。

随着 20 世纪的车轮滚滚向前，阿尔茨海默医生 1907 年和 1911 年的病例报告以及菲舍尔的研究成果都已淡出人们的记忆，只有少数专门研究认知功能障碍的神经学家才有兴趣探究一二。

作为痴呆症最常见的病因，老年性痴呆症也不再被人们关注。占主导地位的理论是，衰老症不是某种疾病的末期，而是各种病因综合作用的结果，是各种病变之间的心理动力学平衡被打破的结果。这些病变包括血管疾病、人格改变以及最重要的一点——不断老化的神经元。衰老症是一个既难面对又不可避免的自然事件。就像冬天一样，除了注意保暖、咬牙挺过去，没别的办法。

对于数百万老年人及其家属来说，这种事态为他们带来了巨大的忧患。20 世纪末，我和我的同事从医学院毕业，我们当中仅有少数人选择了在精神病学或神经学领域发展，但都对阿尔茨海默病兴致索然。这种疾病就这样销声匿迹了。

十

湮灭，或战争与疯狂

───

他们是思想被死尸吞噬的人。

记忆插入他们的发丝，撩起杀戮，

那是他们曾目睹的无尽屠诛。

——威尔弗雷德·欧文，《精神病例》(*Mental Cases*)

1917 年 2 月 4 日，驻扎在法国阿布维尔的英国曼彻斯特军团少尉威尔弗雷德·欧文写信给他的母亲苏珊，谈到战场的"丑陋"：

四野肮脏污秽，飘荡着邪恶的嘶吼，言语中除了粗鄙低俗再无其他，连从自己口中说出也不能觉察（因为所有人都被魔鬼缠身），一切都很反常，满目疮痍，生灵涂炭；痛苦扭曲的死尸无法下葬，整日整夜地僵坐在战壕外，这是天地间最不堪入目的景象。我们写诗赞颂他们为国捐躯，是最光荣的人。但要整日整夜和他们坐在一起……一周后回到营地，发现他们仍然僵坐在那里，一堆一堆，一动不动，这便是让人提不起"军人精神"的一幕。[1]

欧文目睹并参与了机械化工业战争，那是一场战争史上前所未有的大规模屠杀。时至今日，那场战争中军人和平民的死亡人数仍令人触目惊心：到战争结束时，丧生者多达 2000 万人，欧文就在其中。1918 年 11 月 11 日，这场残酷的战争宣告结束。而就在签订停战协定的前几天，既是军人也是诗人的欧文却在执行任务时牺牲。

战争结束后，战败的德国陷入社会、政治和经济的一片动荡之中。270 万伤残将士、60 万遗孀和 119.2 万遗孤让德国的养老金和福利制度瞬间面临巨大的持续性需求。国债翻番，贷款利率高达两位数，通货膨胀上升为恶性通货膨胀。随着德国马克（原德国货币）的贬值，魏玛政府印发的钞票也越来越多。[2]

紧接着电车票价每周上涨，商店货架上不见食物的踪影，人们辛勤工作也无法维持生计。柏林中央帝国银行外聚集着一群群的人，要求取出自己的存款。他们需要用篮子和手推车将越来越不值钱的德国马克带回家。与此同时，政治动荡也蔓延开来。在萨克森州和图林根州，共产主义者的示威转向暴力；而在巴伐利亚州，一位名叫阿道夫·希特勒的退伍军人年轻气盛，身边纠集了越来越多的忠实追随者。

在这种局势下，德国精神病学也受到了影响。身为平民的阿尔茨海默应要求处理额外的临床工作，而同为医生但比他年纪小一些的弗朗茨·尼斯尔和奥斯卡·菲舍尔则负责处理军队医院的事务。作为阿尔茨海默的好友和他在慕尼黑时的亲密合作伙伴，加埃塔诺·佩鲁西尼试图抢救伤兵时被杀。若非如此，他自然是开展阿尔茨海默病研究的一员。战后，时间、资金、人员等研究资源有限的情况持续存在且愈演愈烈。

这对缜密耗时的临床病理学研究来说尤为不利。作为开展此类研究工作的原始材料，患者要有翔实的临床护理记录，叙述他们从诊断之日到死亡之日的多年患病经历。在资源枯竭的德国，收容院已无法为开展研究提供稳定可靠的支持。

这一时期开展研究所需的财政资源也极为匮乏。战前，从医的研究人员能够获得的支持非常有限，他们经常要自掏腰包来开展研究工作，而战后这种情况就更加严重。阿尔茨海默因与某钻石商人的遗孀结为夫妇而能够独立维持生计。他在医治奥古斯特·德特时，曾两次为她提供资金支持，以免她的丈夫将她转往收费相对较低的国家收容院。作为慕尼黑显微镜实验室的负责人，他不仅连续几年无薪工作，还用自己的个人资产支付员工工资并购买仪器设备。

佩鲁西尼靠继承的遗产自给自足，与阿尔茨海默一样是无薪工作。

开展精神病学的临床病理学研究需要各种资源，包括有时间从事研究工作而非患者护理的医生、有翔实病历和脑组织样本数据的受试者，以及有显微镜和其他仪器设备的实验室。由于无法持续、稳定地提供这些资源保障，人们对阿尔茨海默病的认识还停留在 1906 年蒂宾根会议午餐后提出的概念，即阿尔茨海默病是一种因大脑皮质异常而引发的疾病。不过，资源问题只是其中一个因素，还有其他因素导致阿尔茨海默病的研究停滞不前。这其中就包括阿尔茨海默发言之后的当天下午，西格蒙德·弗洛伊德就精神疾病提出的心理动力学理论。

一场荒诞无稽、暗无天日的噩梦

阿尔茨海默医生结束汇报后，没有人提出任何问题。然而，在座九十位怀有雄心壮志的学术界医生一言不发可不是什么正常的现象。1906 年 11 月 5 日，《蒂宾根纪事报》（ *Tübinger Chronik* ）在其"从城市到乡村"版面报道说，蒂宾根大会上引发热议的病例就是在阿尔茨海默医生汇报之后提出的——"关于精神创伤症状的分析"。

该病例引发了一场关于精神疾病病因的激烈辩论，而参与其中的自然少不了赫赫有名的卡尔·荣格。荣格是当时西格蒙德·弗洛伊德青睐有加的后生（尽管他们的关系在之后六年里因不可调和的矛盾而宣告结束）。

荣格与弗洛伊德一同在会上提出了一种疾病理论，与克雷佩林、阿尔茨海默和他们的同事提出的器质性理论截然不同。荣格和弗洛伊德的理论指出，精神疾病是一种由压抑性创伤引起的心理疾病。弗洛伊德认为，精神疾病的根源在于受到压抑的童年性创伤。从某种程度上说，正是这一中心思想使整套理论成为蒂宾根大会等学术讨论会的焦点。但随之而来的并非一场学术变革，而是规模宏大、空前惨烈的第一次世界大战。

两个月后，威尔弗雷德·欧文在给他母亲的信中写到，死尸无法下葬，整日僵坐在战壕外；一天晚上，他还在睡觉，一颗炮弹就在离他的头几米远的地方爆炸，把他炸飞了起来。他跌落到一个坑内，身旁躺着死去的战友，浑身是泥，而且已被人开膛破肚。在之后的几周内，他胆战心惊、浑身颤抖，行为举止变得"怪异"，记忆也是一片混乱。这时的他虽然还是一名军人，但思想已被死尸吞噬。他撤离了战场，开始在克雷格洛克哈特战地医院接受治疗。

数十万神经衰弱或"弹震症"病例成为研究对象，目的是探索创伤对原本健康的大脑有何影响。抛开一切身体上的创伤不谈，患病的年轻男性还会出现失明、颤抖、失声或瘫痪的症状。索姆河战役之后，出现此类症状的患者约有 3 万例。他们是脑部受损的鲜活例证，说明心灵受到创伤（即心理创伤）会导致精神疾病。由此，弗洛伊德主义，通俗地说就是精神疾病及其治疗的心理动力学理论，不仅找到了合理依据，还成了其他精神疾病理论的领头羊。然而，阿尔茨海默却提出了一种颠覆性的观点，他认为早老性痴呆症和老年性痴呆症的病因可能是一种独特的生物学疾病。但在战后来势汹汹的医疗危机面前，这一观点被无情地打压了，就连菲舍尔也开始转向心理动力学理论的阵营。历经战乱之后，菲舍尔重返布拉格，开始研究一个自称有透视和心灵感应能力的人。历史学家安德鲁·斯卡尔评论道："那场可怕的战争以超越其他一切因素的作用力推动了精神分析事业的发展。"[3] 精神分析带来了一个有理有据且极富吸引力的框架，有望解释为何会出现很多原本健康但战后严重受创的年轻人，同时为他们提供相应的治疗方案。相比之下，生物精神病学只解释了病因，而未给出治疗方案，并且这种解释还是在患者死亡后才得以明确的。

再者，更大的社会作用力也在这其中起着作用。第一次世界大战后，整个德国逐渐陷入了一场荒诞无稽、暗无天日的噩梦。

1919 年，菲舍尔升为布拉格德国大学副教授刚满两年，却被校方拒绝授予终身教授头衔。原因不是他的学术能力，而是他的宗教信仰——他是一名犹太教徒。

被迫离开大学后，他去了私人诊所工作，而校方则只保留了他的讲师职位。由于无法利用大学实验室的资源，他对"菲舍尔斑块"开展的一系列出色临床病理学研究宣告结束。1923 年，他在支持德国民主自由党的竞选活动时，遭遇反犹分子袭击。十六年后，纳粹分子占领布拉格，党卫军成员库尔特·阿尔布雷希特接任德国大学精神病学系主任，撤销了菲舍尔的讲师职位。1941 年，菲舍尔被盖世太保关押在臭名昭著的特莱西恩施塔特集中营。短短一年后，六十五岁的他被折磨而死。

第一次世界大战后，德国精神病学和神经学不堪反犹太主义和纳粹优生学的双重重压，开始陷入分崩离析的境地。面对德意志帝国战败和随之而来的社会与经济乱象，克雷佩林深感绝望，对民主不再抱有任何幻想，思维意识也逐渐走向阴暗。

在 1919 年的论文《从精神病学角度看当代问题》（"Psychiatric Observations on Contemporary Issues"）中，他写道："我们已经大难临头。"[4] 他将矛头指向那些放任"本性"的人，认为是他们致使社会大众走向癫狂的。"梦想家和诗人""好事者""年老体弱者"（他口中的"罪犯"）都是他口诛笔伐的对象。此外，他还单独分析了犹太人的情况。

"犹太人向来言辞尖刻，善于夸大其词，还一意孤行，这些都是导致他们癫狂最重要的原因，但他们多具备易患精神病的体质或许也是原因之一。"他哀叹道，"战争何其残酷，带走了我们当中最有能力和自我牺牲精神的人，却让那些自私自利的残障弱者毫发无损。"他对"济困扶危、怜病恤老"的"人道主义工作"感到痛惜，并感慨"这些人是如何让身强力壮者（国家未来的希望）肩负起前所未有的重担，最终逃不出被拖垮的命运的"。

对于这些问题，他提倡采用医疗手段解决。"要让我们的人民从身体、精神和道德上脱胎换骨"离不开医生的工作。"我们首先要做的就是集中精力抗击一切可能让世代后人陷入绝境的影响因素，尤其是酒精和梅毒导致的遗传性退行性病变和遗传缺陷。"

克雷佩林笔下诸如此类的优生学和反犹太主义言论让他的声誉大打折扣，最终他为呼吁关注阿尔茨海默病而撰写的读本也未能引起反响。

1926 年，克雷佩林逝世。他的接班人是他在慕尼黑精神病院的学生，也是阿尔茨海默的同事和同行——恩斯特·鲁丁，负责处理克雷佩林遗留下来的工作。

作为遗传性退行性病变的支持者，他认为遗传缺陷是导致大部分精神疾病的原因所在。而解决问题的办法是，肃清携带此类遗传基因的人群。对于资金不足、人满为患的收容院，他们的住院患者不再是照护和研究的对象。鲁丁及其同事、精神科医生阿尔弗雷德·霍赫等人于 1920 年合著了《让不配拥有生命的生命毁灭》（Allowing the Destruction of Life Unworthy of Life）一书，将有遗传缺陷者称为"无用的进食者"，认为有必要将其从人类中清除出去。

纳粹分子于 1933 年占据德国政府后，鲁丁成为德国种族卫生学会（Deutsche Gesellschaft für Rassenhygiene）的帝国专员（Reichskommissar），即"领袖"。他坚持将精神病学与神经学融为一体，希望能促进"德国树立对治疗艺术的全新态度"。[5] 在他看来，严重的神经和精神疾病属于遗传性疾病，因此预防胜于治疗。凭借这样的信念，人称"绝育帝国元首"的鲁丁策划并参与了纳粹计划，对包括痴呆症患者在内的慢性精神、神经疾病患者实施绝育或安乐死。

到战争结束时，克雷佩林和他的阿尔茨海默病读本落得无人问津的下场；慕尼黑皇家精神病院也已辉煌不在，沦为名誉扫地的学术荒地。尽管阿尔茨海默和佩鲁西尼曾在此工作，曾针对精神疾病为精神科医生提供临床病理学模型培训。就这样，阿尔茨海默病成了战争和疯狂的牺牲品。

威廉医生的心理动力学革命

然而，我们的故事还在继续。虽说欧洲历经两次世界大战又坠入法西斯的暴行，在饱受三十余年经济动荡后已然颓败，但大西洋彼岸的美国作为战场上的赢家在战后的发展又如何呢？在美国，老年人患痴呆症的问题并未引起医学界和公众的关注，这是医学、社会和文化等各方面力量共同作用的结果。

第二次世界大战之后，美国已是公认的世界强国，但其精神病学界并未采纳阿尔茨海默、尼斯尔、菲舍尔、克雷佩林等人提出的精神疾病生物学理念。若非如此，对数百例老年性痴呆症和早老性痴呆症患者开展从诊断到死亡的研究愿景应已实现。相比之下，弗洛伊德、将精神疾病屡见不鲜归因于压力的心理动力学理论，以及对焦虑和抑郁等神经症的关注却在美国精神病学界，乃至整个美国文化界大受追捧。

在心理动力学派精神病学的光环下，阿尔茨海默及其同事的研究成果黯然失色。大家对痴呆症等慢性重度精神疾病的诊断和治疗都提不起兴趣，更不用说了解这些疾病的生物学基础了。

1948 年，一位精神科医生在美国名声大噪，他就是威廉·门宁格。这位"身材修长、待人友善的四十九岁堪萨斯州人"登上了《时代》杂志 10 月 25 日刊的封面。作为堪萨斯州托皮卡市门宁格基金会的主席，威廉牵头运营一家家族式医疗机构，类似于治疗心理疾病的梅奥诊所，专门为精神疾病患者提供诊断和治疗。这位自称"心理动力学派精神科医生"的名人当时还是美国精神病学协会的主席。对于兼任精神病学促进团体负责人和委员会主席的威廉，《时代》杂志也是不吝宣传，称"威廉医生奔走于美国各地，倡导采用专业心理动力学方法来治疗数百万他认为受神经症折磨的美国人"。

连同《时代》报道刊登的"行话篇"为精神病学"专业话术"提供了"正确的定义"，比如什么是俄狄浦斯情结（男性从婴幼儿期开始仇视自己的父亲而过度依恋自己的母亲），什么是自卑情结（在潜意识中觉得自己没价值或内疚，而且在清醒时受到这种感受的折磨），等等。

战后，精神科医生纷纷支持弗洛伊德主义，没有人再理会克雷佩林主义，因而各种冠以弗洛伊德之名的理论在美国遍地开花。弗洛伊德本人对此深感无奈，因为他并不喜欢美国。一时间，有关疾病的心理动力学理论及其谈话疗法的应用在美国获得了广泛的认可。美国精神病学协会的会员从 1948 年的 4400 人增加到 1976 年的 27 000 人，大多数精神病学系的主任都支持从精神分析的角度来界定精神疾病及其治疗方案。

精神病学工作一般在门诊办公室进行，旨在为有意愿交流且能够承担多年治疗费用的人群提供照护服务。基本技术配置是在办公室内安放深色皮革沙发或座椅，让患者能够舒服地坐着讲述自己的经历，同时回应医生给出的提示或提出的一些具体问题。不过，这种治疗方式需要通过"自由联想"来揭示潜意识中隐藏的冲突、压制的欲望或诉求，而这又正是精神疾病的病因所在，因此一般不适用痴呆症患者，尤其是精神症患者。

无论如何，衰老症患者都不是这种精神病学疗法的关注对象。只有坚持在资金不足、人满为患的州级收容院执业的少数精神科医生才会关注衰老症。其中，贡献突出的是戴维·罗斯柴尔德。

作为马萨诸塞州收容院的医生，他认为老年性痴呆症是一种独特的疾病，病因在于大脑衰老、病理性病变和人格之间的心理动力学相互作用。他的核心观点着眼于衰老症领域悬而未决的问题：病变的出现与痴呆症的严重程度之间并无绝对关联。换言之，一些老年人处于正常认知水平，但其脑部尸检结果却显示有病变，尤其是阿尔茨海默和菲舍尔观察到的，继而视其为症状引发依据的斑块。

由于缺乏绝对归因关系，痴呆症治疗方案结合了多种干预手段，包括电抽搐治疗、镇静药物治疗等生物干预手段，以及为减轻患者压力而实施的社会和心理学干预手段。这是精神病学领域对老年人患痴呆症的主流认知，也一度维系着老年性痴呆症与早老性痴呆症之间的分界线。

相比之下，神经学领域对痴呆症毫不关注，尤其是老年性痴呆症。他们科学与实践的基本思想是"病变"，认为脑部疾病是肿瘤、炎症、卒中、头部损伤等病理损伤对大脑特定区域造成损害的结果。无论是界定还是诊断神经系统疾病，他们的口头禅都是"找出病变"。

举例来说，帕金森病属于黑质（脑干中明显的黑色条纹区）病变。布罗卡失语症（运动失语症）与大脑颞叶前部卒中相关。患者说话费力、缓慢，还会漏掉关键词。类似的例子还有很多。

总之，神经学根植于实施"神经系统检查"。神经科医生的标志性技术装备是一个钱包大小的黑匣子，里面装着一整套工具，比如观察神经反射的橡胶叩诊锤、检查感觉的针和毛刷、评估瞳孔反射的小型探照灯。神经科医生的专长是利用手头这份详细的检查结果来确定神经系统病变的位置，然后思考并分析病因。

不过，这种基于病变的脑病模型并不适用于老年性痴呆症。老年性痴呆症的体征和症状多变，而引发这些体征和症状的病变遍布整个大脑而非某个部位。进一步来说，这类疾病的病因也不确定，包括衰老、心理创伤、斑块和血管疾病。值得注意的是，对老年性痴呆症的老套说法是患者的神经系统检查结果"正常"，即运动神经、感觉神经和神经反射均正常。异常结果在于认知能力和情绪检查，而这类检查则更偏向于精神病学而非神经学。

从治疗方法来看，神经学与精神病学的谈话疗法不同，是一个表现相对平平的领域。在20世纪的大部分时间里，除了梅毒等感染病症，鲜有脑病可以得到治疗。对于这些致残性且无法得到治疗的疾病，神经学领域在症状缓解方法上的突破屈指可数，发现可治疗帕金森病的多巴胺和一些抗癫痫药物已是可圈可点的成绩。

无实际意义的治疗已是常态。打趣神经学领域的一句说辞是"已诊断但无解"，意思是在确定患者为何会出现无力、视力问题、脚趾刺痛等症状之后，便再无计可施，只能选择放弃。

波比·格莱兹是一位阿尔茨海默病活动家，20世纪70年代居住在明尼苏达州布卢明顿时，于家中组建起家庭支持团体。作为阿尔茨海默病协会的创始人之一，她在神经科医生的候诊室得知自己的丈夫被诊断为阿尔茨海默病。医生表示，阿尔茨海默病是一种进行性疾病且无法得到治疗，然后问她是否对此有所理解。

在 20 世纪的大部分时间里，世界各地对老年性痴呆症采取的诊断和治疗手段基本徘徊在以大脑为关注重点的两大专业领域：神经学和精神病学。进一步来说，这是一种被人忽视的疾病。

这一时期，其他健康与社会服务专业领域也无人问津。20 世纪 70 年代中期，马里兰州贝塞斯达健康中心疗养院的社工凯蒂·马斯洛认为自己需要懂得如何评估和照护老年人，决定接受相关培训，于是前往华盛顿精神分析研究所学习一门课程：针对高龄成年人的治疗方法。这门课程将"高龄"的年龄上限定为四十五岁。"我们将此年龄段视为老年，治疗年纪很大的人并非课程重点，痴呆症也不在考虑范围内。"[6]

公众对高龄成年人的认识仅限于与衰老相关的概念和态度，与疾病并无关联。衰老症虽说不幸，但也是"自然而然的事"。衰老症群体不会进入大众视野，他们要么在收容院休养，要么居家接受持家者（即家庭主妇）的照护。他们逝世后，大家一般会说原因是"自然死亡""年老体衰"或肺炎等晚期痴呆症的常见并发症。

后来，这种世界秩序开始发生变化，社会生活习惯和习俗以及维系其稳定状态的社会结构开始崩解。

随着 20 世纪接近尾声，美国迈开独立自主、积极进取的步伐，认识到未来的发展方向不仅仅是"一往直前"，更是要懂得如何生活。无论是患者本人还是他们的家属，都开始以不同的方式思考如何与衰老症共处。此后，衰老症成为一个重要的医学问题。无论老少，所有美国人都将解决衰老症问题作为推动国家继续发展的大道。但首先要为衰老症正名，不再将其视为一种极端的衰老状态，而是将其视为一种需要诊断、治疗且最好能够治愈的疾病。

十一

举世闻名的论文

———

以老年性和早老性形式存在的阿尔茨海默病实为一种疾病，是一种必须确定病因、必须终止病程、最终实现预防的疾病。

——罗伯特·卡茨曼，《阿尔茨海默病的流行率和恶性程度：头号杀手》，

《神经病学文献》，1976 年

1976 年 4 月，随着一篇论文的发表，阿洛伊斯·阿尔茨海默提出的大脑皮质异常疾病不再是不寻常"早老性痴呆症"的罕见病因之一，而是成了对老年人群体构成普遍威胁的恶性杀手。为此，美国需要行动起来，积极探索如何为数百万患病乃至残障的老年人提供诊断、治疗和照护服务。

在接下来的几年里，为实现这一目标而付诸的努力取得了飞跃式的进展，但之后又陷入了令人气馁的停滞期。漫长的四十五年过后，2011 年 1 月 4 日，奥巴马总统签署《国家阿尔茨海默病项目法案》，促使美国上下通力制订应对阿尔茨海默病的计划。八年后，美国国立卫生研究院号召开展各项研究，攻克阿尔茨海默病照护现状总结中的"高优先级研究课题"："对痴呆症患者的照护现状有待改进，要解决的问题包括照护极少有连续性，医疗

保健以及长期服务和支持的费用很高，还很可能出现变数大且效率低下的情况。"[1] 无论如何，作为美国建国 200 周年且宣告人人生而平等的一年，1976 年正式终结了阿尔茨海默病被世人遗忘的命运。掀起这一变革的是一位具有社会意识且博学的神经学家——罗伯特·卡茨曼（Robert Katzman），他坚持发挥带头作用，努力探寻学术研究的关注点。

1911 年，阿尔茨海默提出的问题是："那些我认为特殊的病例是在临床或组织学上表现出的差异足以使之有别于老年性痴呆症，还是应该同等对待？"六十五年后，罗伯特·卡茨曼在他于《神经病学文献》杂志上发表的论文《阿尔茨海默病的流行率和恶性程度：头号杀手》（"The Prevalence and Malignancy of Alzheimer Disease: A Major Killer"）中回答了这个问题。[2] 作为纽约市布朗克斯区阿尔伯特·爱因斯坦医学院神经学系主任，卡茨曼仅凭短短一千字的论文阐明其观点：将由阿尔茨海默病引起的早老性痴呆症与老年性痴呆症区分开来的做法是武断的。我们应该将二者统称为"阿尔茨海默病"。

卡尔茨写这篇论文并非要回应该杂志当期登出的某项突破性研究。他是通过一封给编辑的短信来证明自己的观点，其中选取了一些研究结果进行汇总，包括十八例早老性阿尔茨海默病患者以及其他病例系列的结果。他引述了少数美国精神科医生和英国"老年精神科医生"（英国采用的称谓）的研究成果，这些医生在收容院工作，对当时占主导地位的弗洛伊德理论毫无兴趣。他们指出，老年性痴呆症患者从诊断到死亡的临床病史与阿尔茨海默病患者相似，而且病变程度与痴呆症的严重程度之间存在相关性。

从某种意义上说，卡茨曼是站在 20 世纪初阿洛伊斯·阿尔茨海默和奥斯卡·菲舍尔的驻足点继续前行。这些精神科医生提出了一种理论：老年性痴呆症可能并非衰老的结果，而是由菲舍尔斑块引起的疾病。卡茨曼对这一理论充满信心，甚至笃定它千真万确。不过，他没有解决一些遗留问题，比如血管疾病对痴呆症有什么影响、为什么研究结果显示很大一部分老年患者在死亡时虽然认知能力正常但仍会出现与菲舍尔斑块相关的明显病理变化。

为了支撑自己的观点，他引述了采用相对现代的科研方法所得出的结果，尤其是电子显微镜研究的结果。这些研究表明，老年性痴呆症和早老性痴呆症患者的脑组织外观相同，而之前菲舍尔也在其研究中指出过这一点。卡茨曼认为，这些数据足以支撑一种具有革新意义的观点：老年人患上痴呆症的原因并非衰老进入极端阶段，而是某种疾病。

通过深入研究流行病学，卡茨曼估计可能有多达 120 万人患有重新界定的阿尔茨海默病，而这种疾病已成为第五大死因。他的研究数据表明阿尔茨海默病的疾病负担与癌症和心脏病相当。

卡茨曼由此得出的结论是：大家要对此采取行动。"以老年性和早老性形式存在的阿尔茨海默病实为一种疾病，是一种必须确定病因、必须终止病程、最终实现预防的疾病。"

卡茨曼发表论文时五十一岁，三十一年后去世。悼词上称其论文为"震撼全世界的一枪"，称卡茨曼并非科学家，而是开路人和活动家，称他的职业贡献不仅改写了医学史，还让老年人和他们的家人有了新的生活。

卡茨曼的论文引起了美国国家卫生研究院高层的关注，更是获得了新成立的国家老龄化研究所首任所长罗伯特·巴特勒的高度重视。巴特勒是一名精神科医生，不仅很有政治头脑，还非常善于与人沟通。1976 年，巴特勒的著作《生存的意义：美国的老年生活》(*Why Survive: Being Old in America*) 荣获普利策奖。该著作用大量事实呼吁美国医学界和社会关注美国老年人面临的困境。阿尔茨海默病成了推进各界履行这一使命的完美利器。[3]

此后一年内，巴特勒与卡茨曼携手组织了一次研究人员会议，带动美国科学界履行对卡茨曼行动号召的承诺。同时，美国国家老龄化研究所也将阿尔茨海默病列为工作重点。

这确实是明智之举。至此，有关阿尔茨海默病的研究不再受制于精神病学和神经学。以往，精神病学和神经学均可宣称阿尔茨海默病属于他们的研究范围，精神病学的宣称途径是美国国家心理健康研究所（NIMH），而神经学的宣称途径则是美国国家神经病、语言交流障碍和卒中研究所（NINCDS）。很快，阿尔茨海默病的研究费用就占了美国国家老龄化研究所预算的一半，以至于一些老年病学家不满地表示，美国国家老龄化研究所还不如改名为"美国国家阿尔茨海默病研究所"。

但凡有关阿尔茨海默病的研讨场合，卡茨曼都会在场，而随同他参与研讨的一般是他的同事罗伯特·特里（特里完成了卡茨曼论文中引述的电子显微镜研究）。卡茨曼成了阿尔茨海默病的"代言人"，他呼吁大家要认识到阿尔茨海默病是一个非常重要的医学问题，而且要通过研究来解决这一问题。他负责管理美国国家老龄化研究所拨款审查委员会，供职于美国国家老龄化研究所新成立的国家咨询委员会，同时担任政府职务。继 1980 年总统选举建立新的共和党政府之后，他在新上任的美国卫生与公众服务部部长玛格丽特·赫克勒手下接管阿尔茨海默病咨询委员会。该委员会提出的一项建议是，美国国家卫生研究院每年在阿尔茨海默病研究上投入的经费应达到 50 亿美元。

美国国会于 1984 年颁布的《阿尔茨海默病和相关疾病治疗法案》批准已有数十年历史的美国国家老龄化研究所构建国家阿尔茨海默病中心网络。这些中心是至关重要的基础设施，能够支持依托于轻度认知损害、PiB 和其他生物标志物检测以及阿尔茨海默病神经影像学计划网络的研究发现。卡茨曼在最早成立的一家中心担任主任，并与其他研究人员共同编制了 1984 年版诊断标准。卡茨曼诊所的医生就是根据这套标准来诊断我见到的那名女患者的，而二十年后我也是用这套标准来诊断哈里森太太的。卡茨曼多次写信给美国国家卫生研究院要员，致电有经济实力且人脉广的患者家属，与他们会面并共进午餐。这一切的努力最终催生了一家国家倡导组织，也就是后来极具影响力的阿尔茨海默病协会。

不过，这些想法或者说是宏图壮志并非卡茨曼医学生涯的起点。他最初行医时很少关注阿尔茨海默病，但在个人和工作方面经历过一系列事件的冲击后，才成了一名阿尔茨海默病活动家。

　　在哈佛医学院时，卡茨曼对自己是从事精神病学研究还是神经学研究感到左右为难。但最终他选择了从事神经学研究，因为采用精神分析法治疗重度抑郁症患者的经历让他心灰意冷。他搬到纽约，决定参与哥伦比亚大学的神经学住院医师计划，希望能研究一些具备可判别生物学机制且可诊断的疾病，而且最好是可治疗的疾病。他在学术和临床方面的领导才能是显而易见的。1964 年，年仅三十九岁的他被任命为爱因斯坦医学院神经病学系主任，致力于从化学和循环角度研究大脑周围的液体。

　　1970 年，他放弃了这一研究方向，转而投身阿尔茨海默病研究。做出这样的选择，不仅关乎他能否以独到的眼光看世界，还关乎他在职业生涯中遭遇巨大打击时如何逆流而上。

　　身为系主任，卡茨曼肯定会很关注本系的财务状况。因此，当一名同事向他提议设立一项新治疗计划可能会获得丰厚回报时，他欣然采纳了。这名同事认为，很多患有老年性痴呆症的老年人都同时患有一种可治疗的疾病：成人发病脑积水。

　　脑积水指"脑中的水"，是一种多见于新生儿的疾病，患者无法正常排出浸泡大脑的液体，导致液体聚集在大脑的一些称为"脑室"的空间内，进而形成破坏性肿胀。分流器能够有效地将肿胀脑室内的液体排出，从而减轻脑室压力。1965 年，麻省总医院的研究人员在权威期刊《新英格兰医学杂志》(*New England Journal of Medicine*) 上发表了一篇论文，声称在对痴呆症和脑室肿胀老年患者的研究中取得惊人结果。[4] 这篇论文共九页，题为"脑脊液压力'正常'的症状性隐匿性脑积水：一种可治疗的综合征"("Symptomatic Occult Hydrocephalus with 'Normal' Cerebrospinal-Fluid Pressure: A Treatable Syndrome")，结论部分提供的信息明确，让神经学家和神经外科医生为之振奋。"识别和治疗这些病例非常重要，因为这将引出一种临床病症的治疗方法，而这种病症与早老性痴呆症或老年性痴呆症非常相似。我们必须在大量老年痴呆症患者中寻找更多病例。"

　　对此，卡茨曼的同事表示赞同。衰老症老年患者的大脑脑室扩大，脑组织变薄，可为他们实施一种高回报的治疗方案。1969 年，卡茨曼和他的同事启动了针对衰老症老年患者的"分流计划"。

最初的几次分流一开始成效可观，但最终没有在大部分患者中发挥作用（脑积水病例鲜见于老年人群体，而肿胀的情况其实更多的是一种假象，即液体填满了脑组织死亡后留下的空洞）。于是，"分流计划"宣告结束。

本以为卡茨曼对痴呆症的兴趣会就此打住，但三个插曲让事情发生了变化。我们首先要谈的插曲是爱因斯坦医学院神经病理学家罗伯特·特里。从小，他就非常喜欢摄影。开始从事医学研究之后，他对摄影的兴趣转变为钻研新兴电子显微镜方法。由此，他得到的数据是一张张物体分子结构的照片。他本可以将自己的这些技能运用于诸多疾病领域，但神经病理学主任的离职为他提供了一个职位空缺。

对于特里和他从事法国诗歌研究的妻子帕特来说，这份工作可以让他们两个法国迷在上东区的金牛犊（Le Veau d'Or）餐厅享用一瓶大宝酒庄的葡萄酒，以及美味的羊排。不过，在特里这位科研工作者眼中，这份工作存在一个问题。他需要获得脑组织，但采用脑部活检的方式风险太大。提及失败的分流术，每次神经外科医生插入分流器时，都会取出一小块脑组织，再将其冷冻保存起来。特里用他的电子显微镜检查了这些活检组织，检查结果很一致。大部分老年性痴呆症患者均检出阿尔茨海默病病变。从淀粉样斑块分子超微结构的超聚焦高清图像来看，衰老的表征的确很像阿尔茨海默病。

另外两个插曲关乎卡茨曼个人。在卡茨曼的整个医学培训中，他照护的阿尔茨海默病或衰老症患者少之又少。但之后卡茨曼开始深切关注一名患者，一个他非常亲近的人——他的岳母埃尔西·伯恩斯坦。

他在 2000 年的一次访谈中回忆道："她孙子婚礼上发生的一些事情让一家人意识到情况很不对劲。"[5] 这种情况并非只有一次。她不能说出家庭成员的名字，烤肉时不是把肉放在烤箱里，而是放在橱柜里。卡茨曼的一名同事诊断他岳母患有老年性痴呆症。根据特里对分流术活检组织的研究结果，卡茨曼认为他岳母真正的病因应该是：阿尔茨海默病。

　　卡茨曼的岳母在确诊七年后逝世。她的丈夫，也就是卡茨曼的岳父，为了照顾她用尽了家中所有的积蓄。可以说，她的病给整个家庭带来的影响令人刻骨铭心。

　　在岳父家遭遇不幸的同时，卡茨曼的事业也陷入了低谷。1969 年，他在瑞典隆德大学休假期间观察到神奇的一幕：受伤神经元再生。也就是说，脑细胞可以重生。于是，他决定利用这一结果来探究帕金森病的治愈方法。目睹诺贝尔生理学或医学奖颁奖典礼的盛况更是在卡茨曼心中播下梦想的火种，他想或许有一天，自己也能站上领奖台。

　　但回到美国之后，他的梦想破灭了。他提交的每一份研究经费申请，无一例外都遭到拒绝。起初他只是无比惊讶和沮丧，但后来他开始发挥自己作为科学家的缜密思维能力。如果老年痴呆症是阿尔茨海默病，那么就存在大量像他岳母这样的患者，而如此庞大的患者群体就会对社会造成巨大的负担。他开始思考这些数据背后的重要意义。这不仅不是一种罕见疾病，反而是一种常见疾病，并且是主要死因之一。此外，他自己也非常清楚，阿尔茨海默病是令患者及其家属承受巨大痛苦的罪魁祸首。

　　1971 年夏天的一个下午，他在自己纽约马马罗内克家中的书房里，对儿子丹说："阿尔茨海默病是所有疾病中极其严重的一种。"[6] 他放弃了自己研究神经再生的志向，转而着手解决神经退行性病变问题。

　　卡茨曼认为，阿尔茨海默病不仅是一个医学问题，还是一个社会问题。在政治思想上，他属于观念进步的自由民主党人，坚持捍卫公民权利和社会正义 [他定期捐助美国公民自由联盟（ACLU）和南方贫困法律中心；20 世纪 50 年代，他拒绝接受阿肯色州小石城的一份工作，因为该城市支持种族隔离]。他相信集体行动、理性和逻辑可以解决社会问题。

　　虽然卡茨曼性格内向，还有些害羞，但他立场坚定。于是，他开始在各个场合的会议上发言。1973 年，卡茨曼在得克萨斯州休斯敦的一场会议上发言，《国家问询报》（ National Enquirer ）以 "医生发现了新的主要死因" 为题报道了他的言论。紧接着，全国各地的读者纷纷来信，向他咨询有关亲人患衰老症的问题："他们是不是可能也患上了这种疾病呢？我该怎么做？"

此时，卡茨曼知道自己正在做的是件大事。

在神经学家和精神病学家的会议上，他开始引导同事考量一种观点。老年性痴呆症并非衰老的极端阶段，而是一种类似于帕金森病的疾病。大家听取了他的意见，而且表示了赞同。到了1976年，他确定自己已经准备好成为一名阿尔茨海默病活动家。

卡茨曼发表论文的时机刚刚好。彼时，心理动力学派的弗洛伊德脑病论逐渐被颠覆，取而代之的是"生物精神病学"。该学科宣称，分子生物学、神经化学和遗传学的强强联手将揭示精神疾病和神经系统疾病的治疗方法，而且在治疗精准度上与癌症和心脏疾病的治疗方法旗鼓相当。

与此同时，医疗照护体系也在逐渐转变。收容院相继关闭，疗养院在州政府和联邦政府的双重压力下，将住院患者送到"限制最少"（对纳税人而言恰巧也是代价最小的）的照护场所，即患者的家庭住所或所在街道。为这些患者服务的社工大多没有接受过认知或痴呆症评估方法的培训，却争先恐后地拼凑出患者出院计划。衰老症老年患者出院时，没有人关注他们的认知或行为问题。于是，他们开始由困苦不堪的家属陪同着出现在医院。这些家属不仅经济拮据，对如何照护患者更是束手无策。

再者，更大的社会和文化作用力也在这其中起着作用。从1901年阿尔茨海默医生开始医治奥古斯特·德特到1976年，一场变革在美国和其他发达国家掀起，界定家庭、性别、工作和自我的价值观和结构逐渐被改写。1973年，即卡茨曼首次提出衰老症就是阿尔茨海默病这一观点的那一年，美国最高法院裁定，报纸的分类广告不能单独列出"女性岗位"和"男性岗位"。各次级法院也提出，不允许女性从事特定岗位的工作等行为均属于违背宪法的行为。1976年，即卡茨曼发表论文的那一年，西点军校招收了第一名女学员，而《平等权利修正案》（Equal Rights Amendment，简称ERA）也迅速进入批准程序（仅需三个州支持即可获得批准）。《平等权利修正案》规定，不得利用一个人的性别来剥夺其权利，而这条规定也将纳入宪法。

次年，即 1977 年，卡特总统接替福特政府管理国际妇女年委员会，派美国代表团参加全国妇女大会。在休斯敦召开会议的四天里，各大媒体都报道了此次国际妇女年的巅峰时刻。出席会议的有美国各州代表团、白宫以及国会共和党和民主党代表、第一夫人罗莎琳·卡特以及前第一夫人福特和约翰逊。除两党支持批准《平等权利修正案》，国家行动计划细则还要求所有医务人员接受家庭健康、社会服务和老年病学方面的培训。会上，科丽塔·斯科特·金的一段感言让成千上万人不禁落泪鼓掌。她慷慨陈词道："让这样的消息传出休斯敦，传遍我们脚下的这片土地。它带着一种新的力量，一种新的理解，一种新的姐妹情谊在此地萌生，一往无前地与一切不公正斗争。从此，我们再也不分开，再也不会被打败。"[7]

至此，女性不再自动成为老年家庭成员的照护者。家庭规模逐渐缩减，成员趋于分散。不仅老年人越来越多，照顾他们的年轻人也越来越少。

一种新的伦理思想正在萌发，正在改变社会对成年人的期望。对于一个人可否选择做什么，比如在哪里吃午饭、居住、读书或做什么工作等，将种族、性别、性取向乃至年龄等特征作为编排原则的做法越来越不被大众所接受。这对老年人的意义在于一系列固有观念的颠覆，即认为老年人被动、安静、沉闷、低效。

基于这些观念对待老年人的做法应予以摒弃，而可取的做法是尊重每个人的自主决定权，让每个人按照自己的意愿去创造自己想要的生活。社会有责任尊重每个人的自主权，并为民众行使自主决定权扫除障碍。这场伦理革命推翻了一种观念，即认为随着年龄的增长，失去做决定和独立生活的能力只是生活中自然发生的现象，甚至是正常现象。

对患有老年性痴呆症的老年人出现的残障问题应该视作疾病来进行诊断和治疗。阿尔茨海默病已成为由美国生活方式发展而来的疾病。正如历史学家杰西·巴伦杰所观察到的："衰老症让自力更生者的人生蒙上了阴影。"[8]

自力更生者的自助团体

———

在美国，一旦有一些居民表示希望在社会上推广某种意见或想法，他们就会找彼此商议，然后组成一个团体。从那一刻起，他们不再孤立无援，而是拧成了一股绳，有能力对外言传身教。

——亚历克西·德·托克维尔，《论美国的民主》，1840 年

我走遍各大医疗中心，为我的妻子、家人和我自己寻求帮助。

——杰罗姆·H. 斯通，"自助行动计划：建立全国性的组织"，

阿尔茨海默病和相关疾病协会，1982 年

朗尼·沃林（Lonnie Wollin）的房东很生气，他打电话指责朗尼撒谎。房东说："我把房子租给你是开律师事务所的，不是开邮递公司的！"

邮递员每天都会将一袋又一袋的邮件送到沃林在纽约市金融区的小办公室，而且是每天送两次。这些邮件在办公室堆积如山，还没打开的邮件袋就先被塞进大厅的壁橱。朗尼觉得压力很大，不知道该怎么办。眼看自己租的办公室就要被收回了，他却还在距离办公室很远的地方滑雪度假。于是他打电话给了一个他知道可以帮他的人：芝加哥的杰瑞·斯通。

斯通向沃林这位税务律师保证："我会处理好的。"而且他确实做到了。斯通很擅长为人排忧解难，处理问题，解决纷争，让一切保持平和的状态。另外，他还很擅长开支票，收取费用。好像什么也难不倒他。

对于斯通来说，沃林面临被赶出百老汇大街 32 号办公室的威胁是他近十二个月以来听到的好消息之一。这就像是一份周年纪念礼物，因为距离斯通发展这项新业务已经快一年了。他真想告诉妻子伊芙琳这个好消息，但妻子患有阿尔茨海默病，不仅非常健忘，思维也很混乱，就连简单的谈话都很困难。不过，斯通已经慢慢接受了这一现实，而他开拓新业务也都是为了妻子。但希望还在，因为"亲爱的艾比"（Dear Abby）读者来信专栏取得了巨大的成功。

1980 年 10 月，全国联合咨询专栏作家阿比盖尔·范·布伦收到了"纽约绝望者"（DESPERATE IN NY）的一封来信。

亲爱的艾比[1]：

　　大约两年前，我开始注意到我的丈夫有了些变化。他变得越来越健忘，很容易思维混乱，虽然他才不过五十岁……在看了好几位医生之后，终于有一位医生好像很熟悉我丈夫的情况。这位医生说，我丈夫患上了阿尔茨海默病，但目前还没有明确的治愈方法。患阿尔茨海默病的人可能是四五十岁，也可能年纪更大些。[1]

这名"纽约绝望者"还说，她的丈夫虽然身体很好，但由于严重的记忆力问题而不能开车，也不得不辞职，并且时刻需要人看护。他有时候好像很正常，但不久又会变得依赖人，好忘事。"我真的觉得很无助。其他人是如何应对这种疾病的呢？"

艾比在回信的开头写道："你不孤单。"

---

[1]　艾比：阿比盖尔的昵称。

几年后，这四个字成为全国各地的照护者支持团体的开场白。艾比继续写道："现在有很多关心阿尔茨海默病问题的亲友团体聚集在一起，一同提供支持，发掘和传播有用的信息，呼吁开展有关阿尔茨海默病的研究。"艾比为这名"绝望者"提供了简单的指引，告诉她向阿尔茨海默病和相关疾病协会寄一封印有回邮地址的信。地址是纽约州纽约市百老汇大街 32 号，也就是朗尼·沃林的办公室地址。因为朗尼在 1978 年设立了阿尔茨海默病协会这一非营利组织，而他在组织章程中使用了这一地址并将其作为办公室地址。他的办公室里，有一张办公桌和一名工作人员。

不过，沃林管理自己设立的协会却是不情不愿。阿尔茨海默病是他的家族遗传病，先是他父亲的弟弟，也就是他的叔叔亚瑟患病，然后是他的父亲患病。照顾父亲的经历让他疲惫不堪，情绪低落。他只想离这种病远一点。在他的叔叔因阿尔茨海默病过世之后，他才决定听从他父亲的医生的建议，创办一个组织来提高民众对阿尔茨海默病的认识，并为阿尔茨海默病研究募集资金。

这位医生说话很礼貌，但态度很执着。他阐述了"草根"阶层的患者倡导组织如何在提高认识、改变法律法规和增加国会对研究的资金投入方面取得巨大进展。同样的方法适用于癌症，乃至癫痫等不太常见的疾病。

这位医生就是罗伯特·卡茨曼。正是卡茨曼医生向朗尼·沃林引荐了杰瑞·斯通，而他们的一次会面就牵动了一连串的会面，构建起一张全国关系网，最终发展成全国阿尔茨海默病自助团体。斯通一次次打电话给卡茨曼医生，一次次去爱因斯坦医学院拜访他，同样是为妻子寻求帮助。和那名"纽约绝望者"的丈夫一样，斯通的妻子也是在五十岁时出现了症状。

斯通是一位杰出的美国实业家，靠自己的双手打拼出一番事业。

十五岁时，他开始在父亲的小型纸板包装厂工作，工资是每周 12 美元。四十年内，他成为史东纸箱公司（Stone Container Corporation）的首席执行官。该公司总部位于芝加哥，是一家《财富》世界 500 强公司，专营货运和包装容器的生产和销售，拥有员工约 10 000 人。斯通懂得如何创业，如何运营，如何激励员工为共同的使命而努力奋斗。

斯通懂得很多，但他也很清楚自己的知识盲区，因此会征求最佳建议，再仔细研究斟酌。当芝加哥大学的医生建议伊芙琳接受分流术治疗时，他咨询了麻省总医院的雷蒙德·亚当斯医生。亚当斯是一位神经学家，也是在《新英格兰医学杂志》上发表分流术治疗相关论文的第一作者。在与亚当斯通了一个小时的电话后，斯通决定不接受分流术治疗。于是，他开始阅读神经学教材。但在他从芝加哥大学图书馆借出的十本书中，只有三本提到了阿尔茨海默病，而且都是点到为止。这种疾病如此不受关注，也没有治疗方法，而且大部分医生还漠不关心，这一切都让斯通无比失望。

但他没有放弃，而是带着伊芙琳前往伦敦著名的国家神经病学和神经外科医院（当时的国家神经病医院），去找那里的神经科医生。他打了好几通电话询问谁在研究阿尔茨海默病。得到的回答是"爱因斯坦医学院的特里"。于是他一路东行，去拜访罗伯特·特里。

在二十五年后的一次访谈中，斯通回忆起这些陈年往事时说："听说我要来，鲍勃（特里）很高兴，因为他需要资金来开展研究项目。我说'没问题，我很愿意出资。我只想知道最新的研究内容是什么，还有谁对阿尔茨海默病感兴趣'。"[2] 就这样，他在纽约市丽兹酒店与沃林以及特里的同事兼合作伙伴罗伯特·卡茨曼共进了午餐。

建立人际关系网，处理棘手的工作，对于斯通来说都不在话下。而且，他还能够利用大额资助让研究人员肯花时间来关注他们的项目。

卡茨曼和沃林确定，斯通就是帮他们解决问题的关键人物。不过，他们成立的阿尔茨海默病协会也面临着竞争。因为当地还有其他六个非专业团队专攻痴呆症问题，其中一些组织的名称包含"阿尔茨海默病"，另外一些组织的名称包含"痴呆症"。这七家组织中的每一家都提供了发展成为国家组织的模式，其中两家组织表现突出。

在加利福尼亚州的资助下，安妮·巴什基罗夫和苏珊娜·哈里斯负责开展旧金山家庭生存项目，她们收集了有关脑损伤老年人需求的数据并开始为照护者制订支持计划。该组织的名称由来是巴什基罗夫和哈里斯这两名女性多年来为丈夫寻求照护的辛苦付出，巴什基罗夫的丈夫患有阿尔茨海默病，哈里斯的丈夫患有脑出血。哈里斯回忆自己的经历时说："当时医生对我们说：'带他回家，爱他。'"[3] 这样的经历和其他种种痛苦的回忆改变了她们，让她们决定团结起来，为脑病或脑损伤成人患者的照护者积极发声。

另一家组织是明尼阿波利斯的阿尔茨海默病和相关疾病协会，由希尔达·普里金和波比·格莱兹负责，二人也都是一直照顾着患有阿尔茨海默病的丈夫。普里金利用其就职公司 Control Data Corporation 批准的一年带薪休假，在自己明尼苏达州布卢明顿的家中着手成立阿尔茨海默病和相关疾病协会。

该组织发起公众见面会，成立支持团体，在当地网络上播放公共服务公告，还启动了简报宣传。这次公众见面会与家庭生存项目组一样都是人山人海。最初，普里金和丈夫的三个孩子中年纪最小的瑞安负责为这个刚成立的协会接电话。在这名少年接到的电话中，一名从纽约来电的男子非常想与瑞安的母亲交谈，他就是杰罗姆（杰瑞）·斯通。

在四十年后的一次访谈中，瑞安谈到了母亲不辞辛劳的工作态度、远见卓识的领导才能和无私奉献的精神。[4] 她会随时接听那些与她一样备受煎熬的家属打来的电话，这些人都处在崩溃边缘，急于寻求出路和援助，他们的至亲要么患有痴呆症、衰老症，要么患有尚未确诊的"脑部疾病"。回忆起母亲无限的耐心和同情心，瑞安不禁落泪。

斯通打电话给普里金时，她和格莱兹已经在组织规划一个全国性协会。在 1979 年 9 月与美国国家老龄化研究所负责人罗伯特·巴特勒会面后，她们确定了详细的愿景、目标，还为此全国性协会定下名称：阿尔茨海默病和相关疾病协会。普里金和格莱兹在工作中不仅勤奋努力，还很讲究策略。她们说自己的协会名称以"阿尔茨海默病"开头，应在美国白页电话列表中排首位，从而更快确立她们在当地组织列表中的定位。

卡茨曼很担忧。与巴什基罗夫和哈里斯以及普里金和格莱兹的成果相比，他的阿尔茨海默病协会表现平平。他所能宣称的成果不过是一些神经科医生的来电和来信，目的是询问他们协会在神经学期刊上投放的广告。吸引到一些资助之后，每个组织都想守住自己的领地，而且对一个国家组织的名称、使命和根据地也都有各自的想法。

卡茨曼寄希望于斯通。斯通和他处于同一阵营，和七家组织中的任一家均无依附关系。另外，斯通关注阿尔茨海默病，有领导才能，不仅人脉广，而且财力雄厚。斯通可能就是将七家组织凝聚在一起的人，好比将七个殖民地合并为一个国家的开国元勋。卡茨曼要做的就是勾起斯通的兴趣。

斯通为阿尔茨海默病自助运动筹募资源始于丽兹酒店的午餐，结束于杰曼餐厅的晚宴。在20世纪70年代后期的华盛顿特区，位于乔治城的杰曼餐厅自许为一家"亚洲融合"餐厅，是与华盛顿上流人士共享创意美食的不二之选。如果收到前往杰曼餐厅赴宴的邀请函，说明宴会的主人在华盛顿占有一席之地。

1979年10月28日，七家组织的代表齐聚一堂，共享晚宴。沃林和卡茨曼确定斯通收到了邀请函。为了让这封邀请函锦上添花，他们请乔治城颇具影响力的居民弗洛伦斯·马奥尼负责发函。马奥尼与拉斯克共同创立了拉斯克–马奥尼团队，二人坚持推动美国国家卫生研究院和联邦政府加大对医学研究的投入力度。马奥尼是美国国家老龄化研究所创立的早期拥护者，当晚受邀的来宾包括她曾支持担任美国国家老龄化研究所第一任所长的一位朋友：巴特勒。

巴特勒、马奥尼、卡茨曼以及美国国立神经病、语言交流障碍和卒中研究所所长唐纳德·托尔博士共同制订了一个计划。各家组织的代表在晚宴期间相互了解，于次日参加在美国国家卫生研究院园区举行的为期一天的会议，大致梳理成立国家阿尔茨海默病组织的想法。

斯通差一点就拒绝了此次晚宴邀请，因为晚宴时间与他前往中国的商务旅行存在冲突。不过，他最终决定中途与组织代表会面。他会参加晚宴，同时取消去贝塞斯达参加会议的行程。

随着晚宴的进行，他反反复复地拿起外套和公文包又放下、起身又坐下。他多次说道："我不知道今天能不能留在这儿。"但情况发生了变化，他留了下来，仔细听了大家的发言。倾听是他的一大强项，这一强项加上十足的幽默感有利于他和协会妥善应对针锋相对且场面眼看就要失控的情况。

关于患者及其家属何其痛苦挣扎的故事屡见不鲜，但似乎没人在意。而参加晚宴的这些人，他们不仅在意，还很愤怒。他们分享了一些鲜活的案例，关于他们如何在绝望中坚持为亲人和自己寻求答案和援助，而医疗保健系统对这一切又是何等的漠视。看到他们，斯通就像看到了自己。

他们都有强烈的诉求去改变医疗保健系统，在这一点上团结一心，但在具体细节上又存在分歧。国家阿尔茨海默病组织的总部应设在何处？组织的工作重点是要放在改善照护还是提升研究水平上，抑或双管齐下？组织是要重点关注阿尔茨海默病还是痴呆症的所有病因？组织的名称应定为什么？

听到这些，斯通改变了主意。"我买了一支牙刷，和其他人一起待在一家条件很差的汽车旅馆。"

次日上午的会议在美国国家卫生研究院的会议室召开，首先由巴特勒发表意见。他说："要么自生自灭，要么共同进退。"[5]结果，他们差点把彼此逼上绝路。

午餐后，在按照议程进行四个半小时的"创立全国阿尔茨海默病组织"讨论期间，针锋相对的局面出现了。各组织成员几乎在每个细节上都无法达成一致，包括组织名称、位置、使命和目的。

在回忆录《自助行动计划：建立全国性的组织》（*The Self-Help Movement: Forming a National Organization*）中，斯通谈到当天的情景："那天，看到大家的一片赤诚逐渐转变为激烈而尖刻的争论，我终于深刻地领悟到美国的开国元勋是历经了多少艰辛才让十三个不想为国家利益而放弃地方自治权利的殖民地团结在一起的。"[6]

讨论组织使命时，各方代表之间产生了严重的分歧。大家的情绪都很激动，每一方的观点都很有感染力和说服力。家庭生存项目组的巴什基罗夫希望成立一个组织来专门满足脑损伤成人患者的需求。无论造成患者脑损伤的原因是什么，这个组织都要为所有残障患者的家庭发声。她坚持认为，单纯关注任何一种疾病都会将照护者和没有这种疾病的患者排除在目标服务群体范围之外。

沃林和其他人则支持成立专门针对阿尔茨海默病的组织。他们认为这能够确保组织获得研究人员和国会的关注，最终找到攻克疾病的治疗方法。同时，组织也会为各种患者的照护者提供支持和知识普及。不过，组织的名称及其传递的信息必须关乎他们所强调的痴呆症最常见病因。

普里金和格莱兹的策略介于上述两方之间，她们支持成立专门针对阿尔茨海默病的组织，但要在组织及其服务的名称上体现痴呆症的所有病因。

大家争执不休，逐渐失态。大约二十年后，沃林在与卡茨曼面谈时表示，巴什基罗夫和她的同事就是"白痴"。巴什基罗夫非常生气，她对斯通厉声说道："我随时都可以卖掉我在索萨利托的小房子，再买下你的纸箱公司。"[7]

斯通什么也没说，好像对什么都不在意。

各方阵营的每一名成员都陷入了一种强烈而深刻的个人斗争中。关于自助团体应该帮助哪些个体，出现了四种不同的观点：痴呆症患者、尝试照护患者的家属、未来可能成为痴呆症患者的个体、未来可能成为痴呆症患者的个体后代。究竟如何调和这些观点？

对于痴呆症患者及其家庭所承受的那份直击内心的苦痛和煎熬，安妮和她的团队深以为然。无论是何种疾病导致这些患者患上痴呆症，他们都需要得到帮助，而且是马上得到帮助。沃林对此不为所动。他已经失去了三位亲人，现在关心的是他自己患痴呆症的风险有多大。他希望成立一个组织，致力于发掘对他造成威胁的这种疾病的治愈方法。

卡茨曼提倡重点关注阿尔茨海默病。他指出："如果我们向国会提出我们的诉求，无论是要求变更法律还是要求拨款，而他们又在我们的使命陈述中看到我们是要援助那些遭受创伤的家庭，那么当我们申请拨款时，国会方面的态度会是：'哦，我们上个月才接待过创伤群体，我们向他们提供了800万美元的资助。'因此，我们要向国会明确表示，我们找他们谈的就是阿尔茨海默病问题。"

这场激烈而尖刻的争论到最后是大家各让一步，达成"贝塞斯达妥协"。七个组织中的每一个都要派一名代表参加国家委员会会议，然后在一年内为定名为"阿尔茨海默病和相关疾病协会"的国家自愿自助组织制定章程和指南。正如沃林所说，这个"让人舌头打结的名称"是在各个团体对组织使命产生分歧时采取的折中做法。这场争论会在整个协会发展史和公众应对阿尔茨海默病危机的过程中不断引起共鸣。我们是应该呼吁为数百万痴呆症患者及其家人提供照护支持，还是应该倡导针对最常见的痴呆症病因提供治疗，抑或采取二者兼顾的做法？

争论过后，大家决定再前往芝加哥开会。去芝加哥开会的原因是，斯通提出要主持会议。在斯通乘出租车去机场的路上，有个人与他同行：巴什基罗夫。这是他的行事风格：耐心倾听和换位思考。

了解了情况之后，斯通正式开始行动。他安排好便利的会议场地，经多方考察请来顾问：组织章程专家伯恩德·布雷彻和西北大学人类学家伦纳德·博尔曼。博尔曼堪称新兴团体的思想导师，非常善于处理自助团体事宜。自助团体是由一群有着共同未满足需求的人组成的团体。对于匿名戒酒会、心脏保健互助会等非专业组织为何能够团结一心，又为何会分道扬镳，博尔曼有其独到的见解。

1979年12月4日上午，阿尔茨海默病和相关疾病协会委员会在芝加哥奥黑尔机场希尔顿酒店的会议室举行了第一次会议。最终该志愿健康组织推选出委员会主席，即公共委员会首席成员：斯通。接着，各代表又选出了委员会董事和高级职员，成立了由卡茨曼负责管理的医学和科学顾问委员会以及其他四个委员会分会：项目服务、教育和公众意识、公共政策和宣传，以及财务。该组织没有资金，但斯通承诺将在三周内与其他董事会成员一同筹集到 25 000 美元。

"这是一个有趣但艰难的开始"，斯通在一次访谈时回忆道。两个月后，他们在纽约拉瓜迪亚机场附近的一家酒店开会，各成员在会议期间争执不休。这样的场景让一些与会者认为，这个刚成立的协会说不定很快就会解散。最初讨论组织名称和宗旨时留下的伤疤被重新揭开，而且还有成员抱怨斯通在决策方面太过独断。不到一年，旧金山家庭生存项目组便退出委员会，转变为"家庭照护者联盟"，专为慢性身体或认知病症成人患者的照护者提供信息、支持和资源。

即便如此，斯通还是认为这一系列的会议取得了成功。

他评价道："这说明大家很关心这项事业。"

在杰曼餐厅晚宴后近一年，"亲爱的艾比"对"纽约绝望者"的回信证明了他们的事业处于一片广阔且意义重大的领域。成千上万与"纽约绝望者"有着相似遭遇的读者纷纷来信求助。这说明美国需要一个针对阿尔茨海默病和相关疾病的自助团体，而"阿尔茨海默病和相关疾病协会"这一新兴协会已准备好提供帮助。他们有十万会员负责以直接邮寄资料的方式开展筹款活动。

另外，"纽约绝望者"的事例还证明了斯通不仅有影响力、权力和人脉，而且足智多谋，能够随机应变地解决问题。他拜访了一位友人，这位友人也是艾比的朋友，至此那封信的秘密也浮出水面。

斯通正是"纽约绝望者"本人。

十三

家庭危机

———

大家都很害怕，我也一样。他们害怕如果自己患上这种病会怎么样，但更害怕他们家人会如何对待这件事。

——希尔达·普里金，《阿尔茨海默病——未攻克的研究和护理挑战》
（*Alzheimer's—The Unmet Challenge for Research and Care*）一书中的证词，
有关美国众议院老龄问题特别委员会与美国参议院劳工和人力资源委员会老龄
化问题分会的联合听证会，1990 年 4 月 3 日

在社会生活中，我们一直依赖家庭照护者为老年人提供大部分长期服务和帮助。然而，对照护者给予认可和帮助的需求却是美国老龄化群体及其所处的家庭和社会环境面临的最严峻挑战之一，可这样的挑战并未受到重视。

——美国国家医学院，《美国老龄化群体的家庭照护》
（*Families Caring for an Aging America*），2016 年

1985 年 10 月 18 日，阿尔茨海默病和相关疾病协会董事会在奥黑尔机场凯悦酒店召开会议。正如托马斯·恩尼斯在会上所言，杰瑞·斯通理应感到自豪。在短短五年内，该协会已发展成为一个资金充足、闻名全国的组织。

恩尼斯是该协会的第一任执行董事。他指出，"阿尔茨海默病"正逐渐成为一个家喻户晓的词。谈起近期一项全国民意调查时，他称该民意调查的结果显示阿尔茨海默病是美国第五大可怕且严重的疾病。

他补充道："即便是两年前将阿尔茨海默病列入此类民意调查，我们也不一定能看到这样的结果。"[1]

他解释说，取得如此进展，协会功不可没。

恩尼斯任职于芝加哥市中心的史东纸箱公司（Stone Container Building），带领一支由十一名员工组成的团队，向由五十八名成员组成的董事会汇报工作，董事会成员包括在工业、法律、科学和社会领域人脉广、成就卓著的杰出领导者。恩尼斯及其团队工作勤恳，忠于自己的事业。他们的委员会会议经常持续到午夜过后，会议室也是灯火通明。杰瑞·斯通负责监督所有人的工作，从一个会议室走到另一个会议室，驻足评估每个委员会的工作进展。

从阿尔茨海默病和相关疾病协会的结构来看，他们在芝加哥设立全国办事处，负责监督全国各个分会的联合会。这些分会均需遵循有关管治、财务和向患者及其家庭提供服务的各项标准。董事会的分会委员会负责考核和审批分会工作，继而在组织日趋成熟的过程中，剔除不遵循上述标准的分会。

各个分会负责根据杰瑞·斯通、希尔达·普里金、波比·格莱兹和朗尼·沃林等协会创办人指明的迫切需求，提供相应的服务。这些服务涵盖了免费求助热线、季度简报、明确走失患者的"安全返家计划"登记、支持团体，以及有关阿尔茨海默病及其应对方法的教育材料。

20世纪80年代，美国政府开始听取该协会的意见。美国国会召开了一系列听证会，而且标题都很引人注目，比如"黑夜无尽，哀伤无尽：阿尔茨海默病带来的痛苦"（Endless Night, Endless Mourning: Living with Alzheimer's；1982年）和"衰老症：最后的成见"（Senility: The Last Stereotype；1983年）。此外，国会还授权发布了研究报告，其中国会技术评估办公室共发了四份报告。第一份报告发表于1987年，题为"一百万人正在失智"（Losing a Million Minds）。该报告指出，尽管有关痴呆症的所有成本估算数据存在很大的不确定性，但其年成本还是会介于 240 亿美元和 480 亿美元之间。[2] 随后发布的几份报告均述及照护质量和特殊照护病房问题。[3]

对此，政府行政机构采取了行动。1983 年，里根总统宣布将 11 月定为全国阿尔茨海默病月，同时指出"目前，研究是患者及其家属的唯一希望"。里根总统要求美国卫生与公众服务部部长玛格丽特·赫克勒成立一个特别工作组，负责协调阿尔茨海默病的研究工作。

在美国国家卫生研究院的监督下，赫克勒召集了美国国家卫生研究院下属多个研究所的代表，以及医务总监、老龄问题管理局（AoA）和退伍军人事务部的代表。1984 年，报告《阿尔茨海默病：部长手下阿尔茨海默病特别工作组的报告》（Alzheimer's Disease: Report of the Secretary's Task Force on Alzheimer's Disease）的内容立意极其高远且丰富全面。该报告的范畴"从错综复杂的脑组织变化到协助家庭支持系统的最佳方式"，将所需开展的研究一一列出。

在每次董事会会议上，华盛顿特区咨询公司 Cavarocchi Associates 的多姆·鲁肖都汇报说，对美国国家卫生研究院的资助在稳步增加：1983 年是 2200 万美元，一年后翻了一番，达到 4400 万美元。1989 年国会拨款 1.29 亿美元时，美国国家卫生研究院获得的资助同样过亿。阿尔茨海默病和相关疾病协会将其自有研究经费提供给学术研究人员，以此为美国国家卫生研究院获得资助持续发声。在每次董事会会议上，医学和科学顾问委员会主席都报告说，研究经费的申请数量和获批金额都在稳步增加。

1982 年，演员杰克·莱蒙开创性地定期发表公共服务声明，以此提高公众对阿尔茨海默病的认识并鼓励公众就医。1993 年发起的"十个危险信号"宣传活动十分有效，这些标识也一直沿用至今。该宣传活动介绍了阿尔茨海默病所致痴呆症的一系列症状，指出最初的症状是"严重影响到日常生活的记忆力丧失"。该活动敦促公众："如果发现其中任一症状，切勿忽视，而要与医生预约就诊。"

1988 年，贝塞斯达妥协方案被推翻。卡茨曼成功说服董事会认同"阿尔茨海默病和相关疾病协会"这一名称太过冗长，不利于组织实现其使命，即让国会坚持提供研究经费来支持开发阿尔茨海默病的治疗方案。为此，董事会将原组织名称改为"阿尔茨海默病协会"，并附上标语"我们支持你"。

为支持对此次更名的宣传，美国 R&B 歌手本杰明·厄尔·尼尔森同意阿尔茨海默病协会使用他的热门歌曲《伴我同行》(*Stand by Me*) 的词曲。协会的此次更名和宣传活动向整个美国表明了自身立场。各个分会的服务对象是痴呆症患者及其家属，但研究重点是治愈有且仅有的痴呆症病因：阿尔茨海默病。

所有这些工作都需要坚持不懈地筹款方可维系。非专业医护人员或学术人士的董事会成员均需应要求捐款或筹款，而斯通作为表率树立了标杆。

在得知演员丽塔·海华丝患有阿尔茨海默病后，他联系了她的女儿亚斯敏·阿加汗公主。海华丝与伊斯兰教伊斯玛仪派精神领袖的家庭成员阿里汗王子经历了一段短暂的婚姻，而阿加汗公主正是二人的独生女。这位三十二岁的公主将斯通拒之门外，声称自己不参与董事会、演讲、委员会工作或筹款等事宜。但斯通并没有放弃，而是继续说道："好吧，我现在知道您不喜欢做什么了，但不知是否有幸邀请您共进午餐呢？"最终，阿加汗公主接受了斯通让她前往四季酒店用餐的邀请。三年后，也就是 1985 年，亚斯敏·阿加汗公主在曼哈顿皮埃尔酒店的大宴会厅主持了首届丽塔·海华丝庆典，为阿尔茨海默病协会筹得 30 万美元的善款。截至 2016 年，每年在纽约、芝加哥和棕榈滩等地举办的丽塔·海华丝庆典共计筹得 7000 万美元的善款。

1990 年，在阿尔茨海默病协会成立十周年之际，这套"杰瑞建起的房屋"（沃林在丽塔·海华丝庆典上对协会的称呼）已成为一个规模庞大而有影响力的组织。芝加哥总部有 100 名员工，预算为 1750 万美元。阿尔茨海默病逐渐成为公众眼中的一场危机，而阿尔茨海默病协会正是引领阿尔茨海默病反击战的先头部队。美国国家老龄化研究所至少有一半的预算用于和阿尔茨海默病相关的研究，各界名人纷纷谈论他们在该疾病方面的个人经历。与此同时，《新闻周刊》《财富》及其他主流印刷宣传媒体和电视媒体也无一不将阿尔茨海默病作为头版头条来报道。

在 1990 年 5 月于奥黑尔威斯汀酒店举行的董事会会议上，分会委员会主席普里金汇报说，近一年来协会又增加了 4 个分会，现有分会共计 210 个，遍布全美 49 个州的 10 个地区（阿拉斯加州于 1992 年设立分会，是最后一个设立分会的州）。在实现为患者和家庭提供服务以及对照护者进行培训的目标方面，协会取得的成就包括成立 1600 个支持小组、招募到 3 万名志愿者，以及运用当时创新性的视频媒体技术制作"阿尔茨海默病指导工具包"和"照护者工具包"。这些工具包运用浅显易懂的语言解释了阿尔茨海默病及其分期，还介绍了如何应对照护阿尔茨海默病患者时的常见挑战。

国会听证会属于媒体活动，听证人包括阿加汗公主、好莱坞演员和其他名人（女演员谢莉·法芭勒斯和安吉·迪金森分别讲述了她们照顾母亲和姐姐的经历），以及一些患者。1990 年 4 月，参众两院联合听证会"阿尔茨海默病：未攻克的研究和护理挑战"取得了显著成效。[4]

听证会开始时，俄勒冈州共和党参议员马克·哈特菲尔德的一席话让雷伯恩众议院办公大楼 2322 号房满座寂然，悲悯之情油然而生。他说："我父亲是我们铁匠家族的第三代传人。"他跟同事说，他父亲身强体壮，非一般人可比，但后来变得非常健忘，只能在疗养院度过余生。他感慨道："一个如此强壮的人最终衰退到毫无行动力，几乎成了植物人。"

他的发言代表了美国政客第一次公开谈阿尔茨海默病。假如六十八岁的哈特菲尔德显出"老态"，那么他当下的做法就可能引发同事和选民的担忧，还可能将他父亲患阿尔茨海默病这一标签带入他的生活中。哈特菲尔德是参议院拨款委员会的阿尔茨海默病倡导专员。该委员会颇有影响力，负责审批联邦预算。

听证会"阿尔茨海默病：未攻克的研究和护理挑战"举行后七个月，在阿尔茨海默病协会负责公共政策的副主席斯蒂芬·麦康奈尔准备了一份递交董事会的备忘录。述及为阿尔茨海默病患者及家庭发起的国会行动时，他一开头就激动地写道："真就一年了！"⁵ 得益于哈特菲尔德的《阿尔茨海默病综合援助、研究和教育法案》（Comprehensive Alzheimer's Assistance, Research and Education Act of 1989，简称 CARE 法案），美国国家卫生研究院又获得了一亿美元的研究经费，所获经费总额翻了一番。为感谢哈特菲尔德所做的贡献，阿尔茨海默病协会赠予他一只刻有他名字的"安全返家"手镯（后来，哈特菲尔德在一次活动中丢失了这只手镯，但被一名记者找到了，协会说服这名记者不在头版报道参议员患有阿尔茨海默病）。

普里金无疑非常赞同麦康奈尔的观点：真就一年了！创立这样一个全国性的自愿自助协会是她一直以来的心愿，并且从她在布卢明顿居家组建支持团体时就已萌生。她和斯通一样，都是由于惨痛的个人经历而选择了这项事业；但与斯通不同的是，她的经历几乎让她的家庭陷入一贫如洗的境地。

1974 年，普里金的丈夫阿勒被确诊为阿尔茨海默病。五十岁的他不得不离开工厂经理的岗位，沦为无业游民。身为家庭主妇、秘书和三个十几岁孩子的妈妈，普里金的生活自此变得支离破碎。她要在经济、情感和精神上维系好整个家，这是她的工作，而且是她一个人的工作。在其他董事会成员和工作人员眼中，普里金是个可敬可爱的人。她孜孜不倦地工作，不畏艰难险阻地为协会付出，时刻保持着冷静、理智的行事风格。毫无疑问，她为自己带领的分会而感到自豪。在分会成员的努力下，像普里金这样的女性获得了照护亲人所需的信息、帮助和技能。

不过，一些事也让普里金很沮丧。她在 1989 接受美联社采访时谈道："全球最富裕的国家竟然无法在不让老年患者的配偶陷入贫困的情况下提供照护服务，这还真是稀奇。结果，大家很快就山穷水尽了。"⁶

她对自己所讲的事深有体会。丈夫阿勒不再工作，让她真正体会到了什么叫生活拮据。她要负担两个孩子读大学的学费，还有一个孩子读高中的开支。她决心从 Control Data Corporation 的秘书岗位晋升到薪酬更高的管理层岗位。

　　为此，她报名参加了大学学位课程。她每天凌晨四点起床，以便腾出两个小时用来学习。接着，她为丈夫洗澡、穿衣、喂饭。久而久之，她发现自己去上班把丈夫一个人留在家对于丈夫来说太危险，同时也让她自己神经高度紧张。而且，她为他准备的午餐会原封不动地放在冰箱里。但她无法辞职照顾丈夫，只能竭尽全力寻找这个家能够负担得起的照护服务。

　　她带他去"勇气中心"（Courage Center）参加日托项目，希望这里的工作人员在她上班时可以为他提供一个安全且能够社交的环境。结果医生说："回去吧，你们没有任何问题。"因为这家中心只照护有生理残疾的患者。最后，她终于找到了一家愿意接纳阿勒的机构——肯尼修女日托中心。

　　但费用怎么办呢？

　　她写信给医疗保险机构，说自己白天要上班，丈夫需要人照顾，虽然肯尼修女日托中心不能为丈夫治病，但这是唯一对丈夫有益的选择。

　　在数年后的一次访谈中，她提起医疗保险机构的回复。"我只是想要和明尼阿波利斯－圣保罗都会区医疗保险机构的负责人坐下来好好谈谈，但他连这点要求都不答应。他回信说：'这对你丈夫而言是理想的选择，对你而言是解脱，但我们没理由提供这样的待遇。'我必须工作，我需要帮助。"[7]

　　对于美国医疗保健系统常年的无所作为，普里金不仅看在眼里，还深受其害。医疗保健机构明文规定，社会保险计划包含的是医生在其办公室和所在医院指示患者接受"常规和惯常医疗"时所需的费用。然而，提供成人日间护理的项目并不属于"常规和惯常医疗"。医疗保险机构认为这是"监护"或"长期"护理，他们不可能为此买单。也就是说，普里金一家只能靠他们自己支撑下去。

　　的确，像斯通这样的有钱人才能够解决阿尔茨海默病患者的照护费用问题。有一次，他付费请15名护工在家中照顾伊芙琳。然而对于普里金这样的中层收入女性来说，照护服务犹如千斤重担压在她肩上。这些家庭只有在花光积蓄，变得一贫如洗的情况下，才能获得州政府的支持。而且只有在这种情况下，医疗补助机构而非医疗保健机构才会承担普里金丈夫的医疗费。当然，她也可以选择和丈夫阿勒离婚，让他接受州政府提供的照护服务。

然而，国会对此存有争议。国会虽然同意为美国国家卫生研究院提供资金，支持通过研究来找到治疗方案，但在如何照护阿尔茨海默病患者的问题上却没能达成一致。为长期照护提供社会保险的目的在于减少成人日间护理等医疗干预措施的费用，缩短照护服务耗费的时间。这种想法很好，但未免不切实际。

普里金和其他照护者需要国会从另一个角度来思考和体会她在为丈夫洗澡、穿衣、喂饭以及陪伴丈夫方面付出的时间和精力。这不是家庭内部的无偿劳动，而是照护服务。国会需要认识到，普里金在 Control Data Corporation 工作期间，无论是对她还是其他员工，公司都是以能力定薪酬的。不过，国会不这么看，即便换个角度来看待和体会与痴呆症患者一起生活和照顾他们的处境，他们也不认为需要调整医疗保险制度，为像阿勒这样的患者承担长期照护费用。

在 1990 年的参众两院联合听证会上，参议员哈特菲尔德告知同事，他的父亲"衰退到毫无行动力，几乎成了植物人"。而也就是在这场听证会上，普里金代表阿尔茨海默病协会举证。

她说了自己照顾阿勒的经历，接着由点及面地谈到阿尔茨海默病造成的"国家危机"每年消耗的资金高达 80 亿至 900 亿美元。她强调，这些费用均由患者家庭承担。在阿尔茨海默病消耗的数十亿美元中，大部分费用产生于照护者为照护患者而非工作所投入的时间，或是照护者付费请他人照护他们的亲人所投入的资金，而且这种情况从未有所转变。

普里金向国会坦言："大家都很害怕，我也一样。""他们担心如果自己患上这种病会怎么样，但更担心他们的家人会如何对待这件事。"

是的，这才更让人担心。

此刻，她仿佛回到了 1979 年 10 月下午在美国国家卫生研究院会议室开会时的舌战场面。当时她们七名家庭代表之间争执不下，为的是就如何帮助像她们一样受阿尔茨海默病影响的家庭达成一致。那么，她们是应该关注痴呆症、阿尔茨海默病和其他的痴呆症病因，还是只关注阿尔茨海默病？她们是应该呼吁提供疾病治疗方案，还是呼吁关爱患者及其家人，抑或双管齐下？大约十一年后 4 月的这个上午，她选择了为关爱发声。

她坦言："目前，我们还没办法不承受阿尔茨海默病会让人付出巨大情感代价的事实"，"但我们可以减轻这种疾病造成的经济负担，而且必须行动起来，才不至于使最富裕家庭之外的所有人都陷入贫困"。她着眼于有长期护理需求的患者及其家人，总结了为他们提供社会保险所需的国家立法细节。

国会听取了她的意见，但没有采取任何行动。

普里金于 2016 年去世，享年九十岁。上高中时，普里金被迫将毕业生代表致辞的机会让给了班上的一名男同学。校方表示之所以让他获得这份荣誉，是因为他很快就会被派到海外参加第二次世界大战。对于这样的理由，普里金无力反驳。毕竟，她连参战的机会都没有。

高中毕业后，她只能找到当秘书的工作。但随着周围大环境的变化，她凭借自己的努力跳出了秘书圈，成为像斯通一样的高管。

普里金是一位革命领袖，主张公众行使自由权和自决权。在德国医疗和社会系统遭到破坏后，普里金和她在阿尔茨海默病协会的同事接手了阿洛伊斯·阿尔茨海默和他的同事留下的工作。普里金和同事重新划定了衰老与疾病之间的界限，从而引出隐性衰老症遭人诟病的事实。他们将衰老症归为生物学问题，指出这是一种需要诊断和治疗的疾病。

在随后的几年里，她看到了这一观点带来的巨大进展。大家普遍认为，将衰老症归为疾病合情合理。轻度认知损害、淀粉样蛋白成像和药物检测等方面的进展逐渐贴近卡茨曼的目标，即必须预防阿尔茨海默病。就连普里金自己也接受了淀粉样蛋白扫描（结果未检出淀粉样蛋白）。

然而，不如人意的无进展情况也摆在她眼前。要解决患者和美国家庭的负担问题，需要制订计划，但认识到这一点的人并不多。直到普里金去世的那一天，虽然距离她在国会举证要求建立国家长期照护系统已有二十六年，但这样的系统依然不存在。建议阿勒接受照护服务的医疗保健系统提供的照护服务还是那么七零八碎、良莠不齐且价格昂贵，以致和她情况差不多的家庭还是在苦苦挣扎。

为什么会出现这种进展不平衡的情况？因为像普里金丈夫这样的患者，还有像她和她孩子这样的照护者都属于冷战的最终牺牲品。

冷战的最终牺牲品

———

现行医疗保险机构的按服务收费系统设立于 1960 年，旨在解决当时占主导地位的急症医疗问题，因而通常无法让阿尔茨海默病患者及其家属满意。

——阿尔茨海默病研究组，

《国家阿尔茨海默病战略计划：阿尔茨海默病研究组报告》，2009 年

我们要顺应的天意法则是，男人负责养家，女人负责生育。

——参议员山姆·埃尔文

华盛顿特区的夏天一般闷热潮湿，不便举行户外政治仪式，尤其是需要穿夹克打领带的仪式。不过，1988 年独立日周末休假前的那个星期五却是令人非常愉悦的一天。白宫的玫瑰园阳光普照，正适合举行法案签署仪式。站在罗纳德·里根总统身后的是奥蒂斯·鲍恩博士，他是一名医生，也是美国卫生与公众服务部部长兼国会领导人。

里根总统请美国民众设想，如果一种疾病带来的威胁能够迫使一个人穷尽毕生积蓄，让一个家庭在生活上数米量柴，这是一种怎样的境地："即便是对于那些从未真正被迫陷入这种境地的人来说，一种恼人的担忧和恐惧也

会油然而生，害怕总有一天自己也会落得同样的下场。"

接着，他谈及自己将要签署的法案会如何帮助民众脱离困境。"这份法案会让我们安下心来，不再担忧和恐惧。"

就此，里根总统将《医疗保险老年重疾赔付法案》（Medicare Catastrophic Coverage Act）签署成法。"我们无须再在贫穷与死亡之间艰难抉择"——里根在向国会提交的立法信息中如此说道。

国会非常重视阿尔茨海默病问题，就此提出的法案在两党大部分人的支持下通过（众议院 328 票支持，72 票反对；参议院 86 票支持，11 票反对）。国会委托政府问责局发布报告，将阿尔茨海默病列为需要使老年患者及其家属免于产生灾难性开支的疾病之一。

在《老年重疾赔付法案》成为法律的同时，总统选举正如火如荼地进行着。对于阿尔茨海默病患者及其照护者而言，1988 年的选举恰逢吉日良时。里根总统的第二个任期，也是最后一个任期即将结束。此后的总统选举秉持公开竞选的原则，一时间十五名候选人参与竞选。与此同时，另一项活动也在进行中。包括美国退休人员协会、多个工会和阿尔茨海默病协会在内的 140 个倡导组织团结一心，奔赴一项共同的事业：1988 年长期照护计划（Long Term Care 88）。

这项活动主要由美国退休人员协会和维莱尔斯基金会资助，设定了宏伟远大的目标。活动负责人斯蒂芬·麦康奈尔在一次访谈中说道："我们的目标是将长期照护从一种形式转变为一项政策，从而引起政论撰稿人，而不仅仅是那些写家庭问题的人的关注。"[1] 他们尽力说服十五名总统候选人就一项政策达成一致：如果我当选，美国将会设立一项长期照护的社会保险计划。

"1988 年长期照护计划"倡导组织请所有总统候选人谈谈他们如何看待此项计划的前景。艾奥瓦州的两名两党参议员——共和党人查尔斯·格拉斯利和民主党人汤姆·哈金在有关长期照护的公共论坛上采访了每名总统候选人。在党团会议和初选之前，每名候选人发表的评论均在经编辑后通过广播进行了宣读。

麦康奈尔表示，"1988 年长期照护计划"的核心就是"社会保险"。他说："我们发起了很多次投票，公众很支持这项计划，也愿意上缴更多税款。事实上，我们很反感医疗补助计划，因为大家会认为它是一种福利型计划。"此次活动的目标是通过一项像医疗保险和社会保障那样的社会保险计划，其所需资金出自工资税，旨在为所有美国人提供长期照护服务。

《医疗保险老年重疾赔付法案》所述"1988 年长期照护计划"标志着世界上最富裕的国家终于要认真解决家庭贫困问题了。但两年后，希尔达·普里金还是在国会上举证，坦言自己对现状表示担忧。

有这种想法的并非只有她一人。

1989 年 8 月 17 日，星期四，伊利诺伊州芝加哥市众议院议员丹·罗斯特恩科夫斯基从怒气冲冲的人群中逃离。有人朝他大喊道："你个废物！"他们哄他下台，并举牌表示抗议。作为众议院筹款委员会主席，罗斯特恩科夫斯基是主张将《老年重疾赔付法案》纳入法律的国会领导人之一。抗议群体以芝加哥老年人为主，他们对法案维护的不过是和他们一样的群体而感到愤怒，反对因此而增加他们的医疗保险费。

里根坚持认为，《老年重疾赔付法案》的原则是"为自己买单"，因此筹资方式不是对所有在职美国人征税（即工资税），而是对医疗保险受益人征税。在里根的玫瑰园法案签署仪式后的一年内，国会废除了备受诟病的承保法案。

"1988 年长期照护计划"也以失败告终。总统选举的那一晚，麦康奈尔情绪低落。所有候选人都支持实施某种形式的社会保险计划，只有一人例外。"他大概是这么说的：'我会给予这类计划与之价值相符的关注。'"这位候选人就是乔治·赫伯特·沃克·布什。1988 年 11 月 4 日，布什以压倒性优势成为总统选举的赢家。"我们看到的实际情况是，他给予的关注就是毫不关注。"麦康奈尔回忆道。

为长期照护提供社会保险的愿景就此幻灭。

从历史向前发展的角度来看，上述事件都很合理。1976 年，阿尔茨海默病作为一场社会运动的核心进入公众的视野，而这一年也见证了另一场社会反对运动的兴起。

1976 年，罗纳德·里根险些击败福特总统获得共和党提名。四年后，他以压倒性优势当选总统，而共和党也由此掌控参议院，结束了连续二十六年被民主党占多数席位的历史。

里根和他的国会盟友并不主张一些有悖于照护阿尔茨海默病患者的政策。不过，里根革新背后的意识形态力量以及他们明确支持和反对的政策确实使得为患者及其家属提供的照护服务处于停滞不前的状态。

在里根大选获胜之前，美国处于经济萧条期。比如，购买房屋或汽车的贷款通货膨胀率和利率均为两位数。在 1984 年的国情咨文中，里根谈及 70 年代时写道："一年年暴露的问题越来越多，信心一点点流失。似乎政府行事不再受统治者意愿左右。面对不断上升的通货膨胀率和无底线征税，辛勤工作、节衣缩食和承担生存风险的回报反而减少，很多家庭都感到非常无助。然而，与日俱增的规章制度却将所有这一切包覆掩埋。"[2]

为了解决这些问题，里根试图削减预算，放松管制，实现社会服务私有化，以此削弱联邦政府对民生的影响力。他在 1986 年 8 月的一次新闻发布会上开玩笑说，英语里最吓人的一句话是："我是政府派来帮忙的。"[3] 最终，里根成功削减预算，实现了减税，同时将联邦权力下放到各州。他强调，苏联的军事实力正逐步超越美国，并据此增加了国防开支。受这一举措的影响，为长期照护出资的政治意愿进一步被削弱。

在 1982 年的国情咨文中，里根将医疗保险和医疗补助这两项社会保险计划列为需要剔除的计划。他斥责医疗保险"满是浪费和欺诈"。他感慨，医疗保险的费用竟然在"短短十年内"从 112 亿美元增加到 600 亿美元。

他态度坚决，要求"现在就要悬崖勒马"。[4]

随后，数十亿美元的医疗保险预算被尽数削减。从政治角度来看，提供长期照护保险不具备可行性。美国卫生与公众服务部部长赫克勒在其就阿尔茨海默病撰写的报告中删除了有关长期照护筹资的章节。在这位部长对剔除医疗保险计划和医疗补助计划表示担忧之后，她便不再是卫生与公众服务部的负责人，而是"晋升"为驻爱尔兰大使。

在这些政策面前，《老年重疾赔付法案》是违反常规乃至古怪的存在，而事实也的确如此。里根想否决这项法案，但时任副总统的继任总统布什劝他说，否决这项法案不利于他争取选举机会。

正因如此，阿尔茨海默病协会董事会的会议纪要才会频繁提到减轻联邦政府开支带来的"巨大压力"；也正因如此，董事会才应该感恩国会在继续增加对美国国家卫生研究院的资助。对于阿尔茨海默病是否是个问题这一点，国会内部没有争议，但他们对解决这个问题的方法表示反对。

1990 年 4 月的听证会当天，参议员哈特菲尔德谈到自己的父亲几乎沦为植物人，普里金请求国会制订长期照护的社会保险计划。而也就是在这一天，倡导阿尔茨海默病照护计划的志愿者来到了参议员和参议院代表的办公室。一名记者报道了志愿者上访得克萨斯州代表汤姆·迪莱办公室的情况，主要谈及改善照护服务的问题。

"尽管迪莱热情地接待了志愿者，还向他们保证说他们反映的问题他会'牢记在心'，但谈到需要制订联邦长期照护计划时，他变得有些冷淡。"志愿者离开他的办公室后，他解释道："我们那么做可能会造成不良影响，还没有人告诉我们要如何承担这类计划的费用。"[5] 也就是说，他拒绝增加缴税额。

对于里根和他的盟友——比如国会议员迪莱（五年后，他成为众议院多数党党鞭）来说，反对为社会保险计划增税是一种意识形态立场，表明他们坚定不移地与正在内外夹攻美国的"敌人"进行持续不断的斗争。而他们口中的"敌人"正是社会主义。

1961 年 4 月 15 日，美国医学会妇女辅助会向其成员发出了一封紧急信函。"医生们已经要求各科医生的妻子对'咖啡杯行动'（Operation Coffee Cup）负全责，要竭尽全力促使更多人写信给国会，反对社会化医疗，以免将其纳入"金法案"后带来威胁。"⁶"金法案"是众议员塞西尔·金的提案，旨在针对老年人医疗设立社会保险计划。在紧急信函上签名的人包括威廉·麦克西夫人、利奥·史密斯夫人和詹姆斯·莫里森夫人，她们分别担任美国医学会妇女辅助会主席、立法主席和副主席。

就名称而言，"咖啡杯行动"听起来像是由弗吉尼亚州兰利区中情局总部策划的，实则是顺应时代的产物。彼时，冷战正式开启。一副"铁幕"将欧洲划分为共产主义东欧和民主主义西欧。美国和苏联陷入了一场持久的拉锯战，在相互牵制中争抢上锋。装载核武器的轰炸机在空中巡航，潜艇在深海徘徊侦测。美苏双方中的任一方都拥有足以毁灭世界数次的武器装备。

冷战对美国国内政策也有影响。有人斥责"金法案"之类的政策会引入社会主义元素，对立法共识和法条采纳造成严重打击，因为社会主义常被视为共产主义的同义词。

针对"咖啡杯行动"开展的活动包括说服参议员和国会议员发起反抗的十项建议（"第五项——以礼待人——国会议员理应受到尊重"）、问题的书面总结，以及当时的创新型直接交流方式：黑胶唱片。"咖啡杯测师"受命请朋友和邻居来喝咖啡："煮上咖啡，简简单单。"接着，他们要播放唱片的名为"罗纳德·里根公开反对社会化医疗"，鼓励客人写信给他们的众议员和参议员。

这位有着演员背景的政治活动家解释说，"金法案"旨在为所有年满六十五周岁的成年人享受的医疗保健服务提供社会保险，是政府控制医学的第一步。谈到最后，里根"用敌人自己的话"收尾，即引用了美国社会主义者诺曼·托马斯的话："美国人民绝不会有意接受社会主义。但在'自由主义'的名义下，他们将接纳社会主义进程的每个阶段，直到某天美国不知不觉地发展成为一个社会主义国家。"

最终，罗纳德·里根和美国医学会（AMA）及其妇女辅助会在这场冷战博弈中败北。医疗保险于1965年成为法律。不过，他们是冷战的赢家。在美国医学会的游说之下，约翰逊总统将一项医疗保险计划签署成法。该计划仅支持报销医生医疗实践的费用，即后来的"常规和惯常护理"的费用。医疗保险的承保范围不涵盖老年人所需的所有医疗保健项目。

在法定的承保排除清单中，介于第八项（"矫形鞋"）和第十项（"医美手术"）之间的是第九项"监护"。[7]这一非人性化用词暗指清洁工扫大楼的工作，说明普里金和其他照护者的日常工作或聘请他人做的工作不仅仅是为她们的丈夫洗澡、穿衣、喂饭，还要让他们开开心心地活着。法律上没有对医疗保险作进一步规定，也没有说明如何制订照护计划来解决老年人面临的各种医疗问题，比如阿尔茨海默病或当时被称为老年性痴呆症的问题。

诚然，衰老症是到 1976 年才被重新定义为一种疾病的。但早在 1961 年，医学界人士就已认识到老年人口的增加和衰老问题。与此同时，美国医学会号召各科医生的妻子反对以社会化医疗的形式提供医疗保险。《美国医学会杂志》（著名前沿医学期刊）登载了多篇科研论文，介绍如何以最佳方式为日益庞大的老年人群体提供照护服务，尤其是患多种老年综合征的老年人。

路易斯·弗里德菲尔德博士汇总了他在纽约市贝斯以色列医院老年医学诊室的工作成果。这家医院"将医学、精神病学和社会心理学研究融为一体"，目的是在确定需求的同时提供既广泛又集中协调的服务。"[8]迈克尔·达索博士的文章《功能能力的维持》（"Maintenance of Functional Capacity"）谈的就是"监护"，其中提供了大量有关老年人数量不断增加和老年人面临各种残障问题的统计数据，以此说明老年人的长期照护需求。

达索博士写道："如果一个社会面临着残障体弱的老年患者数量持续累加的问题，那么预防附加致残病症和维持功能能力便是医生的主要责任之一。"[9]他汇总了一套"综合医疗服务"，目的是解决骨质疏松、挛缩、萎缩等问题，维持生理和智力功能。

虽说致力于利用科学改善老年患者生活的医生很清楚他们可以为患者提供更好的照护服务，但他们执业的国家无情地坚信，如果联邦政府支持为老年人提供"集中协调"的"综合"医疗服务，结果就是在敌人面前败下阵来。

里根继续抗争。他 1962 年从民主党转向共和党，1967 年赢得加利福尼亚州州长的首轮竞选。

从名称、设计、受众和话术来看，"咖啡杯行动"让人觉得滑稽可笑（提醒美国医学会妇女辅助会成员注意"不要将参议员与众议员混淆"）。但这仍是一个历史性的时刻，由此可窥见文化和政治意识形态是如何影响我们对老年人照护服务的看法的。

1961 年的美国非常害怕共产主义党派夺权，担心付费请医生照护老年人可能就会导致这样的局面。对一位已婚医生的假设是，他是男性，妻子冠夫姓（比如威廉·麦克西夫人、利奥·史密斯夫人和詹姆斯·莫里森夫人），负责照顾他。这样的角色定位暗指妻子是照护者，不适合从事类似于医生这样的工作。但在不到十年的时间里，随着文化环境的改变，一场围绕美国家庭的激烈斗争让阿尔茨海默病患者及其照护者都成为受害者。

1977 年 11 月，《女性的奥秘》的作者贝蒂·弗里丹和数万名美国民众在得克萨斯州休斯敦参加全国妇女大会。与此同时，有 10 000 至 15 000 人聚集在与会场相对的天文竞技场开展反向抗议活动。这场捍卫生命、捍卫家庭的集会由菲莉丝·施拉夫利牵头，她从反自由主义者、反共产主义者转变为反女权运动的领袖，带领集会参与者坚决抵制妇女大会及其建议。

历史学家马乔里·斯普鲁伊尔在她的研究"改变世界的那四天"中写道："女权主义者之间的团结不同于美国女性之间的团结。"[10] 离开休斯敦时，与会者和集会者双方都热情高涨，立志实现各自的目标。每一方都将各自的立场与一系列政策联系在一起，而且彼此站在各自的对立面，没有丝毫可调和的余地。

举例来说，与会者要求通过《平等权利修正案》，集会者则支持废除《平等权利修正案》。施拉夫利提醒大家注意，通过该修正案会导致女性参战。

她领导的"捍卫家庭运动"主张"家庭价值观"高于"女性权利"。此项运动的立场包括坚决反对扩大社会保险计划，使之涵盖所谓监护或长期照护的费用。集会者阵营将这些项目归为"福利计划"，称其与堕胎权和同性恋权一样，是对美国家庭的一大威胁。施拉夫利取得的成就引人注目。到 20 世纪 80 年代，"家庭价值观"已成为共和党的组织意识形态。

1992 年，民主党人比尔·克林顿赢得总统大选，让普里金在 1990 年国会举证中要求针对长期照护制订社会保险计划的提案有望成为现实。克林顿的"医疗改革"承诺包括提供综合性长期照护社会保险。

然而，1994 年的中期选举却让这一切戛然而止。共和党人牢牢控制着众议院，近四分之一的国会议员换新，各委员会主席也是如此，技术评估办公室关闭，留下一份未完成的报告，述及当前为慢性病老年患者提供的照护服务杂乱无章，联邦政府需要如何解决此类问题。另外，阿尔茨海默病咨询委员会也落得解散的下场，医疗改革就此画上句点。

1995 年 1 月 22 日，在新奥尔良艾美酒店召开的董事会会议上，斯蒂芬·麦康奈尔（"1988 年长期照护计划"后，于 1989 年任阿尔茨海默病协会首任公共政策副主席）总结了 1994 年选举对阿尔茨海默病协会的影响。

> 此外，一种理念也在顺势转变，着重强调平衡预算、缩小政府规模、降低税收、减少"政府津贴制"支出（原件特别添加双引号）、从联邦政府转变为州政府，以及突出个人责任。[11]

他总结说，阿尔茨海默病协会面临着一个充满新挑战和新机遇的新环境。协会需要向新当选的国会议员普及阿尔茨海默病的相关知识，告知他们协会的核心事项为研究和长期照护。而且，协会还需要制定相应的策略来加快事项的处理进度。

与此同时，有关美国老年公民的负面评价已渗入政策制定的讨论中。大家把老年人说成是"贪婪的老头"，在度假村坐着高尔夫球车四处闲逛，依赖丰厚的联邦福利生活。[12] 他们是国家的负担，应该自给自足。诸如此类的信息冲击着协会的工作，这不利于他们争取国会支持综合长期照护服务。

随着 20 世纪 90 年代进入尾声，协会发现自己陷入了一场政治堑壕战，倾注精力只为守住各项计划而非扩大其范畴，而且只求小有成效，不求美国国家卫生研究院获得的资助能有大幅度的持续提升，继而达到开展研究和从本质上优化痴呆症老年患者医疗服务的目的。

基于此，提供清晰一致的信息至关重要。举例来说，一则关键信息是对一个简单问题的回答：美国有多少人患阿尔茨海默病？这一数据就是流行病学家口中的患病率，也可解答一个问题：疾病影响范围有多大？回答这一问题是一个起点，目的是为研究和医疗争取联邦资助给出理由。

联邦政府也会基于患病率数据来分配资金。从 20 世纪 80 年代开始，阿尔茨海默病患者人均资金分配率表明，联邦政府在该疾病上投入的资金与为癌症和心血管疾病研究提供的经费相比是多么的微不足道。患病率数据是一项基础数据，用于计算急需帮助的照护者数量。根据照护者在提供照护服务上耗费的时间，可以看出阿尔茨海默病让人付出的代价及其对各个家庭和整个美国造成的数十亿美元的经济影响。患病率这一数据是向国会和美国政府提要求的事实依据，可以告知他们将要在阿尔茨海默病上多花费数百万乃至数十亿美元。

有多少人患有阿尔茨海默病？在 1990 年阿尔茨海默病协会的公共服务公告中，全美国最值得信赖的记者给出了答案。沃尔特·克朗凯特报道："如今，美国至少有 400 万阿尔茨海默病患者。但对于其中几乎每一个受害者来说，身边都伴随着另一个受害者，要么是丈夫、妻子……要么是儿子、女儿……他们的整个人生都随着照护需求的增加而发生变化。"这一惊人的数字由 1989 年美国国家老龄化研究所资助的一项研究得出，相较于之前的统计结果翻了一番。

不过，如此震撼人心的信息很快就引起了争议，这不仅包括科学上的争议，还包括政治上的争议。"阿尔茨海默病的圈套"（The Selling of Alzheimer's）是 1990 年 4 月 28 日发行的《国家期刊》（National Journal）的封面标题。作为面向国会和华盛顿政界内部人士的新闻周刊，当期《国家期刊》

的侧边栏撰文"多少人是阿尔茨海默病的受害者？……数据尚存争议"描述了专家如何探讨研究者得出受害者人数为 400 万的结果所采用的方法。[13]

　　这一数据发表在《美国医学会杂志》上，是对马萨诸塞州东波士顿开展人口研究的结果之一。[14] 对于阿尔茨海默病协会和美国国家老龄化研究所来说，数据引发争议是一个非常糟糕的消息。他们努力向非科研人士解释流行病学和人口统计学的细微差别。事实上，计算阿尔茨海默病患者人数并不像将医生的所有诊断结果叠加起来那么简单。对于阿尔茨海默病，医生要么诊断不足，要么存在误诊，这已不是什么新闻。计算阿尔茨海默病的患病率需要研究人员有所建树，而他们的方法充斥着各种假设，所得结果如何还要看具体怎么解读。

　　1984 年的阿尔茨海默病诊断标准将阿尔茨海默病的诊断与痴呆症的诊断紧密地联系在一起。但在确定目标对象是否患有痴呆症、病因是否是阿尔茨海默病时，研究人员采用的方法中并未引入通过与老年人和与之相熟的人沟通得到的临床诊断结果，而是参考了老年人调查结果和相对简短的成年人居家认知能力测试结果。靠认知测试分数诊断可能会错误地给老年人贴上"阿尔茨海默病"的标签，因为实际情况可能是受试者不过存在轻微的记忆问题，或者当天认知测试发挥失常。要知道，当时的主流观点是阿尔茨海默病与痴呆症紧密相关，即没有痴呆症就没有阿尔茨海默病。由于轻度认知损害尚不为人所知，上述人口研究的结果因妄言阿尔茨海默病问题的严重性而受到质疑。其他美国国家老龄化研究所资助的研究采用了不同的方法统计，虽然得出的患病率估计值仍然很大，但明显小于上述人口研究的结果。

　　值得注意的是，在这场就最佳患病率衡量方式展开的激烈争论发生之时，阿尔茨海默病还"很年轻"。如果说卡茨曼博士在 1976 年发表的论文为刚刚认识到阿尔茨海默病是一种常见且危及生命的疾病，那么此时这种疾病的"年龄"还不到二十岁。阿尔茨海默病协会和美国国家老龄化研究所研究人员要完成的任务是向美国，尤其是国会证明：为阿尔茨海默病这种常见疾病提供的资助应该像为癌症、心脏病等常见且危及生命的疾病提供的资助那样，与其严重程度和对国家造成的负担成正比。因此，关于患病率的争论给国家带来了巨大的政治阻碍。虽然让美国持续关注阿尔茨海默病也很有必要，但其他疾病带来的竞争压力不容小觑。

在阿尔茨海默病"成年"的同时，另一种年轻、可怕的疾病紧随其后。它就是获得性免疫缺陷综合征（AIDS，即艾滋病），一种由人类免疫缺陷病毒（HIV）引发的致命性疾病。其首批病例于1981年被报出。

与阿尔茨海默病如出一辙，HIV/AIDS也是以缓慢的速度走上了公共卫生危机的舞台，让人意识到需要持续投入大量资金来支持研究和治疗。而也正是在这种情况下，艾滋病患者承受了巨大的舆论压力，几近崩溃。但随着20世纪80年代的到来，这两种疾病踏上了截然不同的历程。

到了90年代初，尽管里根政府对HIV/AIDS一副漠不关心的态度令人失望，但它仍旧引起了公众的极大关注。这种传染性病毒引发流行病的局面类似于1918—1919年的流感疫情，当时全球范围内的感染人数为5亿，死亡人数为5000万。不过，1980年未报出病例。十年后，世界卫生组织估计有800万到1000万人感染HIV，283 000人患有艾滋病。[15]像患流感一样，以往健康的年轻人在患艾滋病后的病情进展很快，而且症状非常严重，几近死亡边缘。这些患者大声疾呼，要求国家采取行动。美国因此需要立即开展大批量的联邦研究，找到诊断、治疗和预防HIV/AIDS的方法。

相比之下，阿尔茨海默病的拥护者还在努力争取美国对该疾病的关注。他们发起行动号召，强调阿尔茨海默病是一种常见、致命且代价高昂的疾病，美国需要为此大幅度增加研究经费，但这样的号召受制于一系列棘手的问题。阿尔茨海默病究竟是衰老症还是正常的衰老过程？阿尔茨海默病和痴呆症有什么区别？多少人患有阿尔茨海默病？照护患者也就是家属的工作，不是吗？

1993年标志着HIV/AIDS出现了拐点。那一年，国会授权成立于1988年的美国国家卫生研究院艾滋病研究办公室（Office of AIDS Research）制订年度跨美国国家卫生研究院研究计划，而且批准他们直接向总统申请落实该计划所需的经费。

美国国家卫生研究院研究人员和 HIV/AIDS 患者的拥护者被授予了极大的财政自由裁量权和威权地位。他们有权制订计划，还能在此基础上获得一笔实施经费。而事实上，他们也的确行使了这样的权利。得益于 1971 年通过的《国家癌症法案》，癌症研究人员也获得了类似的权利，能够"绕过"一贯循环往复的国会拨款权术。上述两项"不请示"预算是典型的例外，打破了国会不提供"当月疾病资助"的常规。时至 1999 年，美国国家卫生研究院获得的 HIV/AIDS 和癌症研究经费分别是 18 亿美元和 30 亿美元。

同年，阿尔茨海默病的研究经费是 4 亿美元。这样的经费额度与其他众多疾病无异，不过是在国会拨给美国国家卫生研究院的预算中占一小部分而已。也就是说，阿尔茨海默病的研究经费多少取决于美国国家卫生研究院整体预算的起伏。随着经济的起起落落，美国国家卫生研究院获得的预算拨款也时高时低。政府和国会要么就支出优先事项争执不下，要么由像参议员哈特菲尔德这样既苦于现状又有权势的国会议员推动一次性专项拨款。

临近 20 世纪末，阿尔茨海默病这一"百年顽疾"仍是一场没有国家计划予以化解的危机。这其中有讽刺意味的情况，想起来实在令人心酸。虽说所有人都同意阿尔茨海默病是一种牵动整个家庭的疾病，但家庭价值观的意识形态和对联邦计划的反感决定性地阻碍了为数百万患者及其家属提供照护服务的落实进度。一场冷战旷日持久，甚至在 1991 年苏联解体后仍然继续，而阿尔茨海默病患者及其家属则是这场战争的附带牺牲品。其中一名患者是罗纳德·里根总统，他在 1995 年 11 月宣布自己经诊断患有阿尔茨海默病。

所有人都同意这种疾病很常见，里根和他的妻子南希只是数百万患者和照护者中的两例，但和他们情况类似的群体有多庞大？这是一个模糊不清的问题，我们也给不出确切的估计值。1996 年美国审计总署（United States General Accounting Office，现更名为"美国政府问责署"）的一份报告，更是让人对究竟有多少美国人患有阿尔茨海默病感到不安。根据《阿尔茨海默病：美国患病率估计值》（"Alzheimer's Disease: Estimates of the Prevalence in the United States"）报告的结果，美国的患病人数约为 190 万，而非 400 万。甚至在几十年后的 2019 年，美国国家老龄化研究所对"有多少美国人患有阿尔茨海默病？"的回答也是不痛不痒："虽然估计值存有差异，但专家认为，多达 550 万年满六十五岁的美国人可能患有阿尔茨海默病。"[16]

　　普里金出席了在新奥尔良举行的董事会会议，会上史蒂芬·麦康奈尔理智地分析了 1994 年的总统大选。普里金还了解到，自从里根总统宣布自己患病，阿尔茨海默病协会免费求助热线的拨打次数就翻了一番。这些电话能够简单直白地说明一个问题：像她这样的中产阶级家庭，既不富也不穷，但还是需要帮助。不过，麦康奈尔的分析表明，美国正在发生变化，而像她这样的家庭很难获得帮助。为此，普里金自己也做出了改变。就像最初是民主党人后来变成共和党人的里根一样，做了一辈子共和党人的普里金也改变了自己的政治立场，转而成为民主党人。

有药就有希望？

———

如果这些干预措施是药物，不会快速获批的概率想必很小。

——肯尼思·科文斯基和 C. 布里·约翰逊，

《构思更好的痴呆症医疗方法》（"Envisioning Better Approaches for Dementia Care"），

《内科医学年鉴》（*Annals of Internal Medicine*），2006 年

1980 年 7 月 15 日，星期二，上午十点半，在德克森参议院办公大楼 4232 号房，美国人民第一次真正认识了阿尔茨海默病照护者。当时的情况是，美国参议院劳工和人力资源委员会老龄问题分会和众议院拨款委员会劳工、健康、教育和福利分会召开联合听证会——阿尔茨海默病对美国老年人的影响（Impact of Alzheimer's Disease on the Nation's Elderly）。[1] 听证会主持，也是唯一出席听证会的国会议员，老龄问题分会的主席——密苏里州参议员托马斯·伊格顿。

他指出，此次听证会旨在"分析阿尔茨海默病和其他老年痴呆症对我们社会的影响并听取相关举证"。他引用了患病数量和疾病开支（约 150 万到 250 万美国人每年花费 600 亿美元）这两项"令人震惊的统计数据"，然后恳切地说："这种悄无声息的流行病真正让我们付出的代价……有社会优秀人

才的流失、家庭的破裂和人格尊严的丧失，这些都对我们整个社会造成了无法估量的消耗。"

结束开场白后，他介绍了第一名证人，也是第一个向自己的同胞讲述阿尔茨海默病的美国人。她就是波比·格莱兹，阿尔茨海默病和相关疾病协会与明尼苏达州阿尔茨海默病和相关疾病自助团体协会的创始成员之一。

格莱兹说了一段骇人听闻的经历。她说，有阿尔茨海默病存在的人生就像是"一场永无止境的葬礼"。她的丈夫曾经是"一位英俊威武、充满活力的男士，是公民领袖、公众演说家，也是备受尊敬的商界能手"。而今，他成了"一个统计数据"。他上次开口说话或认出她还是四年前的事。她也已经不知道自己的身份是什么了。

面对公众，她发问："我丈夫还在世，但我提到他时用的是过去时。我没有离婚，也不是寡妇，但我的归宿在哪儿？"

接着，她开始从头叙述自己的经历。她说，多年来他们的生活每况愈下。之所以是"他们"而不是"他"，是因为在丈夫日渐失能、焦躁、孤僻的同时，他们的生活拮据，而她则是孤立无援。

一路走来，他们遭受冷遇的日子从未间断。神经科医生在候诊室告知她丈夫的诊断结果。得出诊断但无解，无视和冷漠已是常态。"没有人告诉我阿尔茨海默病是什么，会出现什么情况，我要如何应对，也没有人告诉我谁可以教我面对未来的一系列重大问题。"

为此他们多次搬家，房子一次比一次小。她独自一人，游荡在一个光怪陆离的超现实世界。"我找不到任何归属感。"她解释说，自己已经成了一个"不存在的人"。

不过，当丈夫躺在退伍军人事务部医院里奄奄一息时，她和希尔达·普里金以及其他妇女一起组建了自助团体。这让她慢慢地找到了活着的意义。举证最后，她提到了团体的努力。"我们的家人已经迷失，但我们选择继续走下去。或许我们最大的损失是精神上的，因为我们在已经千疮百孔的情况下，还要不顾尊严地'祈求救助'。"

这是个再悲伤不过的故事。

她说完后，参议员伊格顿便开始了他类似于盘问的发言。这位密苏里州前任司法部部长请她谈谈患病早期一些能够暴露问题的迹象：他当时多大年纪？他打过高尔夫球吗？"打过。"她说，她还送出去好几箱奖杯。他问她丈夫在开始有症状之前的抑郁期，以及病情恶化的速度。他还问她丈夫是否承认自己的症状，等等。一个问题接着一个问题地问。有时，这种问答会来回进行，因为要求提供日期和细节，就像检察官想要抓住证人的把柄一样。格莱兹一直很配合地回答问题，还提供了很多两人相处的细节——"我变得很孤独……我们之间没有交流"——她礼貌地尊称参议员为"先生"。

这位参议员长达二十分钟的提问将阿尔茨海默病患者的痛苦生活暴露得一览无余。格莱兹的丈夫（格莱兹没提及丈夫的姓名，参议员也没问）"像个婴儿"，是一个叫不出名字、沉默无言、卧床不起的男人。

对于伊格顿来说，这一定是一段非常痛苦的个人经历。他懂得一个人患上为人所不齿的疾病后生活会变得多么艰难。1972 年，他经诊断患有重度抑郁症，而后接受电抽搐治疗。此消息公开后，他以民主党候选人的身份退出了副总统的竞选。

这位参议员准备结束提问。

"我再问最后一个问题，"他说道，"如果在 1968 年就知道你到目前为止通过累积经验和个人勤奋努力所学到的一切、所知晓的一切，那时你会为你的丈夫做些什么？或者说你应该为他做些什么？"

格莱兹的机会来了。这是参议员有意为她牵线搭桥，让她在一个全国性的平台上为她和丈夫所经历的痛苦寻求理解。她可以告诉美国的每一个人，什么该做，什么不该做。于是，她说了这样一段话：

"我肯定会更快地寻求帮助，但现在看来应该用处不大。因为，"她解释说，"到目前为止还没有什么治疗方法。"简言之，哪怕回到过去，她的做法也不会有什么改变。她的言语中透露出的，除了绝望，还是绝望。

在她之后发言的证人和她一样，也是大胆有力地表达了自己的悲愤交加之情。杰瑞·斯通谈到人格如何先于身体恶化，而后身体又如何以"怪异但不可避免的方式"恶化。这就话强调的重点是，只有等到这个阶段，才能想办法治疗。他介绍了自己的"家庭医院"，说为了顾及妻子的身体，他聘请了多名全职护士和管家。

无论家境贫富，照护者都陷入了同样的绝境。格莱兹和斯通这两名照护者只能顾及"疾病的生理治疗"，比如用抗生素治疗肺部和泌尿系统感染、以垫尿布来应对"双重失禁"、用搅拌器做食糜、通过抽吸清理大量口腔分泌物等。他们迫切需要的是一种让人恢复心智的治疗方法，一种让人能继续存活的药片，而如果能让人"迷途知返"，那就再好不过了。这便是寻求诊断的原因之一。格莱兹表达了自己的无助之后，也确实迎来了一些希望。"看到研究取得的成果，哪怕是着眼于未来，我也非常激动、非常兴奋。"

六年后的 1986 年 11 月，这样的未来就在眼前：研究人员宣布了一项突破性发现。

1986 年的感恩节"提前"来了。11 月 13 日，《新英格兰医学杂志》（*New England Journal of Medicine*）的头版文章是《有关口服四氢氨基吖啶用于长期治疗阿尔茨海默型老年性痴呆症的研究》（"Oral Tetrahydroaminoacridine in Long-Term Treatment of Senile Dementia, Alzheimer Type"），其中报告了用药物四氢氨基吖啶（简称"他克林"）治疗十七例疑似中晚期阿尔茨海默病患者的效果。[2] 该文作者威廉·萨默斯及其同事表示，他们的研究结果"具有戏剧性"。"一例受试者做家务的能力有所提升，一例受试者能够重拾兼职工作，还有一例退休的受试者能够像以往一样每天打高尔夫球。"一篇随附的社论称这项研究是"科学方法的胜利"，对这项研究以及为其做铺垫的其他试验所采用的"理性路线"给予了高度评价，并声称这体现了"美国投资科研事业的积极回馈"。他克林的出现是振奋人心的喜讯。它就是格莱兹期盼已久的解药，是可能让她丈夫康复的治疗选项。如今，她又可以用现在时谈论自己的丈夫了。

经过七年的研究和三项美国食品药品监督管理局的审查之后，他克林获批上市，成为由派克－戴维斯（Parke-Davis）销售的药品 Cognex。服用这种药物并不轻松，需要每天用药四次且剂量逐渐加大，同时还要仔细监测肝毒性以及患者对恶心和腹泻等副作用的耐受性。

但到了 1996 年，这些问题在很大程度上已经不复存在。美国食品药品监督管理局批准了一种新型胆碱酯酶抑制剂，名为多奈哌齐。作为该药物的共同所有者，辉瑞公司和卫材公司将其命名为安理申（Aricept）并注册了商标"值得铭记的药品"。这种药物每天只需服用一次，无须验血，引发的副作用更少。医学期刊上的广告拍摄了一对老年男女手挽着手站在一条阳光明媚、树影斑驳的鹅卵石小路上，配文是："让他们在记忆的小路上走得更长久。增强认知功能。"

Cognex、安理申以及之后的 Exelon 和 Razadyne 都属于胆碱酯酶抑制剂类药物。这些药物的作用是提高脑内神经递质"乙酰胆碱"的浓度水平。

发现这类药物能够治疗阿尔茨海默病是两条研究路线融合的结果。第一条研究路线的成果是发现一种抗胆碱能药（即阻断大脑乙酰胆碱的药物）会使用药者出现记忆力丧失。例如，麻醉师会利用这一特性，在产程及分娩期间给孕妇施用东莨菪碱这种抗胆碱能药物。研究人员表示，认知能力未受损的老年人在服用这种药物后出现记忆力测试评分下降，情况类似于阿尔茨海默病型痴呆症患者经测试表现出的认知能力受损。第二条研究路线的成果来自神经病理学家。研究发现，受阿尔茨海默病影响的几个脑区要靠乙酰胆碱才能完成细胞间的通信。

上述发现和有关 Cognex、安理申及其同类药物的研究结果共同佐证了一项假说——阿尔茨海默病胆碱能假说。对此，医学会议给出了更简单的表述，称阿尔茨海默病是一种胆碱能神经传递疾病。作为类比，专家谈到了帕金森病这一多巴胺失调症。服用多巴胺片剂后，患者会停止震颤且步态恢复平稳。同样，服用 Cognex 或安理申后，患者的记忆力和其他认知能力均有所改善。在美国阿尔茨海默病协会成立和美国国家老龄化研究所专攻阿尔茨海默病问题六年后，研究人员发现了一种治疗该疾病的方法。

安理申是患者就诊的原因之一，他们认为有药就有希望。

当真如此吗？

2015 年 1 月 11 日，布鲁诺·杜布瓦博士在麦克风上栽了跟头。[3] 杜布瓦是巴黎 Salpêtrière 大学医院（University Salpêtrière Hospital）的神经学教授，也是该大学记忆与阿尔茨海默病研究所（Memory and Alzheimer's Disease Institute）所长。当时，他正接受 France Inter 广播电台记者的采访，谈有关阿尔茨海默病的故事。杜布瓦是在国际上享有盛誉的阿尔茨海默病研究者，他的工作包括研究胆碱酯酶抑制剂和制定阿尔茨海默病诊断指南，也就是后来著名的"杜布瓦标准"。

在采访接近尾声时，他以为记者关掉了麦克风，便开始"畅所欲言"。

他对记者说的话翻译过来就是："真是有点可惜……有那么多重要的事可以谈，我们却在谈一些无用的药。我很清楚这些药没什么效果……但我明知道它们没用，还不得不说它们是有点效果的，不然就会失去服药患者的信任。"

"Ils ne servent à rien."翻译过来就是"它们没用"。

这些话传遍了整个法国。

自 1993 年以来，他向数百万患者开过自己研究的药物，但这些处方在很大程度上都没有什么临床效果。虽说他如此坦白是一反常态，但他说的话还比较中肯，只不过夸张了点儿而已。2016 年，美国国家老龄化研究所发文号召研究人员申请资金，建立全国性临床试验中心联盟，共同研究阿尔茨海默病的治疗方法。在号召文件的前言中，美国国家老龄化研究所总结了现有治疗方案的情况，指出"现有治疗方案在相对较短的时间内对临床症状的改善仅表现出适中的效果。尚无任一方案对疾病进展表现出明显的治疗效果。"[4]

事实上，胆碱能假说从一开始就备受争议。阿尔茨海默病患者的脑内变化远不止胆碱能神经元减少那么简单，因而胆碱能假说并未解释清楚引发该疾病的根本原因。可以说，阿尔茨海默病患者的脑细胞处于濒死状态。

在 1986 年萨默斯研究过后的数年中，他克林的多项临床试验均未能重现他那戏剧性的研究结果。不过，这些试验显示他克林对认知评估指标有一定程度的改善。研究人员难以证明他克林对做家务、打高尔夫球等日常生活评估指标的影响，而且在一些研究中也没有发现这样的影响。于是，临床医生和研究人员就他克林的治疗益处展开争论。

这些争论在美国食品药品监督管理局就派克 – 戴维斯申请批准他克林的听证会上变得一发不可收拾。美国食品药品监督管理局曾两次拒绝批准该药物。在第三次听证会上，他克林通过了美国食品药品监督管理局的审批。顾问委员会成员之一、圣路易斯华盛顿大学的神经学家伦纳德·伯格总结了医学界对胆碱酯酶抑制剂类药物的矛盾心理。[5]

伯格想象自己与一名患者及其家属面谈是否要服用他克林的问题："你不能对他克林的疗效抱有过高的期望。服药后病情得到显著改善的可能性很小，但还是有可能出现一些评估指标的改善，某些人可能会声称这是有临床意义的改善。改善程度的意义有多大取决于你自己的看法，而不是我的看法。事实上，我们在座的很多人都认为几乎掀不起波澜的事会让其他很多人心生欢喜，甚至视为至宝。"

"某些人可能会声称这是有临床意义的改善……取决于你自己的看法，而不是我的看法。"伯格的话反映了问题的关键。

如果谈论的是治疗帕金森病的药物，他会说得更通俗易懂。比如他会讨论步行速度加快、跌倒次数减少和震颤症状减轻等情形，其中每一种都很容易评估，也很容易向患者及其家属进行解释。然而，谈论阿尔茨海默病这样的话题就没那么明确，也没那么条理分明了。

像伯格这样的阿尔茨海默病专家已经想出了一套符合科学逻辑的语言体系，以便与患者及其家属交流治疗用药的益处。他们的用词基于阿尔茨海默病评估量表（ADAS）这一认知测试的结果。阿尔茨海默病评估量表是一种复杂的认知评估方法，大约需要三十分钟才能完成，因而未被用于临床实践。不过，问题是如何将评估量表的评分转化为患者的日常生活情况。而由此产生的争议，集中在一件复杂而微妙的小事上。

萨默斯提供的一系列患者简述暴露了评估难点。那些患者的经历极其个人化，而且体现在做家务、打高尔夫球和做兼职工作等各种活动上。这些信息揭示了药效评估的复杂性，即药物能够在多大程度上让一个人发挥自主性，自己决定自己的生活。这一领域的研究采用一部分为程式化提问的访谈形式进行，旨在从个人和特定方面来收集每名患者的生活信息。对患者访谈一段时间之后，临床医生会得到一份简述，据以判断病情是有整体改善、没有变化，还是有所恶化。这种访谈简述后来被称为临床医生对病情变化的整体印象，简称"整体印象"。

不过，临床医生应该与何人面谈才能获得这些简述？回答此问题时产生的争议揭示了一个事实：阿尔茨海默病虽说很常见，但仍是一种让人捉摸不透的疾病。例如，与患者面谈会发生令人怀疑的情况。患者会尽量淡化自己的身体机能问题，而这就很有可能导致无法评测药效。另一种情况是，如果药物确实有效且患者病情有所改善，他们可能会变得更加失落。因为患者的认知问题虽已有所缓解，但眼下让人烦心的程度却更高。从表面上看，像波比·格莱兹这样的照护者显然是合适的谈话对象，但与之面谈也会带来一些问题，比如可能会谈及药物的副作用、她自己的痛苦，还可能会夸大患者病情的改善程度。有药就有希望的想法会产生一种安慰剂效应，即病情实际上可能没有得到任何改善，但表观上感觉获得了一定的改善。

对这一领域的研究确定了一项策略。如果某研究证实了两项结果，则将治疗阿尔茨海默病的药物视为有效。其一，采用阿尔茨海默病评估量表评估证实认知能力提升；其二，临床医生根据照护者提供的信息得出的总体评分有所提升。当伯格说"某些人可能会声称这是有临床意义的改善……取决于你自己的看法，而不是我的看法"时，他想进一步说明的其实就是上述第二项结果。

　　大部分临床研究人员一致认为，采用认知测试和整体评估的双重终点开展的研究能够证实服用胆碱酯酶抑制剂的益处优于服用安慰剂。对于主导该领域研究的争论，也是在美国食品药品监督管理局批准 Cognex 后二十二年杜布瓦无意中引发的争论，其关键点在于是否值得为胆碱酶抑制剂的益处投入资源，使之成为切实的治疗选项。

　　对此，研究人员会毫不犹豫地给出肯定的答案。在胆碱能假说的支撑下，阿尔茨海默病成了一种既能以神经病理学家在实验室保存的大脑为样本研究的疾病，还能以活体为对象研究的疾病。无论是神经学家和精神病学家，还是临床医生和像杜布瓦这样的研究人员，阿尔茨海默病都是一种可以让他们成就一番事业、获得研究经费的疾病。而对于某些研究人员来说，企业重金洽谈合作意向的机会也会随之而来。

　　对于临床医生、患者和社会而言，获益风险比与成本之间的有利平衡并不明显。很多患者和照护者都遇到过一种非常奇怪的情况，这让他们心生不快。由于医生没有告知他们自己开的药治疗的是什么病，他们要到药房才能得知诊断结果。大部分医生只不过是缺乏适当透露诊断结果所需的技巧和时间。相比之下，药剂师会向患者及其家属提供有关药物的信息，这时他们就会了解到诊断结果。最重要的是，很多照护者表示药物对自己的家属起到的改善作用可以说是微乎其微。

　　像澳大利亚、加拿大、英国和法国这样的国家，药物成本已纳入有关药物审批的决策范畴，或者取决于是否将药物纳入国家处方集。为此，胆碱酯酶抑制剂就成了让政策制定者夜不能寐的噩梦。英国的独立研究所要负责针对健康和社会关怀的价值来提供循证指南，但在胆碱酯酶抑制剂的问题上多年来一直面临争议乃至诉讼，因为他们决定将胆碱酯酶抑制剂的适用群体限制为所患痴呆症的严重程度在一定范围内且经治疗有效的患者。法国基本上放弃了承担这部分药费，于 2018 年 5 月宣布将经费用于提供治疗干预，以便发挥更大的价值。[6]

　　"有药就有希望"的故事迎来了它的结局：萨默斯的研究经判定为无效。

在他的论文发表五年后，《新英格兰医学杂志》登出美国食品药品监督管理局对其研究的调查结果。美国食品药品监督管理局发现，该研究的设计和实施都存在重大错误。萨默斯的论文，与其说是一份科研报告，不如说是一篇单单记载了一系列轶事的文章。

该杂志的编辑阿诺德·雷尔曼在一篇社论中解释说，其实多位审稿人都表达过对该研究设计的顾虑，但他个人很支持刊登萨默斯的研究报告，并且引用了其中一位审稿人的话："作者给出的结果应该能够带动后续研究，而这本身就是发表文章的理由。"[7]就像杜布瓦坦白药效一样，这是一种不同寻常的表达方式，展现了科学家真实的想法和感受。

"科学方法的胜利"实际上是一种对攻克无法治愈的疾病的渴望。其实，编辑和同行审稿人已经放宽了对该研究的审议和评判标准。研究人员和他们所服务的病人及家属一样，是人，会犯错，也会绝望。雷尔曼在其社论的结尾写道："我们只能希望这场争论会带来一些真正的进展，让我们能够更好地应对常见但可怕的疾病。"他不是寄希望于药物，而是寄希望于争议。

那么，为什么杜布瓦博士口中那些"无用"的药物还在研究范畴内，也还属于处方药呢？其根本原因在于一种体系，即先将科研成果转化为产品，再将其推销给临床医生、患者和照护者。胆碱酯酶抑制剂曾一度有强大的商业模式做后盾，先是由私人和公共渠道提供研究经费，用于开发和检测这类药物，再是就其益处和危害开展监管审查。最重要的是，推广这类药物的处方有赖于一个高度协调且有组织的体系。

我记得那时候医药代表频频到访，问我对销售人员推销的药物有何"体验"，是否需要任何支持或资金来开展知识普及活动。Razadyne（成分为加兰他敏）的销售人员给了我一包 Razzles（一种咀嚼后就会变成口香糖的糖果），还给我留言："Razadyne 就像 Razzles 一样有趣！！"我收到多家顾问委员会的邀请，其中包括杜布瓦博士曾任职的一家，但这些邀请我都一一婉拒了。

2002 年，安理申的广告展示了一名老妇人在给一个小孩读书，配文是：

"维持认知功能的药？不，是睡前故事。"这是为宣传尽早行动，改善病情落下一个支点。由此传达的新信息表明，药物能够延缓病情，因而要尽早服用。对于一些拒绝服用片剂或因严重不适而无法进行正常吞咽的患者来说，液体和敷贴这两种剂型能够为顺利给药提供保证。私人医疗保险计划自 2003 年启动，由医疗保险体系承担费用。

2006 年，《内科医学年鉴》刊载了两项阿尔茨海默病干预研究的结果。[8、9] 这两项结果非常喜人：不仅患者在健康水平、幸福感和满意度方面均有所提升，就连他们的照护者也是如此。另外，疾病负担减轻了，社会支持率上升了。

这两项研究都验证了"行为干预"的效果。其中，一项研究评估了医疗工作者（通常也是社会工作者）是否可以帮助患者及其家属管理和安排好正常一天的活动。这些社会工作者会帮助照护者区分哪些是患者喜欢的活动，哪些是可以与患者一同完成的活动，比如烹饪、散步，或者为患者使用的财务账户设置警报。另一项研究验证了一种培训照护者的干预措施，旨在帮助照护者确定和解决患者常见的行为和身体机能问题，比如了解什么是淡漠（缺乏主动性）、淡漠与抑郁（情绪低落）有什么区别，以及如何采用一些方法来解决这些问题。具体而言，这些方法包括要求患者不要选择是否从事某项活动，而是在两项活动中选一项；或者直接让患者从事某项活动，而非询问患者是否有意愿从事此项活动。

格莱兹在向美国民众举证时感慨道："没有人告诉我阿尔茨海默病是什么，会出现什么情况，我要如何应对，也没有人告诉我谁可以教我面对未来的一系列重大问题。"上述干预措施恰好能满足她的需求。然而，二十六年后，即便是在有关干预措施的两项研究见刊之后，像格莱兹这样的照护者依然没有接纳其中的观点。

对此，随附的社论总结道："如果这些干预措施是药物，不会快速获批的概率想必很小。从获益程度和证据质量来看，这些干预措施的优势明显强于当前已获批的痴呆症药物疗法。"[10] "已获批的痴呆性药物疗法"指的就是胆碱酯酶抑制剂。当时美国的问题是，除非有商业模式，否则有效干预就不属于治疗，而且这样的问题至今依然存在。

但就行为干预而言，除了美国国家老龄化研究所、基金会和国家机构会提供经费支持，没有一个体系会来宣传、推广这些措施或使其商品化、持续化。药物疗法和干预措施所属体系的差异在于，前者财力雄厚，后者分散失调。而这种差异正是阿尔茨海默病危机的核心所在，让治疗与照护之间形成了不合情理的竞争关系。

从阿尔茨海默病行动发起开始，研究人员、美国国家老龄化研究所高级职员和阿尔茨海默病协会成员就将阿尔茨海默病与脊髓灰质炎做了比较。脊髓灰质炎也是一种流行病，如果不治疗，美国将要为数百万残障老年患者提供照护服务。他们强调，我们并没有造一个人工呼吸机来对抗脊髓灰质炎，而是研发了疫苗。在阿尔茨海默病的问题上也是如此，我们可以建造更多疗养院，也可以探索治疗方案。

但是四十年过去了，治疗方案却不知在何处。像格莱兹和普里金的处境那样，照护者还是苦于没有人为他们解释阿尔茨海默病是什么、会出现什么情况，以及如何面对未来的一系列重大问题。

让护理与治疗之间形成矛盾关系这一事实颇具历史讽刺意味。派克－戴维斯制药公司曾一度想要解决这个问题，为此制订了"阿尔茨海默病家庭照护计划"。

该计划宣传册的封面写明患者可"免费参与"，一天服用四次 Cognex。供患者申请参与计划拨打的免费电话号码下方写道："我们将为您指派一名私人护理顾问，您可以通过电话与其联系，您还可以获得知识普及和其他支持服务。"照护和治疗曾一度合为一体，但在 Cognex 失去市场之后，家庭照护也化为泡影了。

第三部分

与阿尔茨海默病和谐共处

· ·

每次医生接诊患者时都会问："是什么原因来看病呢？哪里不舒服？具体是怎么回事？"医生以两件事为傲：一是自己的能力；二是运用自己的能力为患者争得最大利益。

——埃德蒙·佩莱格里诺，《良医的专业精神、职业素养和德行》

（"Professionalism, Profession and the Virtues of the Good Physician"），

《西奈山医学杂志》（*Mount Sinai Journal of Medicine*），2002 年

就像我们能够通过降低高胆固醇水平来降低心肌梗死的风险一样，希望有朝一日我们也能够治疗无症状的脑淀粉样变性患者，最终延缓乃至预防更严重的 A-β（淀粉样蛋白）积累和阿尔茨海默病的临床症状。

——帕斯夸尔·桑切斯－胡安和苏达·谢沙尔迪，

《β 淀粉样蛋白积累的动态测定：APOE 的早期影响》

（"Dynamic Measurements of β-amyloid Accumulation: The Early Effect of APOE"），《神经病学》（*Neurology*），2017 年

十六

不普通的普通

凡事都有定期，天下万务都有定时。

——《圣经·传道书》3:1

在丈夫达伦去世后的几个月里，贝弗利独自一人待在比旧居狭小的新住所，选择接受现实开始新的生活。记得她和丈夫驱车回宾夕法尼亚州斯克兰顿的家，那一刻他们的夫妻生活开始脱离周而复始的日常循环，也不再有五十五年来一起走过的那些风风雨雨。当时，她刚陪他看完初级护理医生。达伦坚持要贝弗利发誓，说她不会告诉任何人"这件事"。"不告诉孩子，不告诉我俱乐部的那些哥们。谁都不准说。"

他们盯着前方，似乎看着灰色的道路也好过待在彼此身边。

"为什么？"她问。

过了一会儿，他才开口说道："因为，没什么大不了，我没事。"

又过了几周，事情好像他说的那样，有些日子感觉又回到了以前。她的睡眠也好了一些。他在工作室里敲打修补，忙自己的事。看医生的过程很快（达伦说他们看医生一直这样），但医生说的话对贝弗利很有帮助。她向医生提起"那件事"，说达伦变得孤僻消沉，吃饭时不说话，平时冷冷淡淡，对她从黏土工作室带回来的作品漠不关心。但这些并不是她忧虑的关键，她担心他得了抑郁症或脑瘤，又或者有了外遇。不过，医生只是简单地说是轻度记忆力问题，并为她开了安理申。

丈夫服药几个月后，好像有所好转，好像又没有好转，她也不太确定。整日忙于各种家务琐事让她疲惫不堪，但她一心觉得自己有责任把家打理得井井有条。达伦坚持自己处理服药事宜和家庭开支，但她不确定他是否记得吃药，也不确定费用付得对不对。每次和他谈起这些事，或是她注意到的任何其他问题，都像是在为了他不接受的事实而争吵。他不愿意多谈，只信自己那一套。

在与医生进行为期一年的随访访视期间，她不愿意当着达伦的面和医生讨论这些问题，于是就自己憋在心里。他们看病的时间很短，她只能对医生说达伦的记忆力似乎并没有因服药而有所改善。于是，医生建议他尝试做一些益智游戏。

"这些药怎么办？"达伦摇了摇纸袋说道。纸袋里的药瓶叮当作响，这些药每个月的费用将近 200 美元。药瓶上的标签都象征着希望：Brain Pill、Lumonol、OptiMind 和 Focus Factor。

医生耸了耸肩，说道："吃吧，没事。六个月后见。"

她没有告诉医生她感到孤立无援，达伦反复问同样的问题让她抓狂，她一直想去探亲的计划被无限期搁置，她的生活逐渐变得孤独、拮据、离群索居，就像一场醒不来的噩梦。

她要怎么跟医生说这些呢？医生只会同时与他们面谈，而且只和达伦谈，基本上无视她的存在。她放弃了自己的黏土工作室，他们与大多数俱乐部朋友的关系也日渐疏远。她的生活大不如前，现在的她不是在打仗，就是在逃避。有时，她会陷入最消极的情绪中，梦见自己的丈夫——他们三个孩子的父亲就这样死去。当然，孩子都没有谈论过父亲的记忆力问题，因为"谁都不准说"，他在那天开车回家的路上已经说得很清楚了。

我在宾夕法尼亚大学记忆研究中心接诊新患者时遇见达伦·约翰逊和

贝弗利·约翰逊，他们的状态都不好，都在煎熬。他们原本要按六个月的约定去见达伦的医生，但他们选择来找我，而且是等了大概八个月才预约成功的。一见面，我就问："怎么了？哪里不舒服吗？"她的回答大概持续了五分钟。不过，重点还是她最开始说的一些话。"他的医生说他有记忆力问题，可能是痴呆症，但比较轻微，可能只是衰老的表现而已。不过，我在想这不会是阿尔茨海默病吧？但我对这种病完全没概念。不管是什么吧，医生一直说是轻症，只是我觉得事情好像没那么简单。"

接着我又问："你们这次就诊想达到什么目的？"贝弗利的回答触到了问题的核心。

"我们想知道他到底怎么了，我们要怎么办。"

因为是新患者，约翰逊夫妇的就诊持续了一个半小时。记忆研究中心为我分配了合适的时间和空间，能够将患者和其家属带到不同的诊室谈话，再轻松地把他们带回同一间诊室。此外，还有一些关键人员协助我工作。在我接诊约翰逊先生之前，技术人员在一个没有窗户的安静房间里对他进行了 30 分钟的认知测试。我根据这些测试结果和他的病史得出结论：他确实患有痴呆症。至于病因，我的主要诊断结果是常见"遗忘型"阿尔茨海默病，即患者出现早期明显的记忆力和执行功能异常，而且目前语言和空间能力相对薄弱。

为了确切地传达这一诊断结果并为他制订治疗计划，我评估了他最重要的一项认知能力——洞察力，也可以说是他对自己认知和功能问题的认识。我的目的是发掘他身份定位的本质。换言之，他有多清楚自己其实是个病人？

从单独和他交谈开始，我就在评估他的这项认知。"我是卡拉维什博士，欢迎来到宾夕法尼亚记忆研究中心。请问您有什么需求？为什么来这里就诊呢？"

"记忆力问题。"他耸了耸肩说道，"一点办法没有。"

"谢天谢地，"我心想，这对夫妇还有救。我之所以觉得庆幸，是因为他越是能够看清楚自己的问题，就越能够接受自己的记忆力异常，至少是认可这已影响到了他的日常活动。进一步来说，这更有助于我和我的同事帮助他和他的妻子尽可能地回归正常生活；他也会更愿意谈论自己的问题，接受一些有关他和妻子如何应对这些问题的建议。与此相反的是，他越是认为自己"没事"或"到这个年纪还好"，我和我的同事就越需要帮助他的家属来为他构建一个环境，要求既符合他的实际情况，又要为他提供必要的干预治疗，而且有时还会需要照护者用心编造一些善意的谎言来辅助治疗。大部分患者都会困在一个连续体的某个位置，朝一个方向走时处于完全清醒的状态（我认识的一对夫妇会在笔记本上详细描述妻子的问题；他们的信念是"我们的生活不能脱离事实"），朝另一个方向走时处于完全淡漠或否认的状态。

我的目标是就事实与患者及其家属达成共识。就诊快结束时，我开始按计划行事。此时，我和患者及其家属终于又回到了同一间诊室。我拿起写字板，开始复述约翰逊先生告诉我他来这里就诊的原因。

贝弗利看着他，吃惊地问："真是这样？"他回答："是的。"

我接着说："您说这种记忆力问题并没有真正影响到您的生活，您还是可以在木材店工作。"贝弗利点了点头。"处理账单也没什么问题。"贝弗利摇了摇头。"我知道您妻子也同意您有记忆力问题。她告诉我，您一直有这样的问题，但我认为她对这些问题的看法可能和您有些许不同。我不是要在这里引起什么争端，但您妻子发现您遗漏了一些账单。"

"我遗漏了吗？"他问她。

"是的。"她回答。

"那我可能忘了。"他说完笑了笑。

就诊结束时，约翰逊先生同意弄清楚导致自己出现记忆力问题的原因。最后，我为他预约了脑部 MRI 检查，并说自己会在几周内等他们再来做诊断性随访访视。"到时候，我们会仔细分析目前的情况，然后制订一个计划来应对你们向我提到的那些问题。"

他们向我表示感谢后与我告辞，开始了驱车返回斯克兰顿住所的漫长旅程。

正是在后续诊断性随访访视期间，我和我的同事开始采取干预措施。贝弗利、达伦、社会工作者费利西亚·格林菲尔德和我在检查室里碰面。我为这对夫妇介绍了费利西亚，告诉他们要在完成这次访视后与她见面。我们的目标是帮助约翰逊夫妇尽量实现一些非比寻常的必要性突破，从而最大程度地回归正常生活。接着，我从四周前我们分别时的话题开始谈。我先总结了当时提到的问题，然后问约翰逊先生："您想找出导致这些问题的原因吗？"

这是他最后一次可以选择继续逃避、隐瞒自己的问题，永远闭口不谈的机会。

他回答道："是的，博士，这就是我们来这里的原因。"

"好，那么您认为导致这些问题的原因是什么？"

这个问题会让一些患者觉得烦心，他们来找我是想要答案，而不是反思问题。不过，我提出这个问题带有一定的试探性，为的是评估他们对可能导致自己出现认知问题的原因知道哪些、不知道哪些。

"衰老？"他回答。

我接着他的话说道："衰老是可能导致记忆力问题、组织语言困难等，但我认为，您的情况不是衰老，而是疾病。对于可能导致您目前这种情况的疾病，您有什么想法吗？"

他摇了摇头。

"您听说过阿尔茨海默病吗？"我问道。

我当然要尽力引导他了解真相，引导他达成目标，就像我在出院说明表和计费单上简单表述的那样。访视结束时，我会将我在他作为新患者访视时输入的"记忆力丧失"诊断结果替换为新的诊断结果：阿尔茨海默病。

他告诉我，他听说过这种疾病。我说："这就是您患上的疾病。"

接下来，我们讨论了这一诊断结果和疾病分期。如果他们提出要求，我会为他们做预后诊断，即告诉他们未来会出现什么情况。但他们没有提，于是我决定把这个话题留到后续访视时再谈，先让他们深入了解诊断结果、疾病分期以及如何相互照护。

他们向我咨询了一下治疗方面的问题，并说他已经在服用安理申。对于一些医生来说，提药就意味着谈话接近尾声。但对我来说，这只是一个开始。因为我需要针对患者的生活方式下达医嘱。我就此定下一个框架，告诉他们："每天的活动要保证安全、有社交，而且自己要投入其中。"我还为他们解释了要如何在这种生活方式中找到平衡。患者日常生活的一天不可能既做到完全安全，又做到全身心参与社交活动，这就要对其中的每一项有所取舍。在这样的框架下，我要求他们安排好日常生活的每一天，同时处理好服药事宜和家庭开支。"诊断出阿尔茨海默病后，我必须敦促您建立一个系统，确保您在做这些事时不会感觉困难重重。您自己一个人处理这些事肯定不保险。"

他表面上是同意了，但又说了句他自己能行。

我没打算直接反驳他，但也没打算顺着他。"可能您忘了自己犯过错哦。"

他笑了。

"这些药怎么办？"他摇了摇装满 Brain Pill、Lumonol、Opti-Mind 和 Focus Factor 的袋子问道。

查看每瓶药时，我向他们解释了其中一些大脑补剂是如何通过研究来评估是否对阿尔茨海默病患者有效的，只不过大部分药物并没有表现出这样的效果。最终结果是，没有数据表明这些药物可以延缓疾病进程。另外，我还为他们解释了为什么医生要他尝试益智游戏。

不止他们会遇到这种情况，其他人也会。2016 年，Lumos Labs 向联邦贸易委员会（Federal Trade Commission）缴纳 200 万美元的罚款，同意暂停宣传定期使用他们的线上大脑训练计划 Lumosity 可延缓与年龄相关的记忆力下降，同时预防轻度认知损害、痴呆症和阿尔茨海默病，直到这些说法有可靠的科学证据来支撑。益智游戏与大脑补剂类似，也是一块可带来数十亿美元年收益的大蛋糕。不过，鲜有证据能证明生产商所谓"对大脑健康有益"的说法。可见，整顿这些天花乱坠的宣传刻不容缓。然而，这些夸大宣传也带来了一些启示。与贝弗利和达伦处境类似的群体，其子女可能会患上痴呆症，也可能需要承担照护责任，所以说这个群体是绝望的。

"您一个月药费多少？"

"大概 100 美元吧……"

"您不妨将这笔钱花在能和妻子一起做的事情上，比如出门美餐一顿。"

我的主要工作是安排他们与社会工作者费利西亚面谈，但我不会到场。面谈讨论的内容会是普通、安全、有社交且身心投入的一天可能包含哪些组成部分。

带达伦就诊时，贝弗利填写了一份问卷，内容涉及她在照护痴呆症患者时遇到的常见挑战，比如患者重复发问、工作和杂务过多、感到孤独、沟通困难等。而对于其中每一项挑战，她还要描述自己感受到的痛苦程度。根据她的回答，费利西亚可以调整与这对夫妇就照护计划展开的谈话，以及之后就这一话题与贝弗利单独谈话。不过数周时间，约翰逊夫妇就开始执行这个计划了。

他们每周一起洗一次衣服，每月一起检查一次账单。几个月后，达伦开始对这些活动失去兴趣，转而由贝弗利代他完成，开车也不例外。在将近一年的时间里，他在厨房里帮她打下手。身为一名退休的技工，他切菜和洗碗的技术依旧娴熟如初。他们开始去听音乐会，去书店泡咖啡馆。他观察人群，她阅读书籍。

这些活动都是她在记忆研究中心参加照护者培训课程后下定决心要做到的。通过连续六周每周花两个小时参加培训，她学会了如何成为更好的照护者。像大多数照护者一样，她需要学习如何与患者一同行事。培训期间，她会拿到一张纸和一支铅笔。"请列出您和达伦可以一同从事的活动，哪怕是准备午餐、散步等最简单的活动。"完成课程任务后，她还要做指定的家庭作业。她需要从各项作业中选一项，花一周时间完成，然后再选另一项。

通过培训，她学到了一些技能。我们教她如何向家人或朋友求助，如何应对求助遭到拒绝的情况，以及如何通过冥想来平息对未来层出不穷的想法。她学会了如何应对丈夫的重复提问，其实诀窍就是适当地兼顾他有能力做的事和没有能力做的事。他的记忆力、注意力和专注力都有问题，但他感受恐惧和快乐等情绪的能力与正常人无异，想象力也是如此。

因此，他可能记得一些会引起他情绪波动的事件片段，比如要来找我就诊这件事。她越晚告诉他这类事件，他反复询问这类事件的频率就越高。对此，我们教了她一些解决办法。如果他反复问"我们什么时候去见卡拉维什博士"，她可以引导他发挥创意，提些问题来激发他的想象力，比如"见卡拉维什博士有什么益处吗"。

另外，贝弗利还在学习如何管理时间、任务，如何面对真相，如何协商采用何种方式来为他做她可能做的一切，同时过好自己的生活。

在大约三年的时间里，培训课程、宣传手册和网页、访视、电子邮件以及与记忆中心通话等途径都为贝弗利和达伦提供了知识和技能，而且我们针对生活方式下达的医嘱也帮助他们保证了日常生活质量。但好景不长，我们的计划逐渐开始乱套。他不能再看报纸了，电视节目和木材店的工作也让他摸不着头脑。他像宠物一样粘着贝弗利，让她觉得自己都快疯了。再后来，他的行为举止变得越发可怕。最后，他对她不理不睬，自己在楼梯上踱来踱去，甚至还拉上了窗帘。对于约翰逊先生来说，家已经没什么意义了。

她惊慌失措地打电话给我说："他需要一些能让他静下来的东西，比如镇静剂什么的。"

我认同她的看法，他的确需要一种新的治疗方案。于是我为他另开了一个"处方"：不是镇静剂，而是成人日间护理。

这个"处方"是在所有针对痴呆症的治疗方案中最容易引起误解的，首先这个名字就让人迷惑。在我工作的宾夕法尼亚州，大家将成人日间护理中心称为"老年人日常生活中心"，代表治疗服务提供者的贸易协会称其为"成人日间服务"，接受护理服务的人被称为客户、参与者或会员。

我建议约翰逊先生去的是 Main Line Adult Day Center，这家中心给自己的定位是"成人日间护理中心"，将接受他们服务的 26 人称为"会员"。该中心分两层，坐落于城郊街道旁。房前的草坪一直延伸到门廊和通往后门的侧车道，放眼四周犹如家一般温馨。不过，走入中心会看到一间接待室，里面设有一个齐胸高的柜台，很像医生的候诊室，同时还会看到一个配备了基本医疗设备的房间。然而，这家中心既非医疗机构也非康复机构。这家中心的多种称谓及其服务对象和混合建筑结构都透出一些独特之处，象征着为有认知和行为障碍的成年人开展治疗性活动计划。

对于我将成人日间照护称为"治疗"，患者及其家属总觉得我是在开玩笑，没有严肃对待治疗这件事。不过，我坚持说我不是在开玩笑。对于很多患者来说，治疗性活动计划比针对激越症状开出的药物更有效、更安全。这些计划不仅能够减轻参与者的激越和压力症状，还能够对我尝试说服的患者家属起到同样的作用。[1]

我坚持要他们在拒绝我的提议之前至少先参观一下中心。我解释说，中心安排的每项活动都设有目标，而中心工作人员的使命就是达成这些目标。一般来说，中心工作人员都接受过培训，内容包括职业或娱乐疗法，如何与痴呆症患者沟通等。与痴呆症患者沟通这项技能的关键在于通过倾听来感受患者的情绪，而非关注具体的语言表达。另外，他们不是为了报酬才在日间护理中心工作的。

中心的日常生活是按计划从事一系列的活动，先吃早餐，然后锻炼，再做文字游戏，比如用长单词［天体物理学（astrophysics）］的字母拼写相对较短的单词［聊天（chat）、坐（sit）、场所（spot）等］，还有就是唱歌和做一些琐事。期间志愿者会播放音乐或带来宠物。在所有活动中，有一项活动独树一帜。正是这项活动囊括了成人日间计划的所有核心内容，它就是扔沙包。

Main Line Adult Day Center 主任帕姆·巴顿说明了这背后的原因。[2] 所有能站起来的人都站起来，一次站起来一个，再找个位置站好。在他们前方几米处放着目标物，看起来就像一个巨大的飞镖靶。参与者手拿沙包，一次扔一个，瞄准得分高的靶心。如果沙包落在目标物上的其他位置，得分就会低一些。最终得分会由中心留存下来，有时也会由自愿做这些事的会员留存下来。

"我们需要更积极地鼓励部分患者从座椅上站起来，走到既定位置。我们想让患者动起来，这能够帮助他们专注于活动。扔沙包对平衡感、耐力、肌肉力量和肢体协调都很有益。"

这项活动融合了该中心为治疗其会员而确定的所有要素：身体素质、认知和社交互动。"这或许是一项看似非常简单的活动，但能够帮助患者重新振作起来。我们会对患者的表现给出评分并写在板上，从而将患者的注意力吸引到比分上。他们会为优胜者加油喝彩，也会相互鼓励。这项活动让他们获得了很多乐趣。"

扔沙包是最有效的干预措施，也是参与者最喜欢的一项活动，即便是记忆力问题最严重的会员也会对该项活动有印象并向家人述说。只可惜，这样的活动竟也是遭受非议最多的活动。巴顿进一步说道："患者家属内心的想法是：'什么嘛，这也太幼稚了吧！'"

对于这类非议，我在给约翰逊先生的医嘱中做了解释。因为他与众不同，所以要从事的活动也非比寻常。再一次，我为不普通的普通人正名。我提醒约翰逊太太要反思他们以往的生活方式。他们就真的没有一起度过一周中每一天的每一个小时吗？她在家时，他在工作。为什么现在要改变生活方式呢？每周至少试着改变两天，至少坚持三周。我鼓励她说，这比她要我开的镇静剂安全得多。

为什么现在要改变生活方式？

这究竟是我的真实意图，还是我在说什么不近人情的反话？约翰逊夫妇的生活有了很大的变化。在学习照护者课程之余，约翰逊太太还加入了一个支持团体。该团体的成员均为女性，每月会面一次。由于与丈夫的关系破裂，她们同病相怜，彼此之间形成了纽带，填补了各自在情感关系中的空白（有一天，达伦甚至问贝弗利他们还是不是夫妻）。在达伦的葬礼上，贝弗利谈到他时没有哭，因为几年前她就已经哭过了。但谈到她"支持团体的姐妹"时，她哭了。

约翰逊先生去世几周后，我收到了约翰逊太太的来信，才得知这一噩耗。我最后一次与他们见面还是在两年半之前。这一方面是因为从斯克兰顿到费城路途遥远，另一方面是因为我们都已经尽力了。她学会了如何照顾他，还组建了一个支持网络。我向这对夫妇保证，如果有新药出现，我们一定会通知他们。但在接下来的几年里，一些处于研发阶段的药物以淀粉样蛋白为靶标，有望延缓阿尔茨海默病的进程，可惜最终均宣告失败。因此，我无法为他们提供新药。她已习得照护技能，也为未来做好了打算。

至少她自己是这么想的。

一个星期五的下午，约翰逊先生在走下路缘带时不慎跌倒，经急诊室诊断为髋部骨折，随即被送入整形外科接受治疗。三天后（由于恰逢周末，所以他等到了星期一），医生用铬钴合金植入体修复了他骨折的右髋关节。一年后，这一植入体就躺在他的骨灰中。其间的那段时光向我们述说了一个不平凡的故事，但可惜也是太过平凡的悲剧——那是医疗的天堂，也是医疗的地狱。

住进半私密病房后不到一天，他变得神志不清，一遍又一遍地询问自己在哪里，还在听到同病房病友放的电视广播中传来的人声时开始大声呼救。于是，医生为他开了抗精神病药。当然，在药物的作用下，他的状态稳定了下来。他不再大喊大叫了，但他已站不起身，人也变得越来越虚弱。由于出现尿潴留，医生为他插了导尿管，但他会用力猛拉那根插管。接着，他出现发热、血压下降的症状，随即被送入重症监护病房接受治疗。一天后，医生为他开了广谱抗生素。之后，他开始腹泻，出现吞咽困难，连少量进食时也会咳嗽。一位言语治疗师判断他有"吸入风险"，因而将其餐食换为"蜂蜜样浓稠的液体"。他的嘴巴变得又干又黏糊，吃得比之前还要少，干瘦又泛着青紫色的手臂看起来像是挨过打一样。两周后，一个仅剩躯壳的男人准备出院。

一家康复中心同意为他做"亚急性康复治疗"，但不到三天，他又开始发热，还变得焦躁不安。为此，他再次入院，只是这次去的医院不是他接受手术的那一家。他的膀胱无法排尿，病情反复：神志不清、激越、镇静、发热、咳嗽、黏稠营养液补给、腹泻。另外，新状况像突然下起的雷阵雨，打得人措手不及。他的膝盖变得又红又肿，腰部周围的皮肤开裂形成溃疡。至于有哪些科的哪些医生为他诊治过，连约翰逊太太自己都数不清。

一段时间过后，他回家休养。家里已重新布置过，原先的客厅改成了他的卧室，还配了个厕所。这间"卧室"里摆着一张战舰灰色的医院病床，旁边有一把配套的金属马桶椅。咖啡桌上放着他的药，药名列下来足有一页长。但没过多久，他又返回医院，然后又回家。在每次入院后的 30 天里，约翰逊夫妇都要轮番接待护理护士、访视护士、社会工作者、理疗师和职业治疗师。但到了第 31 天，即医疗保险承保照护服务的最后一天，为他提供的照护服务就变成监护，她也只能自己来应对他承受的不当护理。

正当最后一次入院的某天下午，医治过约翰逊先生的众多不同科室医生中的某位医生问她，她丈夫的"治疗目标"是什么？是想让他能一直好好地活下去吗？她的回答是肯定的。自从那天下午他们带着初级护理医生开的安理申处方驱车回家起，她就希望他能继续好好生活。

他的死亡证明上写的死因是髋部骨折继发性肺炎，阿尔茨海默病则只字未提。

总体而言，医疗保健系统带给约翰逊夫妇的种种经历是从一开始在社区未得到诊断、治疗不足，到住院后极其杂乱无章的突袭式治疗。一名研究老年人医疗服务落实情况的研究人员将约翰逊夫妇的这些经历比作被飞驰而过的汽车扫射。[3] 这样的情况如何才会有所改观呢？

这个简单问题的答案早已人尽皆知，其历史与阿尔茨海默病运动本身一样久远：从那七个家庭在 1980 年成立阿尔茨海默病协会起，他们就怀揣希望，盼望着在之后的十年内能落实老年人照护服务，但希望终究还是希望。实现这一目标的整个过程进展缓慢，本书第二部分解释了原因。该部分探讨了需要采取哪些措施才能提升照护水平。

对于阿尔茨海默病如何从一种不寻常的疾病转变为一场危机的故事，我不愿意强调这其中"值得汲取的教训"，因为这涉及太多细枝末节和不同的解读方式。但如果要说教训，我接下来提到的就是：由于缺乏治疗方案，即无法针对痴呆症的每一项病因采取治疗措施，我们不得不学会与这种疾病共存，帮助像约翰逊夫妇这样的群体改善生活质量。此外，我们还必须为他们提供实现良好居家生活所需的医疗服务，同时修复让达伦慢慢走向死亡的问题医疗体系。这就是本书其余部分的重点。

十七

破旧立新

————

约翰逊博士和我确实为提供更全面的诊疗服务而设想过多种方法，包括招募更多社会工作者和中级执业医师、开设医生家庭护理部、加强社区教育和照护者培训、开发资源中心等。不过，所有这些设想都只能是设想，因为我们知道将其变成现实的成本有多高。

——玛格丽特·佩吉·诺埃尔，医学博士，老龄化研究中心主任；

致 Community Care Partners 公司总裁查尔·诺维尔的一封信；

1999 年 6 月 21 日，北卡罗来纳州阿什维尔

在本书的第二部分，我提及 20 世纪最后二十五年发生的两大事件重新赋予了衰老症作为疾病的定义。第一件大事是电子显微镜和生物化学领域取得的科研进展。得益于这些进展，医生能够观察到淀粉样蛋白和 τ 蛋白等病变具象，而不再将衰老作为老年人出现进行性、致残性认知功能障碍的病因。

第二件大事是伦理学领域的进步。20 世纪伊始，全美各个阶层的人都受制于文化束缚。例如，妇女没有投票权，有色人种通常无法与他人平等享受教育、住房、贷款、就业等公共利益。到 20 世纪末，群众对自主权（即自

已做决定的权利）的呼声空前高涨，而且要求得到尊重。我们争取的生存权利越是接近所有成年人眼中必要且受他人尊重的核心价值观，痴呆症带来的痛苦就越是接近令人无法接受的折磨。独立、能力、身份、隐私等自主权的基本特征都会受到淀粉样斑块和τ蛋白缠结的侵袭，使得正常人沦为痴呆症患者。而在这种情况下，患者家属也要学习有关疾病的各种知识，为医护人员提供信息，同时肩负起照护患者的责任。由此可见，阿尔茨海默病确实是一种疾病，一种让人丧失自主权的疾病。

然而，该领域却迟迟未能取得突破，其原因在于一系列盘根错节的社会、文化和政治事件让阿尔茨海默病逐渐演变为一场危机。这些事件包括：20世纪初，德国社会遭受两次世界大战、反犹太主义和法西斯主义的重创；以脑病心理动力学理论为核心的弗洛伊德主义成为学术界的大赢家；作为研究和照护场所的收容院每况愈下；老年人越来越多，但照顾他们的年轻人越来越少。美国的一大奇特现象是阿尔茨海默病被卷入深刻的党派斗争，焦点问题包括美国在支持国民生活方面要起到的适当作用、女性的角色定位、家庭责任和福利政治。冷战时期，美国对共产主义心生畏惧，由此催生的医疗保健系统既无法正确诊断患者，又无法妥善治疗他们。我们的系统明显不支持社区照护，也可称"长期"或"监护"照护。不过，问题并非只是长期照护令人担忧，急性护理同样如此。

我们不妨试想这样的情况：医疗保健系统无法诊断越来越多有体重减轻、不明疼痛和贫血问题的老年人是否患有癌症，而且即便是确诊为癌症，也无法治疗癌症并处理疼痛、疲乏等常见并发症。这正是有记忆力丧失情况的老年人所面临的问题。我们的医疗体系少头无尾，需要采取纠正措施来加以补救。

对此，首要任务是扩充人力。简单地说，阿尔茨海默病患者多达数百万，但为他们诊治的医生人手不足。这些医生的工作非比寻常，我也是其中的一员。

最初，我的执业方向并非阿尔茨海默病。完成内科住院医师实习后，我入组一项备受关注的重症监护医疗培训计划。但一年后，我退出该计划，转攻老年医学。三年来，我是老年医学奖学金计划中唯一的研究员。相比之下，重症监护计划通过计算机运行比赛的层层选拔，培育出一支研究员骨干队伍。

"发……发生了什么？"我在医学院和住院医师实习期认识的朋友这么问。他们的语气中透着疑惑，仿佛在问：你是被项目组开除了，还是犯了什么不可饶恕的大错？

然而，实际情况是医疗保健系统害死了我的祖父。

除了有痴呆症，我的祖父是一名身体还算健康的九十岁老人。但为他诊治的内科医生从未给出明确的病因诊断结果。作为家属，我们尽力给他最大的支持，确定他能够自己做饭，帮助他支付账单。他的女儿虽不与他同住，但理所应当地会照顾他。可惜后来他在厨房跌倒，导致右髋骨骨折。

救护车把他送到一家美国一流的学术医疗中心。该中心训练有素、技术精良的临床医生团队负责为他诊治，每位医生都做好了自己的本职工作。当然，其间也有失误或差一点失误的情况，比如外科医生阔步走入病房，说我祖父没有进食，需要插鼻胃管。

她拿着细长的橡皮管站在我父亲面前，但我父亲解释说他刚刚给我祖父喂了午饭，而且他可以在他人的帮助下进食。她听后转身迅速离开病房，再未露面。

每位医护人员都在做自己认为应该做的事，但他们之间没有合作。这是医疗的天堂，也是医疗的地狱。这是各自为战的阵营，也是一群狂人玩转的医疗游乐园。

当时，我想起了那名顶楼的老太太。她是我接触的第一例痴呆症患者，病因可能是阿尔茨海默病。我为我们做了的事和没做的事感到羞愧，我为我的专业感到无地自容。我是在怪我自己。

我知道这样下去不行，我要换个专业。

这是 1994 年的事。当时，阿尔茨海默病还不是众人眼中的全国性危机，但医院里满是像约翰逊先生和我祖父这样的老年人，而且他们的家属也都一筹莫展。退一步来说，我们找不到原因可以解释在如此充裕的资金支持下，为何会上演一场医疗混战，让人的自主权丧失殆尽。我们生活在世界上最富有的国家，拥有最优渥的医疗资源。

然而，我们却面临非常严重的问题，那么到底是哪里出现了问题？

重症监护奖学金计划负责人对我退出计划一事给出坦诚的评价，从中不难窥见上述问题的答案。他直截了当地对我说："我不知道老年科医生是一种什么职业。"

很少有人知道老年科医生的本职工作，部分原因是很少有老年科医生或其他科室的医生会尽心尽力地诊治老年人，尤其是患有阿尔茨海默病的老年人。老年科医生的工作场所要么是诸如疗养院一般的偏乡僻壤，要么是青黄不接的穷困之地。自从业以来，我目睹了两间老年人住院病房关闭，第三间搬迁到医院综合大楼的一幢外部建筑，为的是通过调整原来的空间布局来收治可享受高额补偿金的关节置换术患者。

无论是老年科医生、神经科医生还是精神科医生，我们都很难说哪些科室的医生会专注于诊治老年人，尤其是患有阿尔茨海默病的老年人。在肿瘤学、内分泌学或心脏病学等领域，医疗培训可确保这些科室的医生分别具备治疗癌症、糖尿病或心力衰竭等方面的专业知识。相比之下，神经学、精神病学或老年医学方面的培训并不能确保医生具备诊治阿尔茨海默病患者的专业知识。大多数神经科医生、精神科医生和老年科医生在某些方面对阿尔茨海默病的诊断和治疗有一定的了解，但他们接受的培训并不能保证他们获得的专业知识足以管理记忆研究中心，或者能为患者提供从诊断到善后的医疗服务。

为脑淀粉样蛋白成像检查制定最佳实践方案的一个专家小组量化了阿尔茨海默病专家的定义，他们认为阿尔茨海默病专家是接诊患者中至少含 25% 的阿尔茨海默病患者的老年科医生、神经科医生或精神科医生。[1] 进一步来说，是数量而非技能决定了一个医生是否是该领域的专家。

在这些医生或其他医疗保健执业者中，很少有人用心诊治轻度认知损害或痴呆症患者。这背后的原因包括对痴呆症的歧视（当我说起我的工作时，那些不明就里的人通常是一副不屑一顾的样子），还包括行医的性质。诊断要令人感兴趣，治疗要令人满意。然而，阿尔茨海默病医生没有心脏病科医生和肿瘤科医生所拥有的医疗资源。这就引出了问题的关键：资金。

就美国而言，为诊治患者提供的资金支持取决于医生下达的手术和药物治疗方案所需的费用。为阿尔茨海默病患者提供的医疗服务处于一个相对尴尬的境地，因为没有可供借鉴的商业模式。作为世界上最富有的国家，美国没有一个可发展的市场来支持这种医疗服务。简言之，临床医生无法以阿尔茨海默病医生的身份维持生计，因为保险报销无法为医生补给他们最宝贵的资源：时间。他们要有时间询问患者："怎么了？哪里不舒服吗？"然后耐心倾听患者的回答。

1999 年，佩吉·诺埃尔医生了解到这一残酷的真相。[2] 作为北卡罗来纳州阿什维尔的第一位老年科医生，她在 Thoms Rehabilitation Hospital 管理老年中心十年后得知院方打算关闭该中心。对她来说，这简直就是晴天霹雳。好在她还有一年时间找一份新工作。二十年后，我和她谈起导致老年中心关闭的事件，以及她在职业生涯几近坍塌时选择承担的巨大风险。

她所在的中心负责收治患有多种疾病的老年人，这些疾病映射出社会、医疗和经济问题相互交织的复杂局面。对于这些问题，她的解决办法是运用老年医学的各项原则。举例来说，这其中涉及评估患者照常生活的一天。因此，访视的对象通常不仅有患者，还有其家庭成员。这些访视的持续时间至少是一个小时，几乎是普通内科医生问诊普通新患者所用时间的三倍。

当她和她的同事开始按计划行事时，一些新的问题又冒了出来。"我本以为自己要诊治各种类型的老年病症，但实际来就诊的患者中大概有 90% 都是痴呆症患者。"老年中心逐步转变为记忆研究中心，其医疗模式与我工作的记忆研究中心的非常相似。

不过，关键还是看她的商业模式。大多数记忆研究中心由学术医疗中心的研究人员管理。他们时而靠慈善机构慷慨解囊，时而靠研究经费维持运营。我们则时而关注研究，时而专心诊治。相比之下，她所在的老年中心由社区医院的临床医生管理，能够专注于为患者提供医疗服务。他们靠的是临床护理收益，即通过医疗保险计费来收取资金。

"医院一直在将疗养院护理和医院咨询服务的收益作为成本转移来支撑老年中心的开支，但随着一项医疗保险预算法案的出台，成本转移就成了过去式。"根据账目核算，医院无力再解决她诊室入不敷出的问题。她想尽办法节省成本，提出减薪、筹款等方案。虽说她的同事接诊了更多患者，但这种报销额度过低的医疗服务只会让老年中心的损失更大。

最后，该中心还是关闭了。

诺埃尔医生本可以放弃她诊治痴呆症患者的承诺，找一份只需具备一点点老年病学知识即可的普通医学的工作。凭借这种"患者组合"，诊治大量相对健康的成年人（临床操作领导将这部分患者称为"搅拌器"）所得的收入可以弥补诊治病情相对复杂的老年患者所需耗费的时间而带来的损失。不过，痴呆症才是诺埃尔医生的志趣所在。她坚持采用分别与照护者和患者交谈的模式，再根据所获信息与社会工作者一同制订照护计划，继而以电话随访的形式评估这类计划的进展。

由此可见，她的确承担了很大的风险。在她创办记忆力保健机构十八年后，我前往芝加哥参加国际阿尔茨海默病会议。我在会上的小组讨论中指出，阿尔茨海默病在有商业模式支撑之前不会完全为美国医疗系统所接纳。听到我的观点后，她站起身来说道：

"我在北卡罗来纳州的阿什维尔创办了记忆力保健机构，我们有行之有效的商业模式，在此欢迎大家去阿什维尔看看我们的成果。"

她和她的同事所做的一切恰好满足了患者及其医生的需求。他们取得这一成就的方法令人大受启发：他们让有需求的社区走到了一起。阿什维尔是北卡罗来纳州西部一座偏僻的小城市（1999 年的居民人数为 7 万），但透出一种独特的小镇气息，因其将时髦文化元素与退隐胜地融为一体。此地富有活力的医疗市场不仅可为退休人员提供服务，还能担当起医疗中心的重要角色，因此网罗了一批能够提供妥善初级护理服务的专家。然而，痴呆症的问题并未得到解决。

"只能说，"诺埃尔医生回忆道，"这个问题超出了他们的能力范围。"

她继续说，患者的隐私、时间和报销等事项都影响到他们能否与医生单独坦诚对话，而这也正是患者家属的苦恼之处。参观完老年中心之后，我心想："我能感受到患者和照护者仿佛都松了一口气，因为他们能够享受到这样的医疗服务。"

我们的老年中心关闭后，大家都觉得有必要建一个记忆研究中心，只可惜没有医疗机构或医院愿意承办。

"我们走遍整个城镇，想知道是否有人愿意采纳我们的计划。我们之所以这么做，一方面是因为我很清楚来中心就诊的人有这样的需求，另一方面是因为我会为自己能够满足他们的需求而感到由衷的快乐。"

当时，朋友推了推她，鼓励她说：拼一把吧，佩吉，自己单干。于是，她决定创办一个非营利性且独立运作的记忆研究中心。

阿什维尔上下对她的计划一致表示支持。退休服务社区免费提供场地，律师事务所无偿指派律师起草创办非营利性组织所需的文件，基金会拨款资助她支付护士的薪酬，而且护士也都学会了如何整理账单。不过，这仍是一场豪赌。拨款用完后，她还差大约 75% 的资金。因为作为所有患者的承保人，医疗保险机构只为记忆研究中心承担其开支的四分之一左右。

这 75% 的资金短缺让她伤透了脑筋，因为无论是与照护者独处、与临床医生单独面谈，还是与社会工作者会面，她都需要支付相应的费用。对于这些费用，医疗保险报销根本派不上用场。

"我们与照护者谈到这些问题，他们说'我们会帮您的'，我说'好的，那就帮帮我。我可能会向你们收照护者费用'"。这笔费用以每年 250 美元为起点，包括为照护者提供培训、支持和咨询服务的费用。"支付这笔费用的是照护者，不是患者，"诺埃尔医生解释道，"对此，我们要严守原则，因为医疗保险指南提出了相关要求。"

即便如此，她还差一半资金。当时摆在她面前的只有一个选择：筹款。她发了一封筹款函，最终成功获得了善款。

二十年后，她创办的这家中心已有六名医生、三名社会工作者和一名配合各团队工作的护士。他们齐心协力，一同完成家访，使得老年中心的规模扩展到两个乡村试点区。

诺埃尔医生的故事令人备受鼓舞，虽然她冒了巨大的风险，但她克服了种种困难，最终取得了成功。而从另一角度来说，她的故事也令人倍感心酸。多年来，不断有医疗保健机构来找她取经，希望能了解她的运作模式，但在少数真正付诸实践的机构中，大部分都以失败告终。原因很简单，预算是他们过不去的难关。

"他们制订了计划，但一旦从外部流入的资金耗尽，他们基本就走入了死胡同。还有一种情况是，他们下定决心改变模式，但又必须每三十分钟接诊患者一次。"管理记忆研究中心的经历让诺埃尔仿佛变了个人。"无论是我经历的过往，还是我要面对的未来，都让我深刻地感受到自己独立于任何一个系统之外。"

这正是阿尔茨海默病危机的症结所在。我们受制于一个医疗保健系统，而这个系统要么无法为阿尔茨海默病患者提供医疗服务，要么根本不会这么做。几十年来，这个系统从未为医生办公室以小时计的问诊付过费，而这些问诊的目的正是确保准确诊断并制订照护计划或实施社区照护，从而确保民众每天过着健康幸福的生活。成人日间活动计划是我建议约翰逊夫妇接受的治疗方案，该方案与希尔达·普里金努力为她丈夫阿勒寻找的治疗方案完全相同。

如今，有更多成人日间计划供我们选择。这些计划专为像阿勒这样的人

制订，但医生就此下达的处方不在医疗保险的承保范围内。明尼阿波利斯 –
圣保罗都会区医疗保险机构的那位负责人所说的"对你丈夫而言是理想选
择，对你而言是解脱"的治疗仍然是自付费用。换言之，约翰逊太太眼下的
处境与大约五十年前希尔达·普里金的处境相似，需要用她自己和丈夫的积
蓄来支付治疗费用。与其他发达国家不同，美国只支持向满足以下特定条件
的公民提供长期照护服务：患有慢性疾病，属于残障人士，能够证明自己贫
困并因此而有资格获得医疗补助。也就是说，像普里金夫妇和约翰逊夫妇这
样的中产阶级家庭在很大程度上只能靠自己。

　　但久而久之，这样的医疗保健系统也开始自查自纠。

　　2010 年，《平价医疗法案》（Affordable Care Act，ACA）好不容易成为
法律（众议院和参议院都没有共和党人投票通过该法案）。在接下来的几年
里，"奥巴马医改"使党派战争得以平息。特朗普总统于 2017 年就职后的首
批立法举措之一就是提倡废除整个《平价医疗法案》。废除这项法案，对于
阿尔茨海默病患者享受医疗服务可能不会产生多大的影响。"奥巴马医改"
的核心政策是为六十五岁以下且无医疗保险的成年人提供保险。然而，大部
分阿尔茨海默病患者的年龄都在七十岁以上。但从《平价医疗法案》影响这
些患者生活的途径来看，该法案或可更名为"阿尔茨海默病医疗法案"。一
直以来，《平价医疗法案》就像是一台立法发动机，带动着阿尔茨海默病医
疗服务的转变。

　　以《平价医疗法案》为依据，美国政府创办了医疗保险和医疗补助创
新中心。该中心制订了全面的初级护理计划，支持执业医师团体协调老年人
医疗服务。如此一来，这些老年患者便不会像约翰逊夫妇和我的家人那样经
历医疗混战、再次入院的伤害、不必要的药物治疗以及随之而来的健康状况
下降。在该计划中，阿尔茨海默病属于指明患者处于最高风险等级的诊断结
果。该计划的其他创新举措包括报销制订护理计划的费用。

　　该举措能使照护者获益，尤其是在照护服务人力中占大多数的妻子和女

儿。痴呆症患者平均每月需要 171 小时的照护时间，折算到每天约为 6 小时，而认知功能未受损的老年人每天仅 2 小时。举例来说，一名在职中年母亲无法在每天上班的基础上再腾出 6 小时来完成照护工作。为此，她会面临一种难以抉择的困境：要么付费请人来照护患者，要么牺牲一些工作时间和在工作中提升自己的机会来腾出照护时间，要么干脆辞职全身心照护患者。的确，备选项很多，但结果都一样：因照护患者而影响到自己的身心健康，进而失去工资保障和健康保险。《平价医疗法案》的出台就避免了这种情况的发生。假设她生活在一个采用国营保险交易政策的州，她将能够为自己争取到原本负担不起的医疗保健服务。

医疗市场的调整将带来更多资金，形成一种适合临床医生的商业模式，让他们能够了解资金动向并像诺埃尔医生那样干一番事业。不过，资金不是唯一需要解决的问题。对于像约翰逊夫妇和我祖父这样的患者来说，接受住院治疗的报销额度很可观，但实际治疗体验却是一团糟。像我当初退出重症监护计划时的做法那样，美国医疗保健系统需要换个方向发展，更需要觉察到自身因何成为导致阿尔茨海默病危机延续的问题之一。在此基础上，该系统必须充分发挥创新精神，成为一个脱胎换骨的新系统。

辨别力

———

辨别力：名词，辨别或明确理解……的能力，良好的判断力。

——《牛津英语词典》

我的祖父死于髋部骨折并发谵妄。

谵妄是一种急性发作的意识模糊和思维紊乱，也是一种急性脑衰竭的表现。患者的警觉性时好时坏。一些患者会感觉昏昏欲睡，还有一些像我祖父那样的患者会变得异常焦躁，甚至撕掉导管和静脉输液管的固定贴。无论是表现为昏昏欲睡还是焦躁，谵妄始终有一个核心特征：十分了解患者的人会无比肯定地说他们真的变了。

当然，造成跌倒并骨折的原因有很多，并不单单是阿尔茨海默病导致的身体虚弱。比如，骑自行车时出点意外也可能会造成跌倒并骨折。谵妄并非痴呆症或轻度认知损害患者所独有的病症，患急性病前有独立行为能力且认知功能未受损的老年人也可能出现谵妄。不过，阿尔茨海默病患者出现跌倒和髋部骨折的风险更高（里根总统在被确诊为阿尔茨海默病五年后于家中跌倒，导致右髋骨折），[1] 出现谵妄的风险也更高。

对于阿尔茨海默病和其他脑衰老性疾病（例如帕金森病或路易体病）患者来说，谵妄和髋部骨折往往是引发悲剧的导火索，而这场悲剧讲述的就是能力基本正常的患者如何在非常短的时间内一病不起。从某种意义上说，髋部骨折和谵妄之于阿尔茨海默病就像心脏病发作之于心脏病或者疼痛之于癌症。

通常，患者的结果要么是严重残疾，需要转入疗养院等长期照护机构，要么是死亡。无论从哪一年的美国来看，髋部骨折和谵妄这两个事件都会导致数百万老年人残障或死亡，并造成数十亿美元的损失。[2] 罗伯特·卡茨曼于 1976 年撰文发起行动号召时，之所以说阿尔茨海默病是一种严重且危及生命的疾病，部分原因就在于这些事件。

但出人意料的是，死亡病例的死因描述往往"遗漏"了阿尔茨海默病，谵妄也不例外。对于从骨折到谵妄再到死亡的一系列致命连锁反应，死亡证明普遍会弱化阿尔茨海默病在其中所起的作用。在我祖父的死亡证明上，我确定主要死因写的是"阿尔茨海默病"，但我真正想让医生写的是"美国医疗保健系统"。

在人类历史的大部分时间里，医生对老年人谵妄的态度与痴呆症的态度无异，要么无视这些病症，要么视其为不可避免、无法控制且自然发生的灾祸。相比之下，医生会关注髋部骨折的老年患者。他们断裂的骨骼需要医生来修复，而这些修复工作又充分体现了美国医疗保健系统最好的一面和最差的一面。但到 20 世纪末，医疗革命全面爆发。

莎伦·伊诺耶医生在担任主治医师第一个月后的几周内，领悟到了改变她职业生涯的启示。美国医疗保健系统存在一个大问题，而她自己也被牵涉其中。

身为主治医师，她要带一组医生接受培训，其中包括医学生、住院医师和实习生。他们将在结束培训后成为内科医生。培训工作很忙，她的情绪也很紧张。这位二十五岁的老年科医生在康涅狄格州纽黑文市西黑文的隶属美国退伍军人事务部的 VA[1] 医院工作，负责监督四十五例急病患者的医疗服务。任主治医师的这一整个月来，她最明显的情绪变化就是焦虑。在三十四年后的一次访谈中，她说到引起自己焦虑情绪的事件时仍记忆犹新，仿佛回到了那个疲于应对的 4 月。³

"责任都由你来担。"她回忆道。当月月底，她认识到自己不止犯了一次错，而是至少六次。有些事是真的不对劲儿。

在那极其忙碌的一个月里，有六例患者让她不知如何诊治是好，因为致使他们病重的问题不同于她的团队处理过的任何其他常见问题。"面对其他患者，我都很有信心。无论是心力衰竭、糖尿病酮症酸中毒、肺病、卒中，还是诸如此类的其他疾病，对我来说都不在话下。我完全可以应对……但这六例入院时认知功能健全的患者竟是在我的监管下出现了严重意识模糊的情况。"接诊这些患者时，她遇到的是自己非常善于处理的常见病症，比如肺炎、心力衰竭等。不过，他们每个人都承受着疾病所带来的各种折磨且程度与上述病症大相径庭。

其中两人被送往重症监护室，两人死亡，还有两人去了疗养院。"当时我的反应是，怎么会这样？他们的意识很模糊，状态非常差。"

她需要弄清楚究竟发生了什么，虽说这些患者长期受记忆力问题困扰，但他们为什么会从一开始的机警通达到后来变得极度迷糊，甚至分不清时间地点？这背后的原因是什么？

她自行主持了有关发病率和死亡率的会议，内容包括医学界几百年来采用何种方法来确定患者治疗结果不佳的原因。他们遵循一种辨别程序，以临床医生详细介绍病例情况为起点，一直到承认由诊断错误导致治疗失败。接着，由病理学家展示幻灯片，呈现通过仔细解剖得到的结果，从而引出正确的诊断结果。这种辨别程序其实是在暗示，如果做到了正确诊断，患者可能会继续活着。

---

[1] VA 是美国退伍军人事务部（United States Department of Veterans Affairs）的缩写。

记得在担任住院医师时，我遇到过这样一个病例。当时，我们认为那例男性患者死于酒精性肝衰竭，病理检查结果显示阻塞性胆囊癌。直到今天，我还想着向他道歉，为我们误诊的羞愧而道歉，也为无法挽回的事实而道歉。因为如果当时能得出正确的诊断结果，他可能到现在还活着。

其他人都去了地下室病理停尸房，但伊诺耶除外，她去查病历了。她一页一页地查看患者的病历，仔细分析每例患者的图表记录。她一边看一边回想自己和同事实施的各项治疗，眼前厚厚的图表记录仿佛在向她讲述一个故事。她把这些信息写在一张巨大的方格纸上，再根据患者的认知健康小结绘制出每天安排各项治疗的情况。慢慢地，她发现了一种规律。患者某天上午出现急性嗜睡和意识模糊，医生为其开了一剂抗组胺药，配合输血。与此同时，医生为患者插导尿管来促进排尿。而后患者开始发热，并伴有尿路感染，接着出现激越等一系列症状。

她想明白是怎么回事了。"虽说是我们在诊治患者，但也是我们给患者带来了麻烦。"

她带着做好的电子表格，向同事展示自己发现的情况。但他们基本上无动于衷，还反驳说："这些只会发生在来医院看病的老年人身上。"她所在部门的一位临床负责人建议她做一次汇报，谈谈如何妥善治疗老年患者。但她很清楚，眼下做这类汇报还为时过早。可以肯定的是，药物是病症的诱因之一；只是从电子表格的数据来看，药物并非唯一诱因。问题的关键还是在于短见薄识：发生在患者身上的无数事件中，究竟是哪一个引发谵妄？知道答案之后，我们能否采取相应的干预措施避免患者出现谵妄？对此，她和同事都知之甚少，资历在她之上的同事更是如此。他们没有认识到自己的无知，也就不知道自己需要攫取哪些信息。他们需要一种不带评判性质的反思和自我觉知过程，也需要一种不仅能丰富自身知识而且能形成自我转变意愿的辨别力。

她决定了解一些用于探究病因的科学方法。她想弄清楚的这种疾病只有几年的发展史，于 1980 年首次获得命名和定义，旨在取代"医院诱发性心理代偿失调"等各种各样的术语。第一步，就是找到致人谵妄的原因。

她开始旁听耶鲁大学的流行病学课程。

她对谵妄的了解越多，学到的知识越多，她开始改变自己的地方也就越多。她家在加利福尼亚州的洛杉矶，家人希望她能帮父亲打理事务繁忙的独立初级护理室。但她没有选择这条路，而是决定留在耶鲁大学，争取成为一名研究人员。她憧憬着自己有一天能找到预防谵妄的方法，就像之前有人做到了预防脊髓灰质炎一样。通过查阅现有研究文献，她认识到这是个艰巨的挑战。脊髓灰质炎是一种由病毒引发的疾病，可通过接种单一疫苗来预防。相比之下，谵妄是一种更复杂的疾病，可能存在多种致病因素，包括突发性疾病、髋部骨折等创伤、处境改变（例如在喧闹的急诊室里待几小时）以及一些使人变得脆弱的因素（例如认知功能受损）。她的目标是从中找出最关键的致病因素。

然而，一波未平一波又起。她的培训主管、著名的内科医生兼流行病学家阿尔文·范斯坦不仅驳回了她的研究提案，还强调说没有任何课题会比研究老年人在医院变得意识模糊更无趣，而且这也没什么好研究的。

范斯坦在业界威望颇高，他点头的项目就能启动，而他摇头的项目往往只能宣告结束。她开始从其他课题入手，走迂回路线。她每次都会带一份研究提案去见范斯坦，但每次都被他拒绝。被拒绝五次之后，她决定向这位权威人士发起挑战。她拾起自己最初的想法，直截了当地告诉这位主管："阿尔文，这才是我想做的研究。"最终的结果是，她改变了医学界和社会对老年人入院治疗的看法，尤其是对患有痴呆症或轻度认知损害的老年人。

她站在流行病学家的角度思考，哪些因素可以解释为何一名入院时无谵妄表现的老年人最终会出现此种严重意识模糊的症状？为解答此问题而开展研究的过程很艰辛，需要每天在繁忙的耶鲁大学附属医院评估 100 多例住院患者并记录与之相关的详细信息，包括诊断结果、治疗用药、实验室检查结果、治疗结果等。

完成这些工作后，她还有并发症的问题需要解决。可到了紧要关头，与伊诺耶合作的一位研究人员不再同意她用他的方法来评估谵妄。无奈之下，她只能争分夺秒地设计属于自己的方法，即意识模糊评估法（简称 CAM）。她赶去加拿大见一位可能会为她提供指导的人，但这个人最终没有露面。后来，她寄给瑞典研究人员的信也石沉大海。尽管如此，她还是坚持了下来，于 1993 年 9 月发表了基础研究论文《基于入院特征，为老年内科住院患者构建的谵妄预测模型》（"A Predictive Model for Delirium in Hospitalized Elderly Medical Patients Based on Admission Characteristics"）。[4]

一名入院时无谵妄表现的老年人在入院当天出现视力受损、痴呆、脱水和重病，四种情况，它们进一步导致该患者出现谵妄。其中每一种情况均可增加老年人罹患谵妄的风险，让他们从入院时机警专注的状态恶化为惊恐性注意力涣散和意识模糊的状态。这些结果都很有意义，揭示了可能的干预切入点，比如补液。不过，她还需要再完成一项研究。如果患者入院后由像她这样的医生负责诊治，那么他们的哪些做法会导致患者出现谵妄？

三年后，她有了自己的答案。她在《住院老年患者出现谵妄的诱发因素》（"Precipitating Factors for Delirium in Hospitalized Elderly Persons"）一文中指出，入院后五种带有伤害性的冒犯举措或事件如何以不同方式共同导致患者出现谵妄。[5]这些举措或事件包括：束缚患者身体，使之无法四处走动；插导尿管（束缚患者的同时增加了其膀胱感染的风险）；至少为患者多开三种药物（最常见的是精神药物，尤其是睡眠镇静剂）；患者出现指示营养不良的血液蛋白水平偏低；医生的做法、诊断程序或治疗方案对患者造成的伤害。

得益于十年细致入微的研究，那些原以为只是衰老的另一弊端而被忽视的病症已纳入诊断范围。借助意识模糊评估法这一工具，临床医生可轻松诊断出患者是否处于谵妄状态，而且他们现已知晓哪些事件是导致谵妄发生的因素。然而，伊诺耶并未止步于此。对于研究人员来说，能描述这个世界便足矣，但医生的目标是让它变得更美好。

为此，伊诺耶还需要完成一项研究。她在《住院老年患者出现谵妄的诱发因素》一文末尾指出，所有这五种带有伤害性的冒犯举措或医院事件均可避免，而且都是医疗干预的目标。

三年后，《新英格兰医学杂志》的头版文章述及多成分干预如何将发生谵妄的风险从 15% 降至 10%，又如何缩短谵妄患者的疾病持续时间。[6] 随附的社论将这项研究誉为"打破谬误"的杰作。[7] 老年人在医院陷入意识模糊的危险境地并非如冬去春来一般是自然发生的，而是一连串事件导致的后果。不过，这种情况和脊髓灰质炎一样，也是可以预防的。由此，医院长者生活计划（The Hospital Elder Life Program，简称 HELP）应运而生。

该计划推行的医疗干预包含一系列合理的举措。看到这些举措，让人不禁想问：这难道不是常规操作吗？白天，医院会安排人手扶患者起身走动，协助他们进食、饮水。此外，医院还会安排时事讨论活动，挂标牌写明当天的日期以及主治护士和医生的名字。到了晚上，一切归于平静，没有碾药器的吵闹声，手机也设置为振动，为患者提供的不是镇静剂，而是一杯热牛奶或药草茶以及背部按摩服务。医院严禁对患者施加束缚，如需为患者插导尿管则必须分外小心。

读大学时，伊诺耶学会了弹大键琴。作为音乐会表演者，她总是能够信心十足地驾驭乐谱，牵动听众。她的目光真诚友好，话语间流露着丰富的情感，陈述事实时有理有据，令人信服，能够让听众发自内心地关注谵妄，相信我们终有办法会攻克这一令人如坠深渊的顽固症结。

伊诺耶所做的一切引起了媒体的关注。连续两周，记者纷纷来电采访。美联社以"研究表明常识性举措可缓解意识模糊病况"为题发布报道。[8] 该文提供的研究结果涵盖了每名患者所需的治疗费用：327 美元。医院长者生活计划不仅有效，还很实惠。但在接下来的几年里，该计划历经坎坷才勉强完成从理念到标准实践的转变，而原因就在于医疗保健系统。医院长者生活计划不是针对特定疾病提供处方药治疗，医疗保险也并不一定支持预防性干预，尤其是像该计划这样既复杂又简单的干预。说它复杂，是因为落实这项计划需要研习六套资料和六套培训视频，还要在整个医院反复宣教这些知识；说它简单，是因为每项干预措施本身都很简单，比如给患者一杯热牛奶，而非一片安必恩（安眠药）。

医院长者生活计划不是以商业模式为实施动力的药物治疗，它是一种思维方式，也是一种行为方式，更是一种文化。我们很难改变文化，即便这种文化会将大众推入医疗保健系统的魔掌，从而失去生命。

这种情况只有在医疗保健系统出现资金亏损时，才会有所改观。

在老年科工作十二年后，鲍勃·麦肯医生懂得了很多宝贵的行事原则。其中一条便是，住院的老年患者犹如煤矿中的金丝雀。他指出："如果能让医院成为对他们来说更安全、更人性化的地方，那将会是老少皆宜、皆大欢喜的局面。"[9]而如果医院不安全，我们第一时间就能从这些患者身上看出端倪。

他回忆自己早年在纽约罗彻斯特高地医院担任内科主任时，跟我谈到这些。他1999年当上内科主任，诊治的老年患者让他看到了问题。高地医院由顺势疗法医生于19世纪后期创立，是一家"社区医院"。自该医院被并入罗切斯特大学医疗中心后，麦肯受聘成为新进领导者之一。

作为大型学术医疗中心，罗切斯特大学医疗中心将高地医院合并为其附属机构是为了在20世纪不断变化的医疗市场中求得生存之地。当时，他们的商业模式面临着保险机构的威胁。在他们中心工作的医生是亚专科医生，负责诊治需要接受昂贵专科护理（有时称为三级护理）的复杂患者。而且，包括医疗保险公司和私营公司在内的保险机构都在削减报销额度。罗切斯特大学医疗中心希望使其服务（即计费）的患者群体趋于多样化，以此确保稳定的收入来源。高地医院是一家拥有250个床位的社区医院，距离罗切斯特大学医疗中心只有几千米。如果该学术医疗中心将高地医院作为其附属机构，便可网罗到由社区执业者诊治的数千例患者。通过提供这些初级护理服务，医疗中心就能够"养活"收费更高的三级护理亚专科医生。这些患者中有很多都是患有痴呆症的老年人，而疗养院的住院患者就更是如此。

麦肯想起当初急诊室主任多次打来电话说出事了，髋部骨折的老年人被送入中心但无人接手诊治。

"急诊室医生会打电话给内科医生说：'我们这儿来了个疗养院的痴呆症患者，服用了二十种药物，处于神志不清的状态。'内科医生会说：'骨折不归我们管，找骨外科吧。'接着，电话又打到骨外科，他们的反应则是：'这都什么事啊，送去内科吧！'"

每一例这样的患者都会引发各科室无休止的争论，到底由谁来负责诊治髋部骨折的痴呆症老年患者？患者在急诊室等待的时间越长，病情就越严重，临床医生采取的治疗方法也越倾向于规避风险。麻醉师坚持要心脏病科会诊，心脏病科医生又要求预约检查，导致手术时间被一推再推。患者需要限制液体摄入，以免出现心力衰竭。接着，限液到脱水的患者出现肾功能恶化。结果，原本安全剂量的药物成了毒药。不出意外的话，患者一般会在这种情况下出现谵妄，而一旦患者有谵妄表现，医生就会开抗精神病药或镇静药，导致患者的病情进一步加重。

总体来看，他们是一步错，步步错。

他们改变这一切的过程并不寻常，是将各种境况汇聚在一起，是将愿意冒险的人汇聚在支持冒险的地方。有什么理由不这么做呢？反正也是死马当活马医。高地医院人心涣散，便逐渐没落了。

作为一家技术实力雄厚的美国现代化医院，其能够利用某些技术获得丰厚的收益，但要论其财务自由度，我们只需看一件单调乏味的用具：病床。

衡量一家医院是否出色的标准是"每张"病床是否总是"有人"。空床位说明没有患者交费，也没有用上技术。麦肯接任内科主任时，高地医院有 261 张病床，但无论哪一天，这些病床中都只有六十张左右有人，机构负债至少 1000 万美元。回想起当时的情景，他有种医院"随时都会停业"的感觉。

这是一个可以放手尝试的时机，看看有没有可能挽救一家濒临瘫痪的机构。对此，负责人是采取行动的合适人选。据麦肯回忆，事情出现转机是在整形外科医生史蒂夫·凯茨与一位年轻的老年科医生丹尼尔·门德尔森交谈之后。他们是同事，一起工作，采用一种独特的方法来治疗髋部骨折患者。

门德尔森回忆说，凯茨有一天找他说心里话时问道："丹尼尔，如果你必须和我以外的整形外科医生一起工作，你觉得会怎么样？"接着，二人开始互诉衷肠。[10]

"我对史蒂夫说：'这个嘛，可能会像拔牙那么难受。我和其他外科医生谈不来，他们和你的兴趣爱好不同，治疗患者的效果也没体现出他们该有的水平。'然后史蒂夫对我说：'那如果我说同样的情况发生在我身上，也就是我要和其他内科医生一起工作，你会吃惊吗？'"

"不会，"门德尔森坦言，"我一点也不会吃惊。"

他们一致认为，高地医院没理由采用两套不同的护理标准，即"史蒂夫和丹尼尔标准"和"其他人的标准"。医院应该统一采用一套标准，这样情况肯定会比现在好些。更可怕的是，他们发现全国各地的护理标准也不统一。

于是，他们找到鲍勃·麦肯谈论他们的计划。凯茨一直在研究管理理论和流程，想要提高医疗行业的工作效率。麦肯的回答很爽快："就这么办吧。"他当时的想法是，毕竟他们已别无选择，只能奋发向上。

于是，他们开始尝试换一种方式来诊治因髋部骨折入院的老年人（多半患有痴呆症，但不是全部）。谈到定下的所有目标，门德尔森说他们"时刻关注"的一个目标就是要避免在采取治疗措施时对患者造成伤害，而首要解决的就是避免导致患者出现谵妄。

定好目标后，他们没有急于行动，而是先搜集信息。

他们查阅医学文献，搜索有关老年人髋部骨折护理方法的最有力证据。伊诺耶发起的医院长者生活计划是一项公认的干预计划。史蒂夫和丹尼尔认为，与其听取医学文献的建议，不如听听同事怎么说。于是，他们去了急诊室，征求接诊过髋骨骨折老年患者的每一名医护人员的意见。哪些工作由您负责？哪些工作不由您负责？您希望能负责哪些工作？

他们对术前术后护理室、手术室和病房也做了同样的调查。至此，他们已明确患者护理的所有步骤以及细节。麦肯回忆说："我们用批判的眼光审视每个步骤，看看是否存在遗漏或不必要的操作。"

了解了情况之后，他们决定换一种方式来实施计划。

外界评价他们想用一把钥匙开尽所有锁也好，指责他们觊觎医生自主权也罢，他们都需要温和地回应这些刺耳的声音。

要知道耐心是成大事的基本素养。回忆起当时的情况，麦肯说他们不停地在重复宣教。"同样的话我们可能说了好几千遍。与急诊室的人交流很费时，我们说：'不是这样操作的，要为这些患者充分补液，直到他们开始排尿，那时我们才能确定他们体内储水已满。'他们会反驳说：'话是没错，但这么做可能导致患者心力衰竭。'我们又会解释说：'这么说吧，心力衰竭还可以救，但急性肾衰竭是救都救不过来的。'"

他们最具革新意义的一大创举是帮助急诊室解决了一道决策难题，即患者的"归属"问题：是让患者去骨外科，还是内科？

改革之后，老年髋部骨折患者不再由骨科治疗，也不再由内科治疗，而是成了老年骨折计划的服务对象。每例患者由两位医疗专家诊治，他们运用自己的专业知识，写下各自的医嘱。如果护士打电话给医生询问应由另一个团队解决的问题，得到的回答将不再是："怎么给我打电话？"不仅如此，医生还会帮忙联系另一个团队的成员。有了老年骨折计划，医护人员对护理患者一事不再互相推诿了。

慢慢地，这场医疗革新运动的影响力逐渐扩大。

八年后，在一位受过流行病学培训的研究人员的协助下，史蒂夫和丹尼尔开始分析他们的计划。他们针对髋部骨折护理成效，比较了高地医院这家一度濒临瘫痪的社区医院和主流学术医疗中心。较之在主流医疗中心接受"常规护理"的患者，高地医院的患者年龄更大、病情更重，患痴呆症的可能性也更大。不过，高地医院在护理成效和一致性上更胜一筹。高地医院的患者住院天数更少，感染或血栓病例较少，谵妄病例也较少。[11]

至此，高地医院成功扭转颓势。门德尔森轻松愉悦地罗列着这些数据如何让每个人受益："您改善了患者的治疗结果和体验。您改善了工作人员的体验。您改善了外科医生的体验。还有，您提高了病床利用率。您将住院时间从 7 天缩短到 5 天，相当于为医院收回 1000 个床位日。这也是一笔不小的收益。"要知道，一家医院是否出色取决于每张病床是否总是"有人"。

不过，早在研究人员和会计统计数据之前，鲍勃就知道他们的计划取得了成效。至此，医院不再笼罩在紧张的气氛下。鲍勃说："急诊室负责人没有再打过电话跟我反映'我们这儿有个患者，但没人愿意接诊'。"

一个共同的主题将莎伦·伊诺耶、鲍勃·麦肯、丹尼尔·门德尔森和史蒂夫·凯茨的工作联系到了一起。他们的初衷不仅仅是挖掘真相，更多的是利用掌握的信息来转变其同事的思维方式，以及他们与彼此和与患者之间互动和沟通的方式。他们从改变文化入手，开启医疗新篇章。

这场变革的主题贯穿整个阿尔茨海默病的发展史。卡茨曼于 1976 年发文，呼吁医学界和社会转变对衰老症的看法，不再将其视为衰老进入极端阶段的表现，而是将其视为值得医学界关注的疾病。这场变革的下一步不幸延迟，其目标是建立一种认识：我们必须做出改变，才能妥善照护数百万患者及其家属。未来，我们还会迎来更多变革，从变革技术运用决策入手，颠覆记忆研究中心的核心惯例。

十九

生活中的“第三只眼”

——

人生拼搏过后，唯一重要的只有身体机能。如果患上一种可怕的疾病，但身体机能没受影响，那这种疾病就算不上可怕。确切地说，人只有在身体机能出问题的情况下才会精神失常。这是医学界不变的定律。

——杰夫·凯伊，医学博士

杰夫·凯伊博士为人谦和、身材瘦削、留着胡子、爱穿蓝色西装外套，是阿尔茨海默病研究领域常见的男性神经学家中的典型形象。不过，他的研究思路和方法却非比寻常，而且极具颠覆性。

2001 年，正值凯伊开展阿尔茨海默病研究工作的第十三年，他迎来了改变他职业生涯的顿悟时刻。当时，他正参加英特尔公司主办的“阿尔茨海默病与技术”会议。午休时，他的脑海中突然出现一个想法。他问同伴：“为什么我们不利用技术来深入了解真实的现状，反倒要耗时数十年乃至数百年去做什么人工分层？”[1]

“人工分层”是全球各个阿尔茨海默病研究中心开展研究时走的经典研究路线，即通过为期数年的大规模队列研究（例如梅奥诊所的阿尔茨海默病神经影像学计划或阿尔茨海默病患者登记系统）来追踪老年群体的情况。凯伊在十八年后的一次访谈中指出，研究人员在这些研究中为了解阿尔茨海默病和其他大脑老化疾病而采用的方法存在根本的局限性。

"患者来就诊，你与他们交流，尽量获得他们所有的自我报告材料，而且你必须相信这些材料，因为你别无选择。你要为患者做一些认知测试，再简单地询问一下患者病情，然后送走患者，等他们下次来就诊。接着，你会重复同样的流程，就这样一年又一年地重复。在此基础上，你要试着将每次诊断获得的信息联系在一起。"

凯伊认为，这种方法与老年人的日常生活相去甚远。如果采用这种方法，那么他和他的同事对阿尔茨海默病的研究就没有落到实处，而是停留在表象。对于这位年轻学者的想法，他的同伴点头表示赞同。

凯伊带着他的想法，从英特尔会议现场返回他在俄勒冈健康与科学大学（OHSU）的办公室。他计划引入由参议员哈特菲尔德拨款支持的新技术，从而颠覆该校阿尔茨海默病中心的队列研究。

如此一来，老年患者便不必再来研究中心就诊。他会去访视这些患者，以尽量被动、不引人注意的方式采集数据。例如，不要求受试者以填写表格的形式来说明平时每周的外出频率，因为可通过门禁记录获悉受试者的开门次数。同样，关于居家走动、出行乃至睡眠信息都可以通过类似的方法获取。凯伊采用的正是他后来称之为"平台"的技术。[2]

我参观了他研究受试者的居所。安妮和埃德家住公寓第二十一层，壮丽的威拉米特河和绿树成荫的罗斯岛尽收眼底。向东远眺，便可望见白雪皑皑的胡德山。

虽说居所周围是怡人的自然风光，但室内环境却充满了技术元素，连卧室的床垫下也不例外。他们家大厅的天花板上和每间房的拐角处都装有传感器，分别用来记录步速和进出房间的情况。他们的床垫下也有传感器，会在他们躺在床上时记录数据。浴室里放着电子秤，可以记录他们的体重和心率。

他们开的车，也会有设备持续追踪。计算机何时开机、何时关机，均由传感器记录。

不仅如此，就连埃德本人也在监视范围内。他向我展示了他佩戴的黑色超薄腕表，这也是一种活动监视器，可以追踪记录他每天的步数。每次他打开药盒外盖，便会向路由器发送一个信号，继而为杰夫·凯伊庞大的数据库新添一条数据。

他们的生活中传感器无处不在，不断捕获着他们的日常活动信息。这套技术就是"平台"。随着技术的变化，平台也在变化，但平台背后的逻辑始终如一。

对此，凯伊解释道："借助这些平台技术，我们能以更好的方式捕获客观、实时的数据，还能做到尽量不引人注意。"像所有阿尔茨海默病中心一样，俄勒冈健康与科学大学团队也会针对每例受试者采集认知功能和体检（同样在居家访视时采集数据）、血样、MRI及其他影像检查等方面的数据，而其独特之处在于通过平台来增添数据。

他们在波特兰数百例老年患者家中安装传感器来记录日常数据。随着逐月数据的积累，他们在短短数年内就获得了大量数据。不过，他们面临的考验是能否从这些数据中找出规律。所有这些杂乱无章的信息是否暗藏玄机？进一步来说，通过评估患者在计算机或汽车等方面的技术运用，或其在家中走动的能力，我们能否在这些信息与患者认知功能变化或其他重要临床事件之间建立起任何关联？比如由此判断患者从无认知功能受损缓慢发展到有轻度认知损害。

解决这些问题对于俄勒冈健康与科学大学团队来说是一项艰巨的挑战。他们的平台生成的数据量极大，无法用传统的汇总统计量以及常见的条形图和饼图来显示结果。因此，他们需要找些新方法来整理数据。一天，他们无意中想到了一个办法——用数据来描绘每一天。

先把一天想象成一个圆圈，类似于钟面，但上面不是数字和指针，而是沿圆圈分布的点。如果说每个点都表示患者在家中走动的时间，那么很多点就会分布在中午十二点前后；而凌晨十二点的情况则截然不同，可能只有与上厕所相对应的点。

接下来，沿着这个圈的外围再画一个圈，然后描上点。一直重复画圈、描点，这样就会得到一个又一个的圆圈，表示一天接着一天发生的情况。

最终呈现的结果是一系列同心圆，就像分布着成百上千个点的轮子。这些沿同心圆排列的点呈现出一种图案，其中就蕴藏着真相。这种图案形似曼荼罗，在佛教中意指一个人凝视的圆形几何图案。

该平台绘出的曼荼罗图案非常生动直观地呈现了真相。步行速度[3]、药物使用[4]、计算机使用时间[5]乃至鼠标使用[6]，均与认知功能变化或检测到的认知功能受损相关。

另外，这些曼荼罗图案也带来了具有颠覆性的结果。

研究人员请认知功能未受损的成年人回忆自己曾在什么时间、什么地点做过什么事，然后以电子邮件的形式发送他们的自我报告。通过比较这些自我报告和相应的曼荼罗图案，研究人员发现有四分之一的受试者自我报告所述内容与曼荼罗图案显示的"实际情况"不符。

这些结果对靠自我报告数据开展的传统研究有何影响？凯伊反思了这个问题。"看到这些结果的那一刻，我想：'我们还真不知道自己在干什么，因为之前手头有用的数据简直太少了。'"

好在他及时拿到了结果，能够将所有事件串联在一起。一位同事在经MRI测出的脑萎缩结果与计算机使用率下降的曼荼罗图案之间建立了对应关系。

那些影像太惊人了。"丽莎·希尔伯特向我展示了MRI影像模板，证实脑体积缩小与计算机使用率下降高度相关。那一刻，我对她说：'这肯定是你画上去的。'"

希尔伯特博士是一位神经学家，从事的研究领域是利用MRI和PET扫描来检测老化大脑疾病的新生表征。听到凯伊说的话，她一时间没反应过来，坚持说这就是结果。计算机使用率的降幅越大，大脑内侧颞叶的萎缩症状就越严重。

这让凯伊惊叹不已，因为内侧颞叶正是阿尔茨海默病在脑部的初始发病区域。他们已经证明，计算机使用的评估结果与受阿尔茨海默病影响的大脑结构萎缩相关。这是一种"基于数字化生物标志物的相关性"。

有了这些结果，大家将不再无休止地争论什么方法最适合评估药物能否有效治疗阿尔茨海默病。有关记忆力和专注度的纸笔测试评分并不能说明一切。请患者回忆他们几周前做了什么或请其他人帮忙回忆患者几周前做了什么将再也不是什么让人头痛的问题。现在，研究人员只需评估患者实际做了什么，比如患者使用计算机的时间有多长。

凯伊阐述他的研究及其意义时没有使用晦涩的专业术语，因此听众立即心领神会。对于一些小机件的内部结构和工作原理，他不怎么感兴趣，平时也不怎么迷恋最新设备。比起时尚新潮的苹果笔记本，他更喜欢朴实无华的个人计算机。技术对他的吸引之处在于，如何让人在阿尔茨海默病危机的问题上打开新思路。

凯伊坚持说："平台不是关键，方法才是。"他们采用的方法不仅能够产生客观、实时的结果，还能够确保以尽量不引人注意的方式来采集数据。这些结果具备生态效度，也就是说它们既不是带有个人偏见的自我报告，也不是外来观察者对他人生活的复述，而是一个人真实生活的展现。

凯伊继续说道："人生拼搏过后，唯一重要的只有身体机能。如果患上一种可怕的疾病，但身体机能没受影响，那这种疾病就算不上可怕。确切地说，人只有在身体机能出问题的情况下才会精神失常。这是医学界不变的定律。"

卡茨曼在其 1976 年的论文《阿尔茨海默病的流行率和恶性程度：头号杀手》结尾部分指出，阿尔茨海默病是"一种疾病，一种必须确定病因、必须终止病程、最终实现预防的疾病"。[7]他呼吁研究学者跳脱针对痴呆症的社会学和心理学模型，从生物医学的角度对疾病发起全面反击。只要紧盯着淀粉样斑块，阿尔茨海默病的问题就能够得到解决。

杰夫·凯伊、莎伦·伊诺耶、鲍勃·麦肯、丹尼尔·门德尔森和史蒂夫·凯茨并不排斥卡茨曼的生物医学理论，但他们一致认为，研究阿尔茨海默病的方法应该更全面些。在社会生态系统中，我们可以从临床医生入手提升疗效，使之达到与预期生物疗效旗鼓相当的水平。进一步来说，我们还能够在面对20世纪后期生物医学进一步挤兑心理学及社会学干预措施的情况下，妥善解决由此出现的过度矫正问题。通过在生物医学模型与心理学模型和社会学模型之间重新建立平衡关系，我们能够更全面地了解什么是阿尔茨海默病问题、如何才能更好地服务于患者及其照护者。

得益于技术的支持，我们能够以不引人注意的方式持续监测患者的日常生活，为改善医疗服务创造难得的有利契机。不过，这些技术也为我们带来了挑战。长期以来，大家一直将医疗技术视为妨碍医患密切交流的一道屏障。比如，计算机屏幕阻隔了医生与患者之间的视线交流。然而，指示身体机能的曼荼罗图案按理说会产生不同的效果。这些图案将使医患之间建立起更紧密的关系，只是具体实现方式与以往截然不同。

患者将能够独自一人来记忆研究中心就诊。在此之前，患者需要应要求携他人一同来就诊，而且这些随行人员还要充当信息提供者和照护者的角色。如今，这些要求将不再是医生对患者就诊的预期，而只会是就诊结束时的医嘱。

之所以会发生这种转变，是因为医生并非要先与非常了解患者的信息提供者面谈才能开始诊断，而是可以直接与患者交流，也无须再问一些老掉牙的问题："怎么了？哪里不舒服？"如此云云。开始诊断时，医生会先浏览一系列图案，其中用生动、直观的图表展示出患者的真实机能水平。这种方法将取代我们眼下最善用的技巧，那就是询问："您平常一天是如何度过的呢？"对于上述要建立深度密切关系的新医疗方案，阿尔茨海默病医生需要掌握精妙复杂的对话技巧。面对患者，他们要能够不卑不亢地询问："您是否明白我的想法呢？"在此基础上，他们还要懂得如何与患者进行双向交流，从而就"问题是什么""问题的重要性如何""需要做什么来解决问题"达成共识。

对于有认知问题的老年人，诊断和治疗均以谈话为主。而像凯伊的那种曼荼罗图案分析，还会对与患者谈话的频率提出更高的要求。但要注意，开展这类谈话不能循规蹈矩，而要抛开固有的思维习惯，因为这些思维习惯恰巧与我们一直坚持的自主权相悖。

尚未（依法判定）死亡

我是我命运的主人，我是我灵魂的船长。

——威廉·埃内斯特·亨利，《不可征服》(*Invictus*)

　　无论是患者还是照护者，太多人都向我讲述过他们与阿尔茨海默病抗争的痛苦经历。而且不论男女，一些人的经历尤其令人难以释怀。他们在旁人眼中虽然存在，但与消失无异；虽然活着，但又和死了一般。其中一段经历是我的一名患者的妻子作为照护者向我倾诉的。她的丈夫不仅患有由阿尔茨海默病引起的痴呆症，还患有致残性心脏病。由于他的心脏瓣膜关闭不全，血液会返流到肺部，因此哪怕只是走过一个房间他也会喘不上气。阿尔茨海默病和心脏病就好像在赛跑一样，你追我赶地把我的这名患者往死亡路上推。

　　某天，这对夫妻找心脏病科医生就诊时，医生从男人胸口取下听诊器，又从自己耳朵里取出一个耳塞，然后对妻子说："现在留给我们的时间不多了。"就这样当着患者的面说，好像患者在场但实际上没有存在的意义一样。

　　就阿尔茨海默病患者的诊治而言，即便是患者就在眼前，像这种医生谈论病情或自说自话的情况也屡见不鲜。从整个情景来看，就好像患者已经不在了。这种行为不可原谅，但还算可以理解。毕竟与阿尔茨海默病患者交谈并非易事，哪怕是只有轻度认知损害的患者。但这还不算什么，与痴呆症患者交谈那才是难上加难。

查尔斯·韦尔斯在其出版于1971年的《痴呆症》一书中写道："一个人之所以判断力不佳，原因往往是他无法关注细节，无法洞彻一般要在决策时权衡的多种因素。因此，他最终只会根据一些特定信息来做出选择，而不会考虑其他多种因素。"[1]韦尔斯温文尔雅地提醒读者注意，患上阿尔茨海默病或照护这类患者可能会让人伤透脑筋。有时，患者做选择时根本不考虑基本事实，而即便是在已尽量向其灌输这些事实的情况下，结果也是一样。

我早期研究过患者就是否参加研究一事做决定的能力，结果与韦尔斯的见解如出一辙。重度痴呆症患者只会关注某些信息，比如"本研究旨在试验阿尔茨海默病的治疗用药"，并且只有这些信息才能促使他们决定参加研究。当然，有一些患者会坚持要求参加研究。但值得注意的是，这些患者并未了解其他重要事实，比如研究的风险和负担。

简言之，患者可能做出拒绝就医、拒绝服药等错误决定，也可能选择投资不合适的项目。但他们并非总是如此，而这才是问题的关键。

任务重、时间紧的临床医生用不了多久就会发现，诊治这样的患者是既痛苦又费时。相比之下，医生会觉得跟患者家属谈话更轻松，久而久之就养成了只跟患者家属谈话的习惯。患者本人的存在感越来越低，最终只剩下治疗对象这样的身份。在医护人员的确是与患者交流的情况下，这种患者地位下降的问题会变得更严重。

而即便是最基本的沟通，这种问题也很明显。约翰逊太太在她丈夫住院时，就目睹过这样的一幕。

"嗨，亲爱的，咱们今天感觉怎么样呀？"

"咱们……是不是……到时间……起床了呀！？"

"达伦呀，你穿这件睡衣真可爱！"

就像这样提高嗓音，慢吞吞地说几句简单的话，人称代词用的是"咱们"而不是"您"，称呼用的是"达伦"而不是"约翰逊先生"，或者直接喊一声

"亲爱的"。约翰逊夫妇觉得这种做法很奇怪，护理患者就像带小孩一样。

　　实际上他们遇到的这种言语方式早有记载，也已分析到位。语言学家称之为屈尊俯就式言语，说得形象点就是用长者口吻说话。[2] 这是护理人员与老年人交谈时常用的沟通方式，尤其是面对他们认为有认知功能障碍的老年人时。一位研究人员为大学生分发教师与托儿所孩童谈话以及护理人员与老年患者谈话的录音，要求学生评价每段录音，指出说话者是护士还是教师（录音中不含有关说话者年龄或角色的提示信息）。结果，在护理人员与老年患者的谈话录音中，有四分之三被误判为教师与托儿所孩童的谈话。

　　简化复杂的语句及其传达的信息，在某些情况下（比如在这些信息相对新奇且复杂的情况下）是合理的做法。但这只是一种很好的指导方式，而非交流。对惊慌的人软语温言、向亲密的人吐露爱意都是合理的社会认知行为。"长者口吻"的问题在于它像杂草一样无处不生，波及老年患者与其医护人员之间的一切交流。老年患者会觉得这种言语方式是对他们的不尊重，让他们有失尊严。

　　要想解除阿尔茨海默病危机，我们必须下一番苦功。我们需要开设更多的记忆研究中心，还需要更多称职的临床医生来开展这些中心的工作。患者及其照护者需要全方位的医疗服务，包括照护者培训和成人日间活动计划等社区日常护理。我们需要针对阿尔茨海默病的常见并发症提供更优质的医疗服务，还需要利用技术来获取有关日常身体机能的真实个人数据。所有这些改进措施都指向同一个目标：维护并保护患者的自主权。

　　此外，还有一个地方需要改进。那就是，医生等从业者和患者家属都需要改变他们与阿尔茨海默病患者交流的方式。如果他们不知道说什么，或是不懂得如何倾听，就会导致一些不良的就诊体验，比如我的病人找其心脏病科医生就诊时遇到的情况，又比如与之相对的照护者遭遇临床医生完全无视其存在而只与患者沟通的情况。医疗从业者和照护者声称，他们这么做是为了尊重患者的自主权。双方的这两种做法都反映出他们的举棋不定，不知道是应该尊重患者的选择，还是应该尝试干预、说服甚至代为患者决策。他们无法将患者和照护者视为相互关联的思维整体。

约翰逊夫妇来我办公室就诊时，我建议约翰逊先生参与成人日间计划，结果约翰逊太太打断了我的话，而且坚持说："他是不会同意的。"她说对了。我向约翰逊先生提出这个想法时，他拒绝了。按理说，事情就该到此为止。从 20 世纪数十年的诉讼和立法来看，终极成就是赋予所有成年人的一项基本权利，即拒绝接受治疗的权利，即便是大部分成年人通常都会接受的治疗也不例外。因此，约翰逊先生有权拒绝我，我也有责任尊重他的意愿。但我很清楚，我在道德上有义务兼顾他自己"掌舵"的权利和我防止他受到伤害的责任。在尊重他的意愿与提升他的健康水平之间，我选取平衡点的关键依据是评估他本人针对是否参与成人日间活动计划一事下决定的能力。

我明白，对于像约翰逊先生这样患有阿尔茨海默病且出现类似认知功能障碍的人来说，可能会难以决定如何应对导致自己出现此类功能障碍的这种疾病。因此，我不打算对约翰逊先生的情况下定论。换言之，我不会因为他患有阿尔茨海默病引起的痴呆症而认为他无法自行决定是否参与计划，也不会根据他在认知测试中的表现来替他下决定。不过，我会评估他做出这一特殊决定的能力。虽说操作起来会有点费时（该病当时还未被纳入报销范围），但这是我作为医生的职责。对于有自主性的患者，临床医生必须尽一切努力维持、保护和尊重他们尚存的自主性，哪怕对方有致残性认知损害。

不过，事无绝对。

1987 年，美联社发表了文章《老年人的监护者：一个病态的系统》（"Guardians of the Elderly: An Ailing System"）。这篇特别报道时是基于近百年新闻专线服务史上规模最大的调查。美联社派出五十七名记者前往全美五十个州和华盛顿哥伦比亚特区，"他们不远千里奔走于各个地区的疗养院、棚屋、共管公寓、牧场和法庭，采访了数百名法官、律师、社会工作者、医生、法庭书记员和研究学者"。[3] 最终写成长达二十六页的总结报道，其头版标题骇人听闻——由问题系统发出的"死亡判决书"。

判定监护权是一种法定程序，旨在为无法继续自理日常生活的成年人（例如因严重脑损伤而长期处于无意识的人）提供保障。一个人是否需要监护人由法官决定，而如果需要，则再由法官指定监护人是谁。

监护人是一个合法享有诸多权利的角色。受监护的成年人不像其他成年人一样享有法律赋予的权利，包括持有财产、管理财务、自行登记出入长期护理机构、拒绝或接受治疗乃至投票等权利。所有这些事项的决策权（投票除外）均归属于法庭指定的监护人。美联社的头版文章引述了法学与精神病学专家丹尼斯·科森的话："判定监护权是一个将人连根拔起的过程，也就是说让被监护人'丧失人权'，相当于依法宣判他们死亡。如果不能善用监护权，后果大多是伤害而非保护。"[4]

无疑，美联社揭露的是一起形象直观、系统性、全国性的丑闻。由监护权判定带来的一系列伤害和侮辱包括在连被监护人都不通知的情况下授予监护权，短时间内草草结束庭审，以及出于个人利益搜刮被监护人财物等监护人滥用监护权的行为。这些调查结果引起了广泛的关注，国会也为此举行了听证会，还成立了一个关注老弱群体监护权滥用事宜的特别委员会。在这些工作的影响下，美国开始对多项州监护法和一项示范监护法实施改革。

在所有可能对被监护人造成的伤害中，有一项伤害尤为突出。赋予监护权的核心环节是法官判定某人无法自理其日常生活。为作出这一重要判决，法官通常会依赖医疗专业人士的证词。但美联社的报道表明，医生在确定一个人能否做出日常决定的问题上几乎可以说是无计可施。换言之，法官也可以靠掷硬币来判断一个人是否具备这样的能力。

1987 年，即美联社发表重磅报道的同一年，马萨诸塞大学年轻的精神病学家兼助理教授保罗·阿佩尔鲍姆接到一通电话。而正是这通电话改变了他之后的职业生涯，也改变了阿尔茨海默病及其他决策障碍型疾病患者的生活。来电者是颇具影响力的麦克阿瑟基金会（John D. and Catherine T.

MacArthur Foundation）的代表，他问阿佩尔鲍姆是否有兴趣加入麦克阿瑟基金会支持的研究网络，针对法律与心理健康领域相交叉的问题制定研究议程。在三十年后的一次访谈中，阿佩尔鲍姆说那天的电话就像《百万富翁》（*The Millionaire*）中的场景。《百万富翁》是他小时候看过的电视节目，内容主要是看随机抽选者获得无条件给予的 100 万美元后会过上什么样的生活。[5]

阿佩尔鲍姆是一直在和解决决策能力问题较真的少数学者之一。他在哈佛大学完成精神病学住院医师培训，然后前往匹兹堡大学接受由精神病学家洛伦·罗斯发起的法学与精神病学创新计划培训。罗斯邀请法学、社会科学、精神病学和伦理学领域的学者，组建了一支多学科团队，希望能解决这些学科相交叉部分的问题。其中最重要的问题是，临床医生应该如何评估患者是否具备决策能力？换言之，临床医生如何判断患者是否能够自理？

美联社的报道指出，这是一个亟待解决的问题。记得在接受老年病学培训初期，我告知高级医生，我在康复中心治疗一名他的老患者，而且发现该患者有痴呆症。他想都没想就回答道："我们需要争取监护权。"其实，大部分临床医生的想法都是这样。他们总是将患者的诊断结果与失去自理能力混为一谈。换言之，如果你患有精神病、"衰老症"或"痴呆症"，你就没有自理能力。而其他医生则会使用他们"自成一派"的判断方法。例如，有人将无自理能力界定为拒绝接受有明确指示的医疗流程，或简明认知测试得分低于正常范围下限。面对如此事态，自 1984 年以来一直在美国律师协会（American Bar Association）颇具影响力的法律和老龄问题委员会担任主任的查理·萨巴蒂诺总结道："临床医生在处理这些病例问题上拥有的权力简直漫无边际，而他们敷衍了事的分析和意见也在几乎没有受到任何质疑的情况下被全盘接受。"[6]

匹兹堡大学的研究学者潜心钻研法学和伦理学文献，希望能够在阐明问题的同时提出解决方案。还是在美联社发表惊人报道的 1987 年，精神病学家洛伦·罗斯、律师艾伦·梅塞尔和社会学家查尔斯利兹共同在《美国精神病学杂志》（*American Journal of Psychiatry*）上发表了一篇基础研究论文：《同意治疗的能力测试》（"Tests of Competency to Consent to Treatment"）。该文汇总了纷繁复杂的术语，进而提出了一套测试方案，其中包含五种可用于评估患者是否有自理能力的测试。[7]

麦克阿瑟研究网络决定完善这些测试，再将其投入临床应用。此后十年，阿佩尔鲍姆加入麦克阿瑟基金会的研究团队，与其他研究人员一同为一个杂乱无章的特殊领域打下概念基础。他们开发了一种能力评估模型，但其中不涉及诊断标签和认知测试评分。具体而言，临床医生需要针对一例患者至少评估下述四种决策能力中的一种：理解事实的能力、确定风险和获益与日常生活有何关联的能力、推断治疗成效的能力，以及表达意愿的能力。换言之，这四种能力就是理解、领会、推理和选择的能力。

根据每种能力的定义，临床医生将能够以相对一致的措辞来谈论患者的能力。他们尤为突出的成果是设计了一套简明谈话指南和使用说明，以帮助临床医生评估患者做出特定决定的能力。这些谈话材料就是后来人们熟知的MacCAT工具，即麦克阿瑟能力评估工具的简称。[8]举例来说，评估患者如何理解某种药物的风险时，临床医生会问："您能用自己的话告诉我这种药有什么风险吗？"评估患者的领会能力时，临床医生会请患者说明是否认为该药物可能会对其造成伤害。

他们的成果具有开创性意义。像淀粉样蛋白成像剂PiB一样，他们的成果转变了医生面对阿尔茨海默病患者时的思考及交流方式。以往，我们认为患者能力既不可捉摸又看似无法评估，现在借助于一套条理清晰的通用语言体系和各种工具，能力评估问题迎刃而解。很快，这类工具就开始成倍增加，用于评估患者做出各项决策的能力，具体涉及投票、指定代理人、写遗嘱、执行预先医疗指示以及解决日常身体机能问题。

与之相关的各项研究遍地开花。对阿尔茨海默病所致痴呆症患者的研究结果破除了那些不合理的陈规陋习。患者被诊断为痴呆症并不等于其丧失自理能力，轻度至中度痴呆症患者尤其如此。事实上，这类患者中的很多人仍有能力决定是否接受阿尔茨海默病治疗[9]、参加临床试验[10]，或指定他人为其做决定[11]。不仅如此，有些患者还有能力解决身体机能问题，比如请他人帮忙备药或备餐。[12] 不过，这些决策能力因人而异。也就是说，某名患者或许没有能力对参加有风险的研究表示同意，但仍有能力指定他人为其做决定。这些研究的总体思路清晰明确，协调一致。医生需要以成年人对待成年人的方式来与患者交谈。

在一些临床环境中，这种能力评估模型已落实到位。但就像记忆研究中心、医院长者生活计划和髋部骨折计划那样，这种模型尚未广泛渗透到阿尔茨海默病患者的日常生活中。我们需要转变那些老旧的思维方式（例如将诊断结果等价于丧失自理能力）和行为方式（例如只与患者或只与护理人员交谈）。

一种需要能力评估模型的临床环境是，接受医疗服务的患者不像约翰逊先生那样依赖可靠的医疗网络。这些患者没有配偶，或其子女在妥善照顾父母的问题上意见不合。对于这些患者，为其提供帮助的是社会服务机构。这些机构的社会工作者平时忙前忙后，还要负责做一些道德上两难的决定。比如，这名老年人是想按自己的意愿生活，还是需要我们提供帮助？他们既孤独又拒人于千里之外，是为了骄傲地做自己人生的掌舵人，还是迫于自己或他人的原因？是那些口口声声说要帮助他们，但往往对他们百般盘剥的人让他们陷入困境？对于这种情况，能力评估技巧也能派上用场，只可惜极少有人会这么做。社会工作者一般会根据简明认知测试的结果来判断受试者是否有能力做出选择。指导这些社会工作者如何正确实施能力评估的同事谈到一个令他恍然大悟的时刻，那就是这些社会工作者终于认识到，他们的评估重点不该放在受试者的简明测试得分或诊断结果，甚至无须判断受试者所做决定（选择）的对错，而只需要判断受试者是否具备做决定的能力。

在阿尔茨海默病成人患者的生活中，判定监护权应是特例，而非惯例。家庭成员一同解决问题、财产与配偶共享、仅授权他人代为处理财务问题、根据预先医疗指示和非正式谈话来做出决策等，这些都是判定监护权之外的备选项。法律法规和道德准则承认，与患者关系亲密的家属可以在患者无决策能力的情况下代为决策。尽管上述日常环境和临床环境与庭审截然不同，但患者的能力表现仍然很重要。

我以 MacCAT-T（麦克阿瑟能力评估工具之治疗篇）中的问题作为引导，与约翰逊先生谈论我的成人日间活动计划建议。我发现他有一些能力上的缺陷，这体现在他对某些问题的回答上。我问他："您认为参加这种活动计划可能会让您获益吗？"他答不上来。根据能力评估工具的表述方式，他的情况属于无法领会治疗可能带来的益处。这在阿尔茨海默病患者的诊治过程中是一个常见问题。患者通常会认识到他们有某种程度的功能损伤，但就是无法将治疗获益与这些损伤联系起来。如果此类患者拒绝接受干预治疗，比如约翰逊先生拒绝参加成人日间活动计划，那么下一步怎么做取决于干预治疗能够解决什么问题以及干预治疗有哪些益处和风险。显然，这一步要做的是道德判断。我们需要权衡风险和获益，还要考虑不让患者自己做决定会带来的危害。

强行说服约翰逊太太逼着丈夫参加计划是一种带有胁迫性乃至恶意的做法，很可能会取得适得其反的效果。不过，让她知道丈夫缺乏拒绝的能力还是可以给她一些启示的。当丈夫表示拒绝时，她的态度不应该是安然接受，而应该是尽量说服、引导丈夫和自己一起做选择。她可以这么说："你来帮我一下，我得去给家里买点东西。"如此一来，与其说是替他做决定，不如说是请他参与到互帮互助的关系中。

有关医疗保健系统的改进措施纷繁复杂，但本书第三部分的重点内容很简单。我们完全可以将生物、心理和社会环境重新融合在一起，让阿尔茨海默病患者及其家属过上有质量、有尊严的生活。

20 世纪初，我们在思考如何应对脊髓灰质炎暴发的局面时，本可以提出同样简明的观点。随着致残性乃至致命性神经系统疾病的病例成倍增加，我们需要培训更多的儿科医生和康复科医生，打造更优质的康复中心、更便于使用的人工呼吸机设备，同时培植必要的社会支持和经济支持，让患者能够享受到这些医疗服务。

对此，同事向我严肃地承诺，我们也可以为解决阿尔茨海默病问题而采取这些措施。比如：构建更多记忆研究中心、疗养院和成人日间活动中心；发挥我们的创意和智慧，优化团队医疗服务；规定夜间将医院工作手机设为振动模式。

或者说，他们下定了决心：我们就是要治好这烦死人的病。

靶向淀粉样蛋白

——

最好在有症状后服用的药物只有万艾可。

——蕾莎·斯珀尔林，医学博士

2016 年 9 月 1 日，创刊达一百四十七年之久的著名 "国际科学杂志"《自然》放出重磅消息：发现阿尔茨海默病的突破性治疗方法。这期杂志的封面采用全大写字样突出标题：靶向淀粉样蛋白。[1] 标题上方是两张相同的脑部 Amyvid 扫描影像。

右侧影像为无淀粉样蛋白的冷蓝色大脑，左侧影像为边缘呈黄色的炽红色大脑，即受淀粉样蛋白侵袭的脑横截面影像。这是一篇研究报告的附图，文章介绍了阿杜卡努单抗这种药物对 165 例阿尔茨海默病患者的作用，文中的这两张影像图传达了长篇研究报告的核心信息。在药物的作用下，大脑由红色变为蓝色，也就是说药物清除了患者脑部的毒性淀粉样蛋白。

该研究选取有轻度认知损害的患者或淀粉样蛋白扫描结果呈阳性的轻度痴呆症患者作为受试者，每月一次静脉输注给药。给药五十四周后，这两类受试者的影像学检查结果对比非常明显，如同《自然》杂志选作封面的那两张图像。接受研究药物治疗的患者体内淀粉样蛋白水平低于接受安慰剂治疗的患者。根植于靶向淀粉样蛋白这一观察结果之下的是该研究要传达的核心信息："阿杜卡努单抗这种抗体可减少人脑中与阿尔茨海默病有关的淀粉样蛋白。"

单凭这些结果就足以振奋科研界的神经。该研究之所以能够登上《自然》杂志的封面，而且还是头版头条，原因就在于其"临床评估"结果，即定期评估患者的记忆力和身体机能所得到的结果。虽说这些评估项目都被打上"探究性"的标签（该研究的重点是测定淀粉样蛋白），但通过观察受试者服用研究药物后的反应证明，研究人员找到了突破性治疗方案。

部分（而非全部）评测结果表明，降低脑淀粉样蛋白水平可减缓轻度认知损害患者或阿尔茨海默病所致痴呆症患者通常出现的认知功能和身体机能衰退的速度。在该研究报告随附的评论部分，班纳阿尔茨海默病研究所（Banner Alzheimer's Institute）杰出的阿尔茨海默病研究员埃里克·赖曼写道："如果这些临床获益的提示得到证实，那么我们将因此扭转与阿尔茨海默病抗争的局势。"[2]

虽败犹荣

对于戴尔·申克来说，登上 2016 年《自然》杂志的封面是他事业走向顶峰的标志。作为神经科学家行列的先锋人物，他潜心探索能够延缓阿尔茨海默病病程发展的治疗方法。十七年前，他带领一支由旧金山研究人员组成的团队，一同为爱尔兰制药公司 Elan 工作。就像靶向淀粉样蛋白一样，他们的研究成果也登上了《自然》杂志的封面。《自然》杂志 1999 年 7 月 8 日刊登了他们的研究报告《清除脑部斑块》。[3]

该研究报告哪怕放到今天，依旧是以巧妙而富有创意的方法治疗神经退行性疾病的代表作。申克完全抛开了传统研究思路，尤其是使用胆碱酯酶抑制剂类药物来提高神经递质水平。他的想法是追踪淀粉样蛋白，将其视为一种细菌或病毒，一种可被机体免疫系统清除的脑部外来入侵物。

　　起初，"阿尔茨海默病免疫疗法"的理念太过异类，导致 Elan 公司拒绝提供资源来支持此类研究。但作为科研界备受青睐和尊敬的人物，申克坚决要求贯彻这一理念。最终，负责管控预算的高层领导做出让步，同意为他开展实验提供经费。

　　《利用 β 淀粉样蛋白激发免疫反应可减弱 PDAPP 小鼠的阿尔茨海默病样病理变化》一文阐述了为小鼠注射已知会导致毒性斑块形成的淀粉样蛋白片段将有什么效果。这是否会刺激小鼠免疫系统攻击这些片段，进而抑制斑块形成？

　　结果显而易见。小鼠接受 β 淀粉样蛋白片段注射后体内淀粉样蛋白斑块消失，而接受安慰剂注射后则阿尔茨海默病特征性的淀粉样蛋白积聚。不仅如此，在必然会出现淀粉样蛋白斑块的年轻小鼠中观察到的结果更是令人大开眼界。这些小鼠接受注射后，体内并未形成斑块。因此，研究报告给出结论："总体而言，研究结果表明 β 淀粉样蛋白免疫法可能对阿尔茨海默病的治疗和预防均有益。"

　　该研究通过基因改造小鼠来合成毒性淀粉样蛋白，凭借其革新意义而成为热点新闻。《PBS 新闻一小时》（*PBS NewsHour*）节目报道该研究时，采用的标题是"阿尔茨海默病疫苗的新潜力"。身为匹兹堡大学阿尔茨海默病研究中心主任兼阿尔茨海默病协会发言人，史蒂夫·德科斯基博士对上述研究结果评价道："真是令人震惊，想必对开展这项研究的科学家来说也是如此。我想他们应该没有料到能够取得这么大的成效。"[4] 据埃默里大学阿尔茨海默病研究员拉里·沃克回忆，1999 年，他在看到那篇论文发表后的几天一直在考虑是否要换一种疾病来研究，因为"好像阿尔茨海默病问题已经解决了"。[5]

　　Elan 等制药公司迅速调集资源支持研究。短短三年，阿尔茨海默病免疫疗法就进入了人体试验阶段。这些研究中的第一项采用名为 AN-1792 的药物进行，结果失败了。该药物引发了带有危险性的脑部炎症，导致研究不得不中止。不过，通过进一步细化结果分析，研究人员还是看到了希望。一些接受 AN-1792 治疗的受试者表现出脑淀粉样蛋白被清除，而从他们当中的一些病例来看，淀粉样蛋白减少与临床表征趋于稳定有关。这项研究收获了略带嘲讽的评价："虽败犹荣。"

后续有关免疫疗法的研究调整了实施策略，不再采用通过注射淀粉样蛋白来刺激抗体生成的"主动方法"，而是采用通过注射人造抗体来靶向淀粉样蛋白的"被动方法"。这种抗击淀粉样蛋白的策略转变直接引出了阿杜卡努单抗的人体研究。至此，阿尔茨海默病免疫疗法已跨越从小鼠到人类的物种鸿沟。

2016 年 9 月 30 日，距离《自然》杂志登载阿杜卡努单抗清除人脑淀粉样蛋白的突破性报告才二十九天，五十六岁的戴尔·申克就因胰腺癌逝世。人们为他献上的悼文和悼词无一不对他作为该领域科学家的成就表示绝对认可，称其在研究方法上独具协作性和开创性。只可惜，他原本前途无量的人生就这样提前画上了句号。

同年，在申克取得突破性成果的基础上，多种可能扭转抗病局势的药物相继投入研究。加入阿杜卡努单抗行列的其他药物包括巴匹珠单抗（Bapineuzumab）、克雷内治单抗（Crenezumab）、更汀芦单抗（Gantenerumab）和索拉珠单抗（Solanezumab），这些药物的命名均以"ab"结尾，意指研究采用被动抗体法从大脑中清除淀粉样蛋白（此外，改良后的主动免疫法策略在早期安全性研究中的表现也很可观）。

采用这些抗体类药物开展的大型研究要么处于实施阶段，要么已投入规划，而且其中多项研究均有创举。这些研究不同于《自然》杂志登载的研究，不是选取有轻度认知损害或轻度痴呆症的患者作为受试者，而是面向没有任何认知障碍的人开展药物试验。研究人员竞相探索合适的治疗方法，希望能帮助人们预防阿尔茨海默病型痴呆症乃至轻度认知损害。到 2016 年，"阿尔茨海默病预防研究系列"中的第一项已进行三年。

脑部精准医疗

2013 年 11 月 17 日上午，蕾莎·斯珀尔林博士上台发言，圣迭戈瓦斯灯街区威斯汀酒店宽敞的宴会厅座无虚席。迟到者只能站在后排的咖啡桌旁。由于身高不过一米五，斯珀尔林需要一个踏脚凳才能够到麦克风，但她在台上表现得意气风发、信心十足。在专职研究神经学之前，她是一名音乐剧演员。但由于她的祖父和父亲都患有阿尔茨海默病，因此她坚持转行学医，专攻阿尔茨海默病研究。

我与她初次见面是在几年前的一次会议上，与会者均为老龄化研究领域大有前途的青年研究人员。"您一定要看看这个，"她打开笔记本电脑兴奋地对我说，"快看！"她给我看的是哈佛大脑老化研究（Harvard Aging Brain Study，简称 HABS）参与者的淀粉样蛋白 PET 扫描图。该研究采用序贯法评估了波士顿地区数百名老年人的认知功能，其中很多人和她一样也是哈佛大学的教员。

她一只手的手掌扶稳计算机，另一只手指着屏幕说道："我们一直在对 HABS 参与者进行淀粉样蛋白成像检查。他们都是完全正常（"正常"是指受试者的认知功能没有受损，既没有轻度认知损害，也没有痴呆症）的人，年龄都在六十五岁以上。"

与正常人的预期检测结果相符，脑部图像呈冷蓝色，说明无淀粉样蛋白。但有几张图像呈炽红色，说明 PiB 与脑淀粉样蛋白结合。

大约四分之一的"正常"HABS 参与者经扫描检查后得到的都是这类"异常"结果。让她（和我）兴致勃勃的是她绘制的两组受试者每年认知评估结果的图表，二者起初的变化趋势一致，但后来逐渐开始出现差异。对于未检出淀粉样蛋白的受试者，其结果曲线图已不再是曲线，而是变得平坦。而对于检出淀粉样蛋白的受试者，其结果曲线图呈稳定衰退趋势。随着时间的推移，其中部分患者被诊断出轻度认知损害，而后转变为痴呆症。

"这是阿尔茨海默病，"她接着说道，"而且是一个原本正常的人出现了这种情况。"

至今过了不到十年，她开始检验自己的一个大胆的想法。

这次在威斯汀酒店召开的会议是"抗淀粉样蛋白治疗无症状阿尔茨海默病"（Anti-Amyloid Treatment in Asymptomatic Alzheimer's）研究（简称 A4 研究）的启动仪式。该研究计划投入数百万美元开展临床试验，采用的供试品为礼来制药公司生产的索拉珠单抗，选取的受试者为 1000 名六十五至八十五岁的老年人，其认知测试评分在正常范围内，但淀粉样蛋白 PET 扫描结果显示淀粉样蛋白水平升高。研究期间，50% 的受试者接受每月一次的索拉珠单抗输注，另外 50% 的受试者接受安慰剂输注。与阿杜卡努单抗类似，索拉珠单抗也是一种与脑淀粉样蛋白结合的药物。

研究定于四年半后结束，届时研究人员将比较两组受试者的情况。如果与安慰剂组受试者相比，研究药物组受试者的认知衰退程度较轻，那么斯珀尔林和我以及我们的同行都会考虑从根本上改变临床治疗方案。我们甚至可以在患者出现轻度认知损害之前的某个阶段完成阿尔茨海默病的诊断，其依据就是 Amyvid 扫描结果是否显示淀粉样蛋白水平升高。如果是，我们就可以为患者开索拉珠单抗，帮助其延缓出现轻度认知损害或痴呆症之前的病程进展。

对于这一策略，斯珀尔林总结道："癌症、卒中、艾滋病、糖尿病等疾病都需要尽早治疗，最好是在患者出现症状之前。在有症状后服用的最好的药物就只有万艾可。"

阿尔茨海默病领域因一个观念而变得生机勃勃，那就是阿杜卡努单抗、索拉珠单抗等靶向淀粉样蛋白的药物或可延长一个人从正常健康状态转为被诊断出轻度认知损害或痴呆症的时间。我们的目标是找到"疾病缓解型疗法"，预防有症状的阿尔茨海默病发作。为此，我们也对轻度认知损害和痴呆症患者采用同样的药物进行了试验。这些研究"试验药物"的思路是对检测结果表明认知功能障碍风险增加的受试者给药，或在已有认知功能障碍的情况下，对检测结果表明认知功能衰退风险增加的受试者给药。

研究人员采用这两种策略中的一种来确定高危群体。一些研究采用"基于生物标志物的阿尔茨海默病受试者入组策略"，抗淀粉样蛋白治疗无症状阿尔茨海默病研究便是其中之一。要参加这些研究，申请者必须有淀粉样蛋白水平升高的检测结果。就赖曼博士带领的研究团队而言，他们采用的策略是针对有患阿尔茨海默病型痴呆症遗传风险的群体进行药物试验。

这支团队设计了一种大型在线登记系统——GeneMatch，用于招募接受过 APOE 基因检测的申请者。有关 APOE 基因的报告最早见于 1993 年，其中指出该基因特定形式的携带者，即"APOE ε4 等位基因"携带者患阿尔茨海默病所致痴呆症的风险增加但具体结果并不确定。在 GeneMatch 系统中，成千上万名志愿者希望机构能与他们联系，以便知晓自己的 APOE 检测结果。如果检出 APOE ε4 等位基因，他们就会参加试验。

圣路易斯华盛顿大学的研究人员组建了一支研究团队，采用了与赖曼博士的研究团队相似但针对性更强的遗传风险分析法。他们进行药物试验的对象携带一些罕见基因，因而必然会在五十多岁时患上阿尔茨海默病（在所有阿尔茨海默病病例中，由此类基因导致患病的病例占比不到 1%）。

对有望攻克阿尔茨海默病但尚处于研究阶段的药物治疗，免疫疗法只是其中之一。到 2016 年阿杜卡努单抗登上头条新闻时，有望缓解疾病的药物已进入人体试验阶段。这些药物的靶标是催化一系列生化反应的酶，因为在这些酶的作用下，淀粉样蛋白会分解成毒性片段，继而积聚成斑块。这些药物属于"分泌酶抑制剂"，根据其阻断的酶命名，作用原理与免疫疗法相似。这些药物有望减缓乃至遏制有毒淀粉样蛋白片段的产生。

通过向检出阿尔茨海默病生物标志物或与认知能力连续体相关的基因的群体提供靶向淀粉样蛋白病变的药物，阿尔茨海默病领域已呈现出蓄势待发的景象，准备向 21 世纪"脑部精准医疗"的世界迈进一大步。

回首 2013 年那场惨不忍睹的美国联邦医疗保险证据开发和覆盖范围咨询委员会听证会，医疗保险机构决定拒绝承保淀粉样蛋白扫描检查。而作为该听证会领头发言人的保罗·艾森博士却对淀粉样蛋白扫描充满信心，认为这项检查终有一天会像结肠镜检查那样稀松平常，只不过检查部位是大脑。他的观念是，就像针对结肠癌的结肠镜检查广泛适用于所有年满五十岁的人一样，淀粉样蛋白检查也将成为常规医疗手段的重要组成部分。据同事对各项治疗策略的推断，如果是六十岁接受 APOE 检查，则在检出 APOE ε4 基因的情况下接受淀粉样蛋白检查。如果淀粉样蛋白检查显示淀粉样蛋白水平升高，就开始接受治疗。如若不然，则再等五年左右接受淀粉样蛋白检查。

回头想想，这些耗资不菲的大规模研究项目居然能够启动，实在是不可思议！在申克 1999 年发表论文之后的几年中，美国经历了一系列晴天霹雳般的经济及国际局势挑战：从 2001 年遭遇恐怖袭击开始到随后每年耗资数万亿美元的伊拉克战争和阿富汗战争。时至 2008 年，世界经济已近乎崩溃。整个美国及其国家领导人出现严重的党派分歧，几乎在所有事情上都争论不休，以联邦开支问题尤甚。然而，对持续增加阿尔茨海默病研究所需资金的要求正是在如此恶劣的政治环境下提出的。

此外，受亘古不变且几乎不可撼动的国会制度影响，联邦政府对阿尔茨海默病研究的专项拨款未表现出任何显著增加。尽管国会对此存在分歧，但他们还是能够在遵守不成文规定方面达成一致。具体而言，国会不提供"针对特定疾病"的研究资金，但国会会拨款给美国国家卫生研究院。如何最大限度地发挥这些款项的价值由美国国家卫生研究院董事会成员决定。

阿尔茨海默病协会自创立起就遵守这条规定。根据 1979 年 12 月 4 日新董事会的会议纪要，他们一时间成立了多个委员会，成员的工作热情高涨。然而，公共政策委员会业已成立，但又收到指示称要谨慎对待向国会申请研究经费的相关事宜。该委员会的领导层可以联系国会拨款委员会的一些成员，但同样"必须谨慎行事，因为国会不接受'当月疾病'的概念"。[6]

自 1980 年以来，美国国家卫生研究院每次增加为阿尔茨海默病研究分配的经费均基于美国国家卫生研究院总体预算的逐步增加。美国国家卫生研究院分配的这部分阿尔茨海默病经费由美国国家老龄化研究所领取。

　　随着时间的推移，一些革新性举措开始实施，就像申克 1999 年在《自然》杂志上发表的研究一样。2011 年，美国制订了一项国家计划，旨在解决阿尔茨海默病问题。该计划的首要目标是确保美国"到 2025 年能够成功预防并有效治疗阿尔茨海默病"，字里行间无不令人回想起肯尼迪总统在 1963 年最后一次呼吁将人类送上月球，而后在十年计划结束前安全返回地球。

　　而今，美国也已启动阿尔茨海默病"登月计划"，向斯珀尔林、赖曼及其他研究人员提供数百万美元，用以开展为期数年的大规模研究。此外，更多资金也在筹措中。美国开始解决至少部分阿尔茨海默病问题。

　　至于这一切举措如何在龃龉不合的华盛顿实施，将是一段权力与说服力相融合的精彩故事，而如若以一言蔽之，则是政治权术。

二十二

有计划就有希望？

————

阿尔茨海默病危机如同疾病本身，是以循序渐进的模式发展，因而极易成为我们忽视的问题，而直到最后，我们才发现局势已经到了几乎无可挽回的地步。

——阿尔茨海默病研究组，

《国家阿尔茨海默病战略计划：阿尔茨海默病研究组报告》，2009 年

2009 年 3 月 25 日，星期三，上午，德克森参议院办公楼 106 号房呈现出一派门庭若市的景象。这是参议院老龄问题特别委员会的听证会现场，听众们议论纷纷，表现活跃。此次听证会的主题是"前景分析：阿尔茨海默病研究组的最新消息"（The Way Forward: An Update from the Alzheimer's Study Group）。自 1980 年 7 月的第一次参议院听证会以来，阿尔茨海默病发展得很快，影响力今非昔比。想当初，杰瑞·斯通和波比·格莱兹在空荡荡的听证室里向一位参议员举证。

如今，有八位参议员听取举证，而他们的个人言论也反映出问题的严重性。缅因州共和党籍参议员苏珊·柯林斯谈到，她的家人普遍患有阿尔茨海默病，他们称之为家族病。她和她的同事诚恳坦率地分享了各自的个人经

历，说明了自 1990 年的听证会以来发生的一系列社会和文化变革。在当年那场听证会上，参议员哈特菲尔德谈到他父亲患阿尔茨海默病的经历，使得整个听证室一片沉寂。时至今日，为阿尔茨海默病打上的烙印或许正逐渐淡化。

在深度割裂、党派分明的华盛顿特区，此次听证会是一次不同寻常的两党活动。向老龄问题特别委员会举证的包括两个此前站在国会对立面的人：前众议院议长、共和党人纽特·金里奇，以及前内布拉斯加州参议员、民主党人鲍勃·克里。他们共同领导阿尔茨海默病研究组，其组员包括美国国立卫生研究院和疾病控制中心的前董事会成员等国家重要人物。在此次听证会上，金里奇和克里与另一名研究组成员、已退休的最高法院法官桑德拉·戴·奥康纳一同展示了一项为期两年的研究项目所得结果，该项目旨在调查联邦政府对阿尔茨海默病问题的反应。

奥康纳大法官率先发言，对研究结论总结道："我们国家没有制订一个切实的计划来让联邦政府想办法解决问题或协助成本管理，因此我们需要二者兼顾。"[1]

该研究组写下长达四十九页的报告，用危在旦夕乃至末世浩劫类的措辞来形容眼下解决阿尔茨海默病问题的紧迫性。这份报告开头就点出美国近年来面临的环境和经济危机，比如 2005 年美国墨西哥湾沿岸遭遇卡特里娜飓风袭击导致数十亿美元的损失和数千人丧生，还有 2008 年的金融危机带来的一系列连锁反应等。他们以这些事实作为论据，指出："如果我们现在不能缓解阿尔茨海默病危机，未来将面临更惨重的生命财产损失。"[2] 在整段描述中，"危机"一词出现了二十四次。

他们的核心论据在于资金问题，尤其是阿尔茨海默病对美国经济和联邦预算造成的成本压力。"预计未来四十年内，单单是与阿尔茨海默病相关的医疗保险和医疗补助总开支就将达到 20 万亿定值美元，而且到 2050 年前的年增幅将超过 1 万亿美元。"卡茨曼博士在其 1976 年的论文中将阿尔茨海默病称为"头号杀手"，如今这一定位已发生转变。该疾病就像是预算赤字、失业或通货膨胀的代名词，成为一个需要美国想办法解决的国家经济问题。

研究组立足于美国国家经济以及医疗保险和医疗补助这两项金额最大的联邦开支，称阿尔茨海默病在这两个方面均已构成威胁。而之所以如此定位，就是因为要统一政见，吸引国会两党的注意力。在上述报告提供的众多数据中，有一项数据尤其令人侧目。"联邦政府在阿尔茨海默病治疗上每花费一块钱，其中就有不到一分钱用于探索该疾病的治疗方法。"

苏珊·柯林斯在听证会上说了同样的话，接着呼吁道："我们现在必须踩下加速器，加倍努力地开展研究工作。"听证室里随即响起一阵热烈的掌声。

这条有关治疗成本与研发投资差距的论断犹如一个轴心点，将听众的注意力从骇人的经济灾难预言转向积极的行动计划。阿尔茨海默病研究组呼吁开展"阿尔茨海默病解决方案项目"，这不仅是一项国家计划，更是探索治疗方法的一大壮举。"1961 年，阿波罗计划这一明智决策引领我们成功探索外太空的浩瀚广博。如今，战胜阿尔茨海默病将成为另一重要使命，开启探索人类思维的新时代，从各个方面为全人类的健康和活动带来巨大的潜在裨益。"

研究组在报告中指出，到 2020 年，美国要找到治愈方法。他们要求国会在提供资源方面许下能够真正打动人心的重大承诺。

研究组报告中包含一份表格，其中列有先前实施的五个"伟大的美国项目"及其"倡导者"和起止日期。第一个项目是林肯总统倡导的兴建横贯大陆铁路，最后一个项目是克林顿总统倡导的人类基因组计划。作为第六个项目，阿尔茨海默病解决方案项目的"倡导者"和"起止日期"两栏暂且空白。

研究组主张借鉴发明原子弹、建设横贯大陆铁路和巴拿马运河等规模宏大的国家项目，快马加鞭地对阿尔茨海默病实施全面打击。这一主张的提出正是受到一个人的启发，他就是扎文·哈恰图良。他自幼在叙利亚过着难民生活，而后移民到美国学习神经生物学。

自 1978 年美国国家老龄化研究所阿尔茨海默病研究计划立项以来，哈恰图良一直担任该计划的负责人。1995 年退休后，他与阿尔茨海默病协会合作，组织了一系列专题研讨会，致力于向社会推广阿尔茨海默病研究社群的计划。他们呼吁美国拨款履行一项国家使命：到 2020 年实现阿尔茨海默病预防。哈恰图良组建了 PAD2020 倡导团队 [PAD2020 为"到 2020 年实现阿尔茨海默病预防"（Prevent Alzheimer's Disease by 2020）的缩写]，他本人也成为阿尔茨海默病研究组的顾问。

因此，当研究组某些成员，尤其是两名美国国家卫生研究院前负责人反对一项限期执行的阿尔茨海默病国家计划时，哈恰图良其实早已有所准备。哈罗德·瓦默斯博士（诺贝尔奖得主）和史蒂夫·海曼博士曾劝诫人们不要攀比成功的工程项目，并说这种做法会让人对项目进展抱有不切实际的期望，进而在缺乏引导决策所需知识基础的情况下曲解研究重点。

面对研究组内的反对声音，哈恰图良回应了一份申请报告。该报告的附录 F 列出了包括哈恰图良在内的 139 名阿尔茨海默病研究人员，他们支持到 2020 年实现阿尔茨海默病预防的目标。但前提是他们的工作能够得到足够的资金支持，而且要有"纪律严明的适当策略"作为指导。

他们之前的一些同事现在负责管理一个委员会，委员会成员都是科学、商业和医学领域当之无愧的领头人物。该委员会向国会呈递了一份有着充分事实依据的评估材料，计划在解除阿尔茨海默病危机的问题上大展拳脚。三个月后，即 2009 年 7 月，一个由参议员和众议员组成的两党团体加入该委员会。他们提出《阿尔茨海默病突破法案》（Alzheimer's Breakthrough Act），一方面要求向美国国家卫生研究院提供双倍经费来开展阿尔茨海默病研究，另一方面要求召开美国阿尔茨海默病峰会，邀请科学家、政策制定者和公共卫生专家参会，共同商定要采用哪些策略和技巧来分配这些经费，才可能在 2020 年前解决阿尔茨海默病问题。阿尔茨海默病协会称《突破法案》是"抗击阿尔茨海默病的重要一步"，有望"改变传统研究框架"。[3] 国会可以选择加入这 139 位科学家的行列，一同支持"2020 年登月计划"，但国会没有这么做。

《突破法案》止步于法案，没有立法，就连票选环节都没有进行。在要求大幅提高阿尔茨海默病研究经费的问题上，提案被驳回已不是第一次，《突破法案》是自 2000 年以来的第四次。

在分析其原因和后续政治闹剧之前，我们有必要更深入地了解阿尔茨海默病研究组的诞生源自哪些事件。在 2009 年之前的短短几年里，有关阿尔茨海默病的宣传活动转变了模式。以往的宣传遵循儒雅的学术路线，不涉及利益问题，与选举、捐赠和游说毫无瓜葛。而今，这些活动已陷入喧嚣嘈杂的国家政治党派纷争。之所以会有如此转变，归根结底是因为两个人起了作用：乔治·弗拉登伯格和哈里·约翰斯。

他们两人都在阿尔茨海默病问题转变为政治活动的过程中起了奠基作用。

乔治·弗拉登伯格身材魁梧，举手投足间透着一种自信。他在欧柏林大学读经济学专业，而后在海军服役，后来又从哈佛大学毕业后从事律师工作。他是百年老牌律所柯史莫（Cravath Swaine & Moore）的合伙人，兼任哥伦比亚广播公司的内部法律顾问，最终成为美国在线（简称 AOL，当时最大的互联网服务提供商之一）的创始人之一。由于事业有成，他的生活很富裕。2001 年，一次心脏病的发作差一点要了他的命，而后他开始全心投入慈善工作。他为"9·11 事件"受害者筹集善款，还支持华盛顿特区做好应对另一次恐怖袭击的准备工作。但后来他逐渐意识到美国面临着比恐怖主义更大的威胁，而这样的威胁就在身边：阿尔茨海默病。

他的妻子，作家特里什·弗拉登伯格，让他更深刻地认识到问题的严重性。她越来越担心自己可能罹患阿尔茨海默病，而她的母亲就是因为这种疾病而过世的。

这对夫妇很快便投身于一些传统活动，其参与者主要是热衷于慈善事业、富有且人脉广阔的美国人。他们举办了一系列聚会，筹集到了大量资金。

其中，每年举办的全国阿尔茨海默病晚会就能为阿尔茨海默病协会筹款1000 万美元以上。2011 年 4 月的晚会落幕后，特里什·弗拉登伯格在博客中写道，与会者中还有参议员和众议员。"毕竟，国家资助哪些项目要由他们投票决定，所以我们希望能引起他们的关注，进而支持我们解决阿尔茨海默病问题。"[4] 当天的晚会在国家建筑博物馆举行，临近尾声时，所有人举起点燃的蜡烛齐唱"时代在变"（The Times They Are A-Changing），希望能打动国会议员，让他们同意增加对阿尔茨海默病研究的资助。这场歌唱表演由阿尔茨海默病神经影像学计划的创建者迈克尔·韦纳博士（钢琴）和美国国立卫生研究院院长弗朗西斯·柯林斯博士（吉他手）负责伴奏。

直到接二连三的聚会一一落幕。

弗拉登伯格夫妇感到一阵沮丧，这样一步步争取研究经费实在是太慢了。他们不赞同阿尔茨海默病协会的策略，因其遵循国会不成文的规定，即不提供"当月疾病资助"。为癌症和艾滋病提供的研究经费都实现了有针对性和持续性的大幅度增加，为什么对阿尔茨海默病就做不到？

他们改变了自己的策略和做法，不再筹资供其他团体开展工作。他们表示不再做"爱的传播者"，而是要做"爱的践行者"。他们打算说服那些参议员和国会议员将阿尔茨海默病列为优先事项，以相当于美国对待恐怖主义的态度来对待这种疾病。

他们采取了声势浩大、多管齐下的策略。

具体而言，他们创建了非营利性倡导组织 UsAgainstAlzheimer's，负责带领由各个"阿尔茨海默病抗击团"编组的大部队，其中包括女性抗击团、神职人员抗击团、活跃分子抗击团，以及各个自愿合作伙伴联盟，包括抗阿尔茨海默病拉丁美洲联盟、抗阿尔茨海默病青年联盟和阿尔茨海默病全球CEO 倡议计划组。

此外，他们还为这支"武装部队"配备了强大的政治武器：一个 501(c)(4) 组织 [简称 (c)(4)] 和一个政治行动委员会（简称 PAC）。在此基础上，他们就可以打破对 501(c)(3) 免税接受捐赠的非营利组织的活动限制。他们在华盛顿特区 K 街设有办事处，以便择选团队从事党派和政治活动，比如在选举期间分发宣传材料、为候选人竞选筹款以及为政客献金。

经过一番深思熟虑，他们决定成立阿尔茨海默病研究组。让他们产生这一想法的是伊拉克研究组，该研究组由美国两个党派的十名杰出人士构成，旨在帮助美国政府从越陷越深的伊拉克困境中走出来。为了带领阿尔茨海默病研究组开展工作，他们需要找到一个非常特别的人——必须是全国知名的公职人员，要能够在不办公的情况下引起媒体的关注，还要由衷地关切阿尔茨海默病问题。听过前众议院议长纽特·金里奇在美国食品药品监督管理局会议上的讲话之后，弗拉登伯格确信自己找到了整个美国范围内的最佳人选。金里奇指出，阿尔茨海默病是 21 世纪最大的健康危机。

"我对纽特说'我们组建一个阿尔茨海默病研究组吧'，纽特回应'这个想法很好'。"[5]

在 UsAgainstAlzheimer's 以阿尔茨海默病历史上前所未有的方式向国会发起倡议的同时，阿尔茨海默病协会也在为加入这一政治战场做准备。2006年，阿尔茨海默病协会董事会任命工商管理学硕士哈里·约翰斯担任新主席兼首席执行官。此前，约翰斯在美国癌症协会担任战略计划执行副总裁，负责处理法务事宜，让患有癌症的员工免遭解聘，同时为患者接受乳房 X 光检查和结肠镜检查提供更多便利。

如果将弗拉登伯格的作风比作摇滚乐，那么约翰斯就是柔和的乡村乐。他留着一脸络腮胡，行事低调，最初在家乡伊利诺伊州南部的一所社区大学接受教育，而后在国会山为其所在地区的代表工作，并通过参加西北大学周末高管培训课程获得 MBA 学位。他下定决心要弄清楚如何将营利性企业以使命为驱动力的方法融入非营利性组织，从而通过善用 (c)(4)、PAC 等各种政治工具来实施以使命为驱动力的战略和战术。

从阿尔茨海默病协会的发展史来看，约翰斯的上任可以说是临危受命。五年前，该协会启动了一项相对激进的计划，旨在转变美国人对阿尔茨海默病和协会的看法。但他们通过市场调查发现，80% 的美国人对阿尔茨海默病支持组织的存在一无所知。面对这种疾病，大家普遍感到绝望。在这种情况下，协会成员发起了一项商业宣传活动，注册名称为"让大脑保持活力"（Maintain Your Brain）。他们开展这项活动既是为了提高协会的知名度，也是为了让美国人燃起希望，告诉大家：我们即刻就能采取措施，对抗这种最可怕的疾病。

无论是纸质宣传材料还是视频，传达的信息都是在推广有益大脑健康的活动。其中包括提倡多吃水果的"全盘考虑"（Think Round），以及建议首选蓝莓（一种富含健脑营养素的水果）的"认准蓝色"（Eat Blue）。在推广多运动、多社交的生活方式方面，一段视频拍摄了一名老太太身穿跳伞装备，灰白的头发在风中飞舞，开心地笑着从机舱口跳入稀薄的空气中。

不过，这次活动毫无争议地宣告失败。

研究人员和临床医生承认，确有可靠证据证明协会提倡的做法能够降低罹患痴呆症的风险，但几乎找不到证据来支持这些做法能够预防阿尔茨海默病这一说法。再者，传达这样的信息可能有悖于研究使命，因为尚无任一种抗淀粉样蛋白药物或任何其他同类药物经证明可有效预防阿尔茨海默病。美国需要将希望寄托在研究上，而不是吃蓝莓。所以说，这次活动是在错误的时间传达了错误的信息。

此外，宣传内容也让公众困惑不已。"让大脑保持活力"之所以向阿尔茨海默病患者提出这样的建议，是认为他们没有遵循健康的生活方式。从表面上看，阿尔茨海默病协会将患者的不幸和痛苦归咎于他们本身。

很快，这项活动就偃旗息鼓，协会主席也宣布辞职。随即协会度过了一段反躬自省的时期。他们由此迸发出一种新的信念和紧迫感，认定必须快马加鞭地推动研究，才能找到治疗阿尔茨海默病的方法。在约翰斯的领导下，阿尔茨海默病协会开始积极投入到推动研究的工作中。他们计划大幅增加对美国国家卫生研究院的持续资助，将金额从数百万增加到数十亿，再次武装上阵。

2007年，该协会发布了第一版《阿尔茨海默病的事实与数据报告》（Alzheimer's Disease Facts and Figures Report），该年度报告的封面介绍为"阿尔茨海默病协会发布的美国阿尔茨海默病数据统计摘要"。报告内容贫乏枯燥，措辞偏于淡漠，诸如"流行病""危机"之类的词汇没有出现，但"美国"和"美国人"这两个词倒是频频出现。报告的数据不仅是在整个美国范

围内公布，更是按各个州公布，显然是在向政客示意。区区罗得岛州就有
37 000 名照护者，照护时间合计 3200 万小时，价值 3.107 亿美元……这样的
事实和数据可能不会让居住在该州的照护者有什么反应，但却非常值得其联
邦及州政府的参议员和代表关注。

为了确保引起这些政府官员的关注，协会创办了"阿尔茨海默病影响运
动"、(c)(4) 组织和 PAC。如此一来，他们就可以像 UsAgainstAlzheimer's 一
样，触动华盛顿政治的核心力量。

在 2012 年的一次访谈中，乔治·弗拉登伯格阐述了这两个组织之间的
区别。"如果说阿尔茨海默病协会是战列舰，那么我们就是驱逐舰。"[6]2009
年《阿尔茨海默病突破法案》未能通过审议是他们这支舰队的首战失利。面
对这一出师未捷的局面，他们着实不知如何是好。每位国会议员都像哈姆雷
特那样优柔寡断，一方面非常关注这种疾病（阿尔茨海默病是柯林斯参议员
的家族病），另一方面又对此无能为力。

时代没有改变。

不再贸然行动

《阿尔茨海默病突破法案》的夭折对阿尔茨海默病运动来说是一个巨大
的打击。这相当于政治上的 AN-1792 失败，即淀粉样蛋白免疫治疗药物的
首次人体试验引发阿尔茨海默病型痴呆症患者出现危险的脑部炎症。

一时间，情况变得更加不容乐观。阿尔茨海默病协会和阿尔茨海默病影
响运动的组织者决定撤离战场，以后不会再有突破性的行动，也不会再有明
目张胆的法案向国会发起正面攻击。在九年后的一次访谈中，阿尔茨海默病
协会首席公共政策官兼阿尔茨海默病影响运动执行总监（也是阿尔茨海默病
研究组前执行总监）罗伯特·埃格清楚地记得，当时这样的决定激起了多么
强烈的情绪反应。"我们太想把事情做好，而以退为进的策略又让我们整个
群体都难以接受。但对于我们来说，在没有做好充分的准备工作之前，我们

不会再为了打破僵局而贸然行动。"[7]

UsAgainstAlzheimer's 对此不予苟同。乔治·弗拉登伯格的办公桌后方挂着演员乔治·坎贝尔·斯科特在 1970 年的电影《巴顿将军》中饰演主角巴顿将军的大幅剧照仿品。当问及他是否赞同巴顿将军的名言"一个能立刻执行的好计划远胜于一个在下周才能执行的完美计划"时，他毫不犹豫地回答道："当然。"

抱着这样的信念，他加倍努力地推进另一项法案，建议修改法律法规，以在建立公私合作伙伴关系的同时延长药物专利年限，从而激励制药行业开展阿尔茨海默病研究。借助 (c)(4) 和 PAC，他让阿尔茨海默病进入 2012 年总统竞选议题的行列。金里奇在 2012 年竞选共和党总统候选人提名时，也尝试过同样的做法。不过，这两项竞选活动均未满足选民对未来的憧憬。

与此同时，阿尔茨海默病协会盘点了当下的政治格局。他们认为，华盛顿特区乃至整个美国都在党派方面存在严重分歧。如果奥巴马总统采用与肯尼迪总统同样的政治策略，即在国会联席会议上发表全国讲话，呼吁美国在 2020 年之前找到治疗阿尔茨海默病的方法，他很可能会费力不讨好。党派纷争激烈是华盛顿特区的常态，国家上下齐心似乎可以让步。

此外，阿富汗和伊拉克无休止的战争以及 2008 年的金融危机都不断消耗着立法者的耐心，动用联邦资金的意愿越来越弱。如果有人私下向国会议员建议增加某些项目的资金，他们一般会惊讶地回应："你们为什么需要那么多资金？从 1998 年到 2003 年，五年来我们向美国国家卫生研究院提供的资助翻了一番，已经从 130 亿美元增加到了 270 亿美元。"

接下来的情况很难说明，与其说是军事隐喻的较量，倒不如说是比国际象棋更高一级的智力对决。约翰斯和埃格二人不仅深思熟虑，而且非常果决。他们采取了有针对性但又循序渐进的行动方案，最终把对方逼入绝境。他们的起步动作不是争取资金，而是思谋如何实现另一项阿尔茨海默病计划。

2011 年 1 月 4 日，奥巴马总统在夏威夷凯卢阿湾天堂点度假村过平安夜时签署了《国家阿尔茨海默病计划法案》（National Alzheimer's Project Act），使之成法。他当时没有发表讲话，也没有举办签署仪式，或向国会或美国人民宣告什么，有的只是一份简短的新闻稿。这些低曝光度的做法虽说完全不符合弗拉登伯格、哈恰图良和金里奇对大美国项目的期望，但完全符合阿尔茨海默病协会的期望。

《国家阿尔茨海默病计划法案》以其缩写 NAPA 而为人所知。该法案是向美国卫生与公众服务部部长发出的一系列简短指示，旨在通过制订并坚持执行一套综合国家计划来克服阿尔茨海默病。所有在工作中涉及阿尔茨海默病的联邦机构均获授权加入咨询委员会，共同制订计划来推动阿尔茨海默病治疗方案的开发，从而达到阻止或逆转病程发展、改进诊断、协调护理和治疗的目的。加入该委员会的有联邦政府外部的十二名成员，包括照护者、患者代表、研究人员以及"自愿健康协会代表"。该协会内有一个在研究、照护和患者服务方面具有丰富经验的国家阿尔茨海默病组织。

值得注意的是，整个事件完全不提资金要求。

对此，埃格的反应是："这其实……也算是低调地拿出一份账单。有些人可能会想说'我们刚刚组建阿尔茨海默病研究组'，这不就是换种方式表达'我们想启动另一个计划'吗？"

没错，这正是他们想的：启动另一个计划。

咨询委员会写的报告详细、客观地阐述了美国的阿尔茨海默病问题。这份报告提出了五个目标，每个目标都仔细写明了行动策略和事项。其中三项指出要提高医疗质量和效率，支持患者及其家属，提高公众意识和参与度，这些内容都再次强调了希尔达・普里金、波比・格莱兹和阿尔茨海默病协会其他创始人等阿尔茨海默病活动倡导者几十年来的目标。当然，第一个目标是最有激励性的：到 2025 年实现阿尔茨海默病的预防和有效治疗。

换言之，我们的"登月计划"已启动，但实现目标的最后期限推迟了五年，而且还是在没有一块钱支持，也没有任何大计划的情况下。切记，一切相关立法均由某委员会来制定"另"一份报告。

步步为营，胜利在望。

咨询委员会的报告是计划开放国会的一步，旨在增加阿尔茨海默病的专项拨款。对于这样的策略，埃格以假想与国会会谈的形式总结道："我们会到国会那边说：'诸位还有什么异议吗？我们已经按要求做好了，要求由政府完成的报告就在眼前。他们说的话还算数吧？'"

他们其实并没有让整个国会传阅这份报告，也没有举办喧嚣的听证会或新闻发布会。要说服所有国会议员大幅增加阿尔茨海默病的研究和治疗拨款，这几乎可以说是一项不可能完成的任务。为此，阿尔茨海默病协会充分动员其 (c)(4) 组织和 PAC 来说服众议院、参议院委员会主席，让他们发挥自己在为美国国家卫生研究院争取经费分配方面强有力的话语权。

这种有针对性地行使权力、有针对性地说服人员的方法奏效了。2013年，国会增加了 1 亿美元向美国国家老龄化研究所提供的经费，支持美国国家老龄化研究所研究阿尔茨海默病。在阿尔茨海默病危机史上，这一疾病专项拨款无论是从金额上还是从拨款方式的革新上来看，或许都代表了一个最重要的时刻。国会称其无法增加疾病专项拨款的重要反对意见已得不到回应。在这场无声的政治棋局中，最后一步是要维持住拨款大幅增加的成果，辅以一项更简短、更有针对性的立法。2014 年 12 月，国会批准其金额巨大的年度开支账单。这份 702 页的文件中有一段 100 字的描述，即第 230 节《阿尔茨海默病责任法案》。[8] 该法案授权美国国家卫生研究院主任制定年度预算，进而达成国家阿尔茨海默病计划的基准和目标。

这项预算有着独一无二的地位，无须遵循以国会审查和修订为起点的常规程序。具体而言，美国国家卫生研究院经费申请将直接交由总统批准。美国国家卫生研究院有权申报他们解决阿尔茨海默病危机问题所需的确切资金金额。

阿尔茨海默病成为享有特权的疾病之一，像癌症和艾滋病毒或艾滋病研究一样成为同一预算制定机构的重点关注对象。

这是突破！继七个家庭携手组成自愿自助团体四十年后，美国终于开始打击这一百年顽疾。

然而，令人沮丧的讽刺情况依然存在。奥巴马总统确实赞同国家投资"登月治疗计划"的提议，但这一提议的重点并非阿尔茨海默病。他在2016年1月12日的国情咨文中向美国呼吁："为了我们都曾失去的亲人、爱人，为了我们仍然可以挽救的家庭，我们要让美国成为一举治愈癌症的国家。"

3月21日你在哪里？

2017年11月，阿尔茨海默病临床试验（CTAD）会议在波士顿公园广场酒店的大宴会厅举行，会场气氛与酒店金碧辉煌的环境相得益彰。在探究哪些疗法能够减缓阿尔茨海默病进展的问题上，研究人员对他们取得的成果十分欣慰。多种抗淀粉样蛋白免疫治疗药物均已进入"晚期阶段"的三期试验（三期试验是药物研究的最后一步，之后美国食品药品监督管理局将决定药物是否安全有效，进而决定是否可将其用于治疗患者）。这些药物研究在全球数百个临床试验中心进行，而且都拥有像Expedition、SCarlet RoAD、Engage、Emerge这样引人注目的名称。试验中心通常会招募1~2000名轻度认知损害或痴呆症患者作为受试者。在经PET扫描证实淀粉样蛋白水平升高后，受试者便会被随机分入治疗组或安慰剂组，然后在一年半到两年的时间内接受定期评估。

不过，很多研究人员心里会有些打鼓，因为在几项有前景的药物研究中，已有两项以失败告终。大家不禁想问：已有近二十年历史的免疫疗法设想是否真的有用？有些人甚至不仅质疑这一特殊疗法，还质疑以淀粉样蛋白为目标的选择是否正确。

在最早实施的被动免疫治疗药物研究中，首先失败的是辉瑞公司的巴匹珠单抗。该药物的"春天"始于2007年，终于2012年7月。当时，辉瑞公司宣布了试验失败这一令人失望的消息。研究轻度至中度阿尔茨海默病型痴呆症患者的临床试验表明，一年半的药物治疗确实可减少淀粉样蛋白，但这与患者认知和日常活动功能的改善并无关联。在之后的数月中，另外三项以"巴匹"为常用名的类似药物试验也宣告失败。

巴匹类药物试验的惨败让免疫疗法研究学者认识到多方面的问题。免疫疗法并非简单地清除什么"成熟"淀粉样蛋白斑块。这些研究需要考量更有针对性的方法，比如清除会聚结成斑块的淀粉样蛋白片段。此外，巴匹类药物还会使脑内小血管渗出少量血液和组织液。这种风险后来被称为淀粉样蛋白相关成像异常（Amyloid Related Imaging Abnormalities，简称 ARIA）。淀粉样蛋白相关成像异常是一种副作用，虽然很容易用 MRI 检出，但需要降低给药剂量、中断给药乃至完全停药。

正是由于淀粉样蛋白相关成像异常的存在，开展这类药物研究时就要考虑诸多复杂因素。而最重要的是，给药后损害的器官其实可能就是给药要治疗的器官。早期检测或许能够让受试者少受此类损害，但这又恰巧有效地将真实情况"暴露"在受试者及其照护者面前。换言之，检测本身就是告诉受试者，他们服用的是有风险的活性药物，而非安慰剂。受这种信息暴露问题的影响，患者和照护者报告便无法毫无偏差地反映患者的情况。在怀有希望的基础上期待治疗益处，这本身就是非常有效的药物治疗。

由于有结果显示淀粉样蛋白相关成像异常在 APOE $\varepsilon4$ 基因携带者中更常见，因而一些研究会对患者进行基因检测，以便更谨慎地对 APOE $\varepsilon4$ 携带者给药。了解这种有关阿尔茨海默病的遗传风险能够为患者和照护者提供信息，一方面会让他们更好地了解和认同淀粉样蛋白相关成像异常风险，但另一方面则会为他们的家庭带来隐患。血亲可能携带这种基因，因而患阿尔茨海默病的风险更高。

与巴匹类药物的研究结果相比，更令人失望的是索拉珠单抗（又称索拉类）的研究结果。

通过从两次失败的药物研究中吸取教训，礼来公司满怀希望地开始了第三次尝试，即面向 2129 例轻度阿尔茨海默病型痴呆症患者开展 Expedition

3 研究。可惜，该研究所得结果仍不如人意。对此，阿尔茨海默病研究论坛（AlzForum）于 2016 年 11 月 23 日出具的报告在评价时用到了一个词——微不足道。[9]

服用药物的受试者确有受益，但其测试评分与服用安慰剂的受试者之间的差异非常小，而且统计显著性恰巧与预期相悖。这样的结果让专家之间产生了分歧。一些专家认为这是免疫疗法有效的实验证据，但另一些专家认为这说明不值得再在免疫疗法上浪费时间。

斯珀尔林博士阐明了专家最终达成的共识：在病程发展期间，让轻度痴呆症患者服用索拉类药物可能"为时已晚"。淀粉样蛋白积累早在阿尔茨海默病的自然发展过程中就已开始。这既支持实施抗淀粉样蛋白治疗无症状阿尔茨海默病研究所述对无认知功能障碍者进行药物试验的策略，又不支持实施这种策略。抗淀粉样蛋白治疗无症状阿尔茨海默病研究还会继续，只是要采用更高剂量的索拉珠单抗，希望高剂量给药能够将微不足道的成效转变为实实在在的益处。

巴匹类、索拉类药物研究及其他研究的数据清晰地呈现出免疫疗法的前景。与 1999 年小鼠实验的成果相比，这些数据的意义要微妙得多。监控淀粉样蛋白相关成像异常风险使研究变得更复杂，但免疫疗法仍是有希望的研究方向。不仅是阿杜卡努单抗，克雷内治单抗和更汀芦单抗等药物也均已进入大型后期研究阶段。

可两年后，一切都开始走向崩塌。

2019 年 1 月，罗氏公司终止了面向轻度痴呆患者进行的克雷内治单抗研究，两个月后又终止了对更汀芦单抗的研究。与巴匹类和索拉类药物一样，这些药物会影响淀粉样蛋白水平，进而引发淀粉样蛋白相关成像异常。令人惋惜的是，虽然淀粉样蛋白水平受到影响，但疾病进展并未明显减缓。2019 年 7 月，阿尔茨海默病研究者国际年会在洛杉矶举行，会场笼罩在严肃而绝望的气氛中。

会上提出"3 月 21 日你在哪里？"这样的问题，其中透出的阴郁感就如同 9 月 11 日或 11 月 22 日这样的灾难性日期（这两天分别是世贸大楼恐怖袭击和肯尼迪总统遇刺的日期）。

我在大学办公室读电子邮件时，一名同事给我发来渤健公司的新闻稿。Engage 和 Emerge 是该公司面向轻度认知损害患者和阿尔茨海默病所致轻度痴呆症患者进行的两项三期阿杜卡努单抗研究，而这两项研究均已进入终止阶段。该公司决定停止对阿杜卡努单抗的进一步开发工作。

他们之所以这么做，原因在于一家独立安全性监测委员会开展预期中期审查后得到的结果是药物不起作用。如果开展进一步研究会使受试者面临淀粉样蛋白相关成像异常风险，那就无须再继续，故而终止了研究。

但问题并未止步于此，而是有更多的坏消息接踵而至。多项针对分泌酶抑制剂药物的研究也相继失败。这些药物的靶标是一种将淀粉样蛋白切成有毒片段的酶，但将这些药物用于阿尔茨海默病患者连续体的结果很不理想。痴呆症、轻度认知损害和认知功能正常但淀粉样蛋白水平升高的受试者服用这些药物后的表现是认知功能下降，而非提升。

免疫疗法领域失败的试验层出不穷，就像在收集邮票。

转眼间，到了 2019 年 10 月 22 日。一名同事清早给我发了一封简短的电子邮件，说"看看渤健发的新闻"。我点开链接，内容是"通过重新分析三期研究所得更庞大的数据集，渤健计划根据新的分析结果为治疗阿尔茨海默病的阿杜卡努单抗提交监管文件"。渤健将要求美国食品药品监督管理局批准他们的药物。新闻稿中写道："如果获得批准，阿杜卡努单抗将成为第一种可减缓阿尔茨海默病临床衰退的药物，也将成为第一种可证明清除 β 淀粉样蛋白可优化临床结果的药物。"[10]

渤健的股票一改 3 月暴跌的颓势，开始回升。

两个月后，即 2019 年 12 月 5 日上午 8 点，圣迭戈海湾希尔顿酒店 Indigo 宴会厅济济一堂，我也是其中的一员。此次活动是为 2019 年度阿尔兹海默病临床试验会议举办的开幕式科研汇报。宴会厅里人声嘈杂的氛围就像在办庆典，大家拥抱、欢笑、礼貌地鼓掌。在接下来的四十分钟内，渤健临床开发副总裁萨曼莎·巴德·哈伯林汇报了公司重新分析 Engage 和 Emerge 研究数据的情况。

结果是，虽说独立数据与安全性委员会通过审查数据判定药物无效且应停止相应的两项研究，但与此同时，渤健公司也获得了更多的数据。纳入附加数据后的分析得出了与之前差别不大，但的确不同的结果。

Emerge 研究取得了成果，研究药物组患者的认知评分比安慰剂组下降得更慢。不过，Engage 研究的情况不尽如人意。

哈伯林解释说，他们在进一步分析 Engage 研究结果后发现，最高剂量组的部分受试者与 Emerge 的受试者相似，表现出认知功能衰退速度减慢。渤健公司对这些结果信心十足，计划将其提交给美国食品药品监督管理局审查，而且他们认为该局会批准他们的药物上市销售。

不过，咖啡厅里的讨论又是另一番光景，大家并不是那么看好这些研究结果。两项研究都存在中期变更设计的问题：一项研究结果理想，另一项研究结果不理想；因淀粉样蛋白相关成像异常问题而揭盲；采用亚组分析整理研究结果，却也未展示结果。所有这一切都让人无法安心相信最终得出的研究结论。接受药物治疗的患者可能发生了一些"转变"，但这些结果也可能是随机事件。为此，需要再做一项研究来排除令人担忧的不确定性问题。

在戴尔·申克开展革新性研究二十年后，靶向淀粉样蛋白的免疫疗法已越过终点线，当然也可能还没有，只是在 21 世纪初，最初许下治愈阿尔茨海默病的承诺已经走到尽头。虽说某些研究结果已登上头版头条，但一些研究人员还是考虑转而研究其他疾病，因为最佳药效也不过是减缓疾病进展。这些药物对患者的益处有限，或许能够使他们晚几个月才从日常活动低效进展到残障，再到需要照护者的监管和帮助。

无论是对于数百万轻度认知损害患者或阿尔茨海默病所致痴呆症患者，还是对于数百万面临这些疾病风险的人来说，阿杜卡努单抗传达的信息复杂而微妙，让他们感觉看到了希望，实则不然。靶向淀粉样蛋白的药物可能会改变致残性认知功能障碍的自然发展史，但如果这类药物与阿杜卡努单抗一样，结果只会是对患者产生不良影响。

这些研究结果模棱两可，让阿尔茨海默病领域面临越来越严厉的批判。外界讽刺，该领域的成就不过是犯了一个长达数十年的错误。1976 年 4 月，罗伯特·卡茨曼发文称，β 淀粉样蛋白是衰老症斑块的核心蛋白质；八年后，格兰纳和王完成该蛋白的测序；获得 PiB 成像结果后，申克采用免疫疗法来清除这种蛋白……最终发现该蛋白并非阿尔茨海默病的病因。因此，将其作为治疗目标根本就是个错误。[11] 评论者将矛头直指近二十年的研究得到的结果。小鼠有所好转，但人没有好转。

据称，这些小鼠就是患有阿尔茨海默病的"转基因动物模型"。这些后来被称为"转基因动物"模型的构建方法是利用精妙的工程技术插入罕见的人类基因，即不常见的五十岁年轻阿尔茨海默病患者所携带的基因。这些小鼠正是申克开展研究时使用的小鼠，他于 1999 年在《自然》上发表论文。

对这些转基因动物施用抗淀粉样蛋白药物，结果非常喜人。清除淀粉样蛋白之后，小鼠在其记忆力测试中的表现更佳，比如记得如何在一箱水中快速游到干燥处。然而，如果对患有常见迟发性阿尔茨海默病的人给予同样的药物，结果要么是一直无药效，要么是无法治愈疾病。即使阿杜卡努单抗确实有效，那也只是适度有益。患病小鼠模型与人类患者之间所得结果的极不匹配表明，阿尔茨海默病研究领域的工作就像将大笔经费花在饲养和照顾成千上万只小鼠上，而非花在研究确实患有阿尔茨海默病的人上。

研究目标是治疗阿尔茨海默病患者，但问题在于这是一种什么疾病。

痴呆症老年患者通常患有由淀粉样斑块和 τ 蛋白缠结引起的阿尔茨海默病，这样的解释太过浅显。如果用一个词来概括数十年的研究成果，那就是异质性。

这一术语揭示了有阿尔茨海默病病变的人因何会同时有其他病变。一名同事对我打趣道："阿尔茨海默病最不常见的形式是阿尔茨海默病。"意思是说，只有阿尔茨海默病病变的患者是例外，而不是常态。

一系列研究结果佐证了这一结论。其中包括血管病变为何在老年人中非常普遍，而且在致使疾病出现症状方面起着显著作用。进一步来说，这种血管病变不是卒中表征，而是通过 MRI 观察到且被判断为微梗塞的模糊白点状斑块。

对异质性的进一步佐证是，八十岁以上的阿尔茨海默病所致痴呆症患者还有一种在八十岁以下患者中观察不到的独特病变。这些患者不仅有阿尔茨海默病的典型淀粉样蛋白和 τ 蛋白病变，还表现出第三种未研究透彻的病变——病理性 TDP-43（一种蛋白质名称的缩写，该蛋白质通常控制细胞如何读取其 DNA）。而相对年轻的患者没有病理性 TDP-43。

TDP-43 的发现给患者及其家庭和社会带来了潜在的毁灭性后果。八十岁以上者，即有时我们也称之为年龄最大的老年人，是痴呆症患者中所占比例最大的群体。由于婴儿潮人口进入老龄化，八十岁以上群体必然成为患者占比增长最快的群体。专家担心这种常见病变会让人难以评估药物靶向淀粉样蛋白或 τ 蛋白的成效。有人还强调，为发现阿尔茨海默病治疗方法而进行的药物研究可能不得不将八十岁以上的群体排除在外。因此，对于数百万八十岁以上者及其家庭来说，发现针对阿尔茨海默病的有效药物治疗方法可能算不上是突破。

好在创新一直是利器。2020 年，阿尔茨海默病领域开始应对异质性问题。研究人员利用绘图板详细地列出了阿尔茨海默病的其他可能治疗靶标。其中的信息非常丰富，包括靶定 τ 蛋白的药物、炎症、大脑对其基本供能物质——葡萄糖的代谢，甚至还有治疗病毒感染的药物。虽说上述多种备选治疗途径让人燃起了希望，但鉴于该疾病的常见迟发形式中存在异质性，一种令人不安的共识也由此达成：阿尔茨海默病与癌症很像。它不是一种疾病，而是多种疾病，故而被称为“阿尔茨海默病群”。和对待癌症一样，我们应该寄希望于发现更好的治疗方法，而不是仅靠药物来治疗这一复杂且极其严重的病症。对于这样的评价，乔治·弗拉登伯格在 2017 年的一次访谈中总结道："我认为我们将迈入一个这样的时代，我们会拥有一些很成功的药物，但这些药物只会部分有效。在这种情况下，我们对高质量医疗机构的需求将持续非常非常长的时间。"[12] 如果我们化解阿尔茨海默病危机的策略是依赖于探寻"治愈方法"，这就跟想靠中彩票退休一样。

解决阿尔茨海默病问题的国家计划还有其他目标，就是改善医疗体系。这需要我们投入的精力与探寻更好的治疗方法不分伯仲。

对此，要攻克的挑战是彻底解决 1979 年 10 月星期一下午爆发的激烈争论。当时，创办阿尔茨海默病协会的几个家庭就协会使命进行了辩论：是要打造一个没有阿尔茨海默病的世界，还是一个在不考虑病因的情况下照护所有痴呆症患者的世界。

我们的使命是必须做到二者兼顾，因为阿尔茨海默病问题不单纯是一个有待解决的科学难题或一种有待攻克的"可药性"病变威胁。阿尔茨海默病是各种老龄化和残障问题交织的结果，涉及科学、政治、文化和社会等各个方面。

阿尔茨海默病更是一个人道主义问题。

第四部分

一个人道主义问题

· ·

有报告表明，一些地区痴呆症在特定年龄的发病率和患病率有所下降，伴随生活条件、教育和医疗保健水平的提升。由此可见，痴呆症确实是可以预防的。

——格雷姆·J. 汉基，《降低痴呆风险的公共卫生干预》
（"Public Health Interventions for Decreasing Dementia Risk"），
《美国医学会神经病学杂志》，2018 年

没有一个人是独立成长起来的，以前没有，以后也不会有。无论是我们，还是我们追随其足迹的前人，都受父母、祖父母、朋友、竞争对手等无数其他人的影响，以之为榜样，是他们成就了今天的我们。

——戴维·麦卡洛，俄克拉何马大学毕业典礼演讲，2009 年

二十三

一定有什么在起作用

————

如果我在波士顿长大，情况会怎样？如果我的研究结果没问题，我想我的健康状况会差得多。

——丽莎·巴恩斯博士

回首我在 20 世纪最后十年接受的多年医学培训，我现在终于意识到自己其实目睹了一些非常奇特的事件，它们有时发生得非常突然，而且在医学史上完全没有先例。我看到了一种趋势，就是患者数量激增，而作为患者的意义也在逐渐转变。疾病大体上都在向慢性病转变，心脏病就是其中有代表性的一种。

其影响因素至少有两种：寿命和技术。得益于疫苗和感染控制等公共卫生领域的进步，人们的寿命变得更长；但与此同时，人们患上心脏病或心力衰竭的可能性也更大。好在技术的进步带来了转机，让那些生活因心脏病而一团糟乃至陷入绝境的民众看到了生的希望。到 1991 年，也就是我面试内科住院医师的那一年，心脏病科已在所有专科中占据霸主地位。心脏病科医生采用号称"血凝块破坏剂"的药物来溶解冠状动脉中的阻塞物，同时降低胆固醇和血压。另外，他们还通过安装装置来唤醒昏昏欲睡的心脏，遏制致命心律，并引导血液流过狭窄的动脉或渗漏的瓣膜。当然，这一切的实现也离不开外科医生灵巧的双手和娴熟的技术。关键是，那些以往致残乃至致命的不良事件往往会变成可管控的慢性疾病。

与此同时，诊断技术的进步以势不可当的锐气将心脏病推向了健康的高地。在我实习期间，老年人血压升高的含义发生了变化。实习开始时，我向我的老年患者解释他们血压升高是进入老龄化阶段后身体的"自然反应"，目的是推动血液流过硬化的动脉。实习结束时，我向我的老年患者传达的信息则截然不同。以往我们视为正常的心脏老化现象，现已被归为一种称为"老年人收缩期高血压"的疾病。我会为患者开药来降低他们升高的血压。三年后，我成为老年医学领域的研究员。此时，我的所有患者几乎都在服用抗高血压药物。

再后来的几年，血压和胆固醇的"正常水平"限值一直在发生变化。每次限值变化，都会有越来越多的"无症状患者"被计入数百万从心脏病发作或卒中等事件中幸存下来的患者中。所有这些事件的总和体现了数以亿计的"心脏病"患者数量激增，但我们只能姑且将其算作心脏病患者。

肿瘤科也有类似的历史。癌症依然是一种会置人于死地的疾病，而且往往毫不留情，令人生畏。但对于许多患者来说，治疗已经将癌症变成一种慢性，甚至是可治愈的疾病。

随着 21 世纪的到来，阿尔茨海默病也在沿着相似的路线发展。由于心脏病发作已不再致命，心力衰竭和某些癌症也已成为慢性病，人们可以活到八十多岁甚至更长寿。因此，我们迎来了痴呆症的时代。

癌症和心脏病固然是身体的疾病，但痴呆症有些不同且确实奇特之处：这是一种会让人丧失心智的疾病。我得知这些是通过一名患者的丈夫，以及他们已步入成年的子女。详细描述妻子的病情时，丈夫提到了自己的日常工作、决定和费用，但他说着说着就停住了，并像示意自己心脏病发作一样地抓住胸口。不过，他给人的感觉像是患上了一种非常特殊的疾病。

他继续说道："我有阿尔茨海默病！"

他没有说错。每一名痴呆症患者都有或者说应该有一名照护者来把控时间、任务和真实情况，而照护者则必须应对自己患得患失的情绪和对未来的反复担忧。如此一来，原本只有一例患者，现在是两例。他们的儿子和女儿背着他们生病的父母，告诉我患者数据和患病经历还在哪些方面发生了变化。儿子恳切地向我提问："医生，对于这种情况，我们有什么办法吗？"女儿则睁大眼睛担心地看着我。

"这种情况"是说他们担心自己变得像父母一样。

他们的担心不无道理。卡茨曼在 1976 年呼吁重新界定衰老症，因为阿尔茨海默病使其转变为一种流行病，影响到数百万家庭乃至整个社会。如果基于生物标志物来重新界定，相应的数据将成倍增加。如果我的同事发现如何在一个人患上痴呆症甚至轻度认知损害之前来诊断和治疗这种疾病，阿尔茨海默病的诊断将变得更宽泛，会包含一个不由认知功能衰退而仅由生物标志物界定的阶段。据 2018 年的一项研究估计，多达 4670 万人患有上述"临床前阿尔茨海默病"，即出现认知功能障碍之前的一种诊断结果。[1] 生物标志物检测的真正效用在于，我们每个人都越来越有可能了解自己是否有成为痴呆症患者或照护者的风险，或是否有兼顾这两种身份的风险。

鉴于阿尔茨海默病（确实包含多种类型）的复杂性，加之无简单且单一的"可药性靶标"，我们或许可以和攻克流感、麻疹或脊髓灰质炎一样攻克这种疾病。不过，慢性恶化性残障带来的威胁、惊人的时间和任务成本、损毁尊严和身份认同的耻辱等种种因素都要求我们必须行动起来。各国必须将阿尔茨海默病问题作为一个人道主义问题来解决，必须汇集各个方面的资源，包括医疗、科学、社会、公民和文化资源。优质研究提供的优质数据为我们指明了努力的方向，我们只需根据这些研究的结果行事。

2017 年度阿尔茨海默病协会国际会议在伦敦召开，会议为期四天，会场宏伟壮观，设在超过 40 万平方米的 ExCel 展览中心。虽说位于伦敦港区的展馆距离伦敦市中心有点远，但前往参会绝对是不虚此行。随着伦敦摘去世界最大港口的桂冠，港区也逐渐沦为衰败的代名词。如今，港区向我们展示的是城市的脱胎换骨，有建筑风格迷人的会议空间、时尚的酒店和餐厅。

晚上，我和同事乘坐缆车横跨泰晤士河，从河上近九十米的高处欣赏壮观的景色。接着，我们在文化活动场所千禧巨蛋（O_2）漫步，观看各式各样的娱乐表演。我们需要这些娱乐消遣活动，因为会议进程让我们完全提不起精神。我们为无数失败的临床试验而惋惜，感叹阿尔茨海默病的生物学复杂性，即会议上提到的"异质性"。在此种情况下，著名的英国医学杂志《柳叶刀》（*Lancet*）试图让我们振作起来。

据其报告，多达 35% 的患痴呆症终生风险是由一些可规避的因素造成的。[2] 为了进一步强调采取行动就一定可以降低患痴呆症的风险，从而减轻痴呆症造成的社会负担，该报告汇总了多项研究的结果，表明近三十年来，患痴呆症的风险一直在下降。虽然目前仍有数百万痴呆症患者，但没有我们想象的那么多。如果我们采取行动，到 2050 年痴呆症患者的人数可能不到1300 万。

这对政策制定者和社会的影响是巨大的。这场危机可能不会让我们山穷水尽，也可能没有我们想象的那么糟糕，但需要我们按照以下问题的答案采取行动：我们一直在做什么？我们还需要做什么？

马萨诸塞州波士顿以西约 48 千米处有一个小镇，那里的居民在向我们展示他们的答案。1948 年 9 月 29 日，弗雷明汉 28 000 名居民中的第一批参加了弗雷明汉心脏研究。[3] 在此后的几十年中，成千上万的居民参加了长达数小时的研究访视，内容包括体检、验血、心电图检查，以及有关吸烟、锻炼等个人习惯的问卷调查。每两年，这些居民都要回到研究中心重复同样的流程。

他们参加的研究通常称为"弗雷明汉"，这是一大数据宝库，用于解释20 世纪的致命疾病之一———心脏病的自然发展史。弗雷明汉研究是一项非常重要的研究，旨在证明衰老过程中常见的血压升高并非一种"正常"现象，而是对即将发生致残、致命事件，即卒中或心脏病发作的一种预示。

不仅如此，弗雷明汉研究还创造了一个新的健康术语：风险因素。该术语描述了一种可评估和界定的性质，如果某人存在血压升高或吸烟等风险因素，则其患心脏病或卒中的可能性更大。但最重要的是，如果消除这些因素，则可降低相应的风险。上述风险因素均已被汇总至"弗雷明汉风险评分"中，医生广泛使用该评分来计算患者的总体风险，进而确定可降低总体风险的干预措施。

20 世纪 70 年代，研究人员扩大了重点关注范围，将脑部疾病纳入其中。他们增加了认知测试、脑部扫描和神经系统检查等项目，旨在应对痴呆症这一新病症。四十年后，他们的研究结果登上新闻头条。

从 1970 年到 2008 年，痴呆症患病风险一直在稳步下降，每十年下降 20%。[4] 不过，这似乎有点讽刺意味。就在同一时期，治疗由阿尔茨海默病所致痴呆症的唯一方法还是使用最低有效剂量的胆碱酯酶抑制剂。因为研究人员尚未发现延缓阿尔茨海默病发展进程的治疗方法。但一定有什么在起作用，让衰老的大脑即使在出现阿尔茨海默病病变的情况下也能保持健康。

三十多年来，享有医疗保健的居民接受了越来越多的心脏病预防治疗，例如服用降压药。如果他们患上心脏病，尤其是心脏病发作或卒中，他们就能够得到治疗。他们得到的治疗越多，他们的大脑就越健康，他们患痴呆症的风险也就越低。服用降低血压和胆固醇的药物是一种干预措施。弗雷明汉的居民还受益于吸烟率降低，以及其他有益心脏健康的生活方式。

除此之外，瑞典和英国开展的类似大型研究显示了同样的结果。[5]《柳叶刀》报告将这两个国家的研究结果汇总为一份纲要，描述了可降低痴呆症风险的早年到晚年干预措施。该纲要向个人、社区和政策制定者传达的信息清晰而明确。提供医疗保健服务（例如在美国通过《平价医疗法案》），提倡锻炼（例如在社区建造人行道和康娱中心），鼓励健康的生活习惯（例如在社区征收汽水税和禁止吸烟），这些都是有利于化解阿尔茨海默病危机的举措。

弗雷明汉报告了另一项具有重大政策意义的发现。《纽约时报》上的一篇报道《研究发现教育或可降低痴呆症患病风险》（"Education May Cut

Dementia Risk, Study Finds"）称数十年来患痴呆症风险不断下降。[6]也就是说，只有至少受过高中教育的居民才能降低自己的患病风险。

多项研究表明，教育，即我们在课堂上度过的多年青春岁月，能够让我们免受老年疾病的摧残。这怎么可能呢？要想知道为什么教育能够起到这样的作用，不妨看看接送我和同事往返酒店和 ExCel 展览中心的那些男女——伦敦的出租车司机。

仔细看伦敦街道的地图，与曼哈顿街道和大道围成的规整四边形截然不同。伦敦街道的地图就像一幅表现主义画家的作品，由各个方向的线条拼贴而成。试想，我们必须将这张地图烂熟于心，才能在没有地图或全球定位系统（GPS）帮助的情况下开车畅行会是什么情况？这正是成为伦敦持牌出租车司机需要满足的严苛要求，而达到这一要求大约需要两年时间。如果能够熟记地图并通过驾驶测试，那就进入了"靠知识行事者"的行列。

在教育如何影响我们大脑的问题上，学习知识是十分纯粹的自然实验之一。我们了解一个地方的能力，包括了解位置和到达方式，这些都取决于大脑中一个非常特殊的部位——海马体后部。伦敦大学学院的研究人员将学习知识作为一项自然实验，以此探究教育对大脑的影响。[7]那么，就通过驾驶测试的伦敦出租车司机而言，他们的海马体后部是不是特别大呢？答案是肯定的。靠知识行事的出租车司机和没有这些知识的司机，前者的海马体后部比后者大。为了进一步确信产生这种差异的原因是仔细学习复杂地理知识，而不是经常在伦敦繁忙的街道上行驶，研究人员比较了伦敦出租车司机和公共汽车司机的海马体。[8]公共汽车司机的工作与出租车司机相似，但更简单。他们需要学习的不是伦敦地图，而仅仅是一条路线。

二者之间的比较证实了结果：出租车司机的海马体比公共汽车司机的大。由此可见，学习知识并加以实践才是关键。

诸如此类研究的结果佐证了数十年前提出的一种理论——认知储备。该理论的早期支持者之一是罗伯特·卡茨曼，他在他的神经病理学同事那里看到了一个令人困惑的结果。卡茨曼指出，一些未患痴呆症的老年人的大脑与患有痴呆症老年人的大脑一样具有阿尔茨海默病的病理特征，但他们的大脑通常比痴呆症患者的大。病理学家能够确定他们已患病，但似乎有什么东西在保护他们，让他们没有表现出病征。认知储备理论认为，更大的大脑有更多的神经元，能够与其他神经元建立多重连接，就像一种神经保护矩阵，可以抵御病变的缓慢侵袭。这就是认知储备。

掌握一项对认知要求很高的活动，例如在伦敦错综复杂的街道之间穿行、弹钢琴、学习第二语言等，会使执行该活动的大脑区域得到加强。这一发现极具吸引力，为多项研究得出的一致结果赋予了一个生物学背景。一个人受教育年限越长，患痴呆症的风险就越低，大脑也就越能够更好地承受淀粉样蛋白、τ蛋白和 TDP-43 等病变造成的变迁。

认知储备是制定公共政策的一项生物学论据。为了预防痴呆症，我们应该大力投资公共教育和其他有认知刺激作用的场所，例如博物馆和文化中心。这一论据有助于几代人之间建立和谐的关系。在年轻人身上投入的资金会让老年人日后获得的回馈翻倍。年轻人应能获得更优质的工作，以便支付医疗费用（通过税收或支付直接费用），而且他们患痴呆症的可能性也会更小。

不过，帮助弗雷明汉居民的不仅仅是学校和其他教育项目，还有另外一些因素让他们的大脑保持健康。

心理学家丽莎·巴恩斯首先发现了这一点。

巴恩斯是芝加哥拉什大学的教授，专门研究社会和行为因素对大脑老化有何影响。不过，她一开始志不在此。学习心理学时，这位芝加哥本地人打算从事记忆力实验室研究。读大学时，她研究了患者 HM——一个很有名的研究对象。HM 在一次神经外科手术后，不可挽回地丧失了形成记忆的能力，手术破坏了他原本健康的大脑中的海马体。由于这种脑损伤，他成了研究记忆如何工作的活实验室。

在研究 HM 大约三十年后的一次访谈中，巴恩斯回忆道："我认为大脑

就是大脑。"⁹

那一年是 1985 年，她就读于韦尔斯利学院。这所著名的大学位于波士顿城西约 24 千米的慰冰湖畔，前往弗雷明汉的途中即可瞥见，周围满是像布鲁克莱恩这样富裕的郊区城镇。

"我是芝加哥人，家住芝加哥城南区。尽管我不住在波士顿，但因为我是城市女孩，确实喜欢偶尔去一下波士顿。不过，波士顿曾带给我一些不好的经历，我从未真正感觉自己融入了这座城市。"她记得地铁（Boston T）上的其他乘客会从座位上站起来，然后走到离她远一些的地方。

她喜欢在韦尔斯利学习知识，但从一开始就感觉有些不对劲。大学为学生提供了探索和尝试新事物的机会，但在她接受新生指导时，学校就提醒她和她的非裔美国同学注意，哪些是他们不应该探索的领域，哪些是他们不应该做的事，而且他们应该避开某些波士顿街区。学校告诉他们，那里的居民不喜欢黑人。她的一些朋友不顾劝告执意前往，结果遭到侮辱甚至殴打。

这完全不同于她成长的地方。芝加哥大学附属实验学校就像她家附近的芝加哥海德公园社区一样，是综合性的。在一个因种族、社会和经济地位而受到隔离的城市里，她的学校和邻近社区就像一片绿洲。相比之下，波士顿和韦尔斯利完全不同。

"我总觉得自己像个外人，"她回忆道，"我的家庭条件并不好，但韦尔斯利的大多数女学生非常有钱，她们开着保时捷，而我却在边打工边学习。"

在此之后，她前往佐治亚州亚特兰大历史悠久的黑人女子学院——斯佩尔曼学院，在这里度过的一个学期仿佛让她获得了重生。她觉得很快乐，也学到了知识，并找到了自己的群体，而且没有再回到韦尔斯利。久而久之，她改变了自己的研究计划，不再专攻阐明脑区如何产生认知的精确机制。她决定回到自己的家乡芝加哥，成为拉什大学的教员，开启新的职业生涯。她要研究一个很重要的问题：为什么非裔美国人在认知测试中表现较差？他们是否患痴呆症的风险更大？如果是，为什么？

要回答这些问题，不仅仅需要会运用生物科学知识。要知道大脑就是大脑，其本质不会变。但无论是谁的大脑都无法独立于周围的环境，必须与之互动。美国种族观念的核心在于，一个人受到怎样的对待与其肤色挂钩。丽莎和她有色人种的同学之所以遭遇了那些经历，是因为大众受其观念的影响，认为他们不同，所以区别对待他们。因此，研究人员必须使用心理学、流行病学、人类学、社会学等多科学知识来衡量压力和歧视等复杂的思维产物。

上述研究仍在进行中，但在目前的研究结果中，有一项尤为引人注目。[10]"你从很小的时候起就受到过怎样的对待？你在哪里出生？你十二岁时住在哪里？"对这类问题的回答可以解释一些非裔美国人在认知评估上的表现。

如果你是黑人且在回答中提及美国南部地区，尤其曾是南部邦联的地区，这就解释了认知评估得分较低的原因。南部的学校实行种族隔离，有色人种学校资源不足是人尽皆知的事实。他们分配到的老师更少，上课时间更短，教科书也更少。切记，受教育年限的统计结果只是认知储备的一种代表。这些数据表明了一个显而易见的事实：接受教育那些年的教育质量很重要。

不过，丽莎的教育经历不是在南方，而是在北方，先是芝加哥，再是有"自由摇篮"之称的城市波士顿。她在南方解救了自己，在一个能让她感受到关怀的亚特兰大大学社区，就像她成长的社区一样。这揭示了另一个重要发现。

当一个人反复受到他人欺凌时，慢性压力就会产生。这种压力会毒害大脑中的神经元，尤其是海马体中的神经元，因为海马体往往是大脑中最先受到阿尔茨海默病病变影响的区域。[11]

丽莎承受了两年的严重压力。试想一个人一生反复受到歧视，要面对他人的辱骂和攻击，坐地铁时旁边的人也要起身远离；试想就读于一所有名无实的学校……这些微歧视和剥夺会不断累积，随着时间的推移，其大脑患痴呆症的风险会越来越大。

随着弗雷明汉研究的启动，弗雷明汉也开始发生变化。与美国大部分地区一样，这个由农民和小企业组成的沉睡小镇正经历着"二战"后美国的繁荣发展期，处处充满着机遇。其中包括 1944 年的《军人重新调整法案》，通常称为《退伍军人法案》。到 20 世纪 50 年代后期，数百万退伍军人受益于政府援助，能够获得抵押贷款或创业支持。他们可以公费上大学或职业学校。其中一些退伍军人定居在弗雷明汉，因此这个小镇也逐渐发展壮大。不过，并非每个退伍军人和城镇都能享受这样的待遇，有色人种的抵押和贷款申请被驳回是常事。有色人种入学需要最高法院妥善判决布朗诉托皮卡教育局案（简称"布朗案"），同时做出其他裁定来逐渐消除根深蒂固的种族歧视。对此，丽莎深有体会。

我问她，如果她在波士顿长大，那会对她造成什么影响？"如果我在波士顿长大，情况会怎样？"她想了想说，"如果我的研究结果没问题，我想我的健康状况会差得多。"

HM，也就是她职业生涯早期的研究对象，因治疗致残性癫痫症而接受神经外科医生的手术，最终导致脑损伤。他的癫痫发作消失了，但他形成新记忆的能力也消失了。丽莎等研究人员所做的研究表明，劣质学校、歧视以及随之而来的社会和经济剥夺就像为 HM 做手术的神经外科医生手中的刀。如果一种疾病损害我们作为个体的生活能力，则患病原因部分在于我们未能和睦相处，加之我们对彼此的大脑造成了伤害。

虽说这个事实很可悲，但我们能从中得到非常有益的启发。只要我们不再欺凌彼此，忽略彼此的感受，我们就能更好地化解阿尔茨海默病危机。然而，即便在我们可以打造的"大脑健康"世界中，我们也应该预计哪些群体会有患病风险，而且是在我们尽了最大集体努力，提供了优质教育和良好医疗保健机会的情况下仍有风险。我的很多患者都是童年幸福，事业有成，除了阿尔茨海默病，他们的生活一切正常。显然，我们需要有针对这些病变的治疗方法。但很遗憾，我们还没有找到这样的治疗方法。同时，我们也没有找到适当的检测组合来准确评估一个人患痴呆症的风险。试想一种针对大脑的弗雷明汉风险评分，能够将年龄、生物标志物检测乃至基因检测等指标融合在一起，情况将如何？如果评分结果超过某个值，即可开药。

未来充满希望，但同时也充满挑战。一旦这些发现成为标准临床实践的一部分，我们将生活在一个"大脑面临风险"的世界中。这将威胁到我们试图保护的自我，而这绝不是危言耸听。下一章将阐述抗淀粉样蛋白治疗无症状阿尔茨海默病研究和其他基于生物标志物的阿尔茨海默病研究中的受试者及其家属因何生活在生存恐惧中。

二十四

生存恐惧

———

我非常在意 PET 扫描结果。它让我看到了真实的自己。大脑是对我而言非常重要的一部分。从某种意义上说，我也会根据我的大脑情况来定义我自己。如果我的大脑出了问题，我会非常非常难受。

——得知自己的淀粉样蛋白 PET 扫描结果显示"淀粉样蛋白水平升高"的一个人

我会永远记得 7 月的巴黎。

就是在巴黎，我经历了人生中的一件大事，打开了新世界的大门。当时，我在 2011 年阿尔茨海默病研究者年会的巴黎世博会现场。在一次休息时，蕾莎·斯珀尔林博士和我交流了一番。她谈到了自己的几个计划，也就是之后抗淀粉样蛋白治疗无症状阿尔茨海默病研究的计划。

她总结了一下自己的想法，就是招募数百例年龄在六十四到八十五岁、无认知功能障碍且 Amyvid 扫描检出淀粉样蛋白的受试者来开展抗淀粉样蛋白药物试验。我问了她一个问题：

"我们要怎么跟参加试验的受试者说？"

"关于扫描结果吗？"她回问道。

"是的。"

她接着说："这也正是我想问你的。"

这便是我们多年合作的开端。

三年后，在8月一个炎热潮湿的上午，我在宾夕法尼亚大学记忆研究中心遇到了第一个想参加抗淀粉样蛋白治疗无症状阿尔茨海默病研究的人。他就是胡腾先生，我们已经认识好几年了。他本就是一名工程师，现在十分爱好骑自行车，还是一名画家，同时也是记忆研究中心研究项目的积极参与者。他这次就诊是为了了解自己的检查结果，也就是抗淀粉样蛋白治疗无症状阿尔茨海默病研究中提到的淀粉样蛋白成像。

"您的扫描结果，"我告诉这位七十六岁的老人，"显示淀粉样蛋白水平升高。"

他从鼻子里缓缓呼出一口气："这听起来不妙。"

也许是这样，但我相信他可以接受这样的事实。我之所以有信心，是因为我和同事已经研究了好几个月来设计"淀粉样蛋白成像结果披露流程"。[1]设计流程时，我总是会想到一个人：丽塔·菲利普。她患有轻度认知损害，淀粉样蛋白扫描也呈阳性。当我告诉她她患有阿尔茨海默病后，她就变得极度焦虑，希望自己从未见过我。她的女儿还说，她担心母亲会变成僵尸。

我决心不再让悲剧重演。

我们将以披露与疾病相关的基因检测结果为主线。举例来说，如果检出BRCA基因，则说明女性患乳腺癌和卵巢癌的风险增加，但这并非确定的结果。从很多方面来看，披露基因检测结果的做法类似于向无认知功能障碍的人传达阿尔茨海默病生物标志物检测结果。生物标志物检测结果揭示了未来发生健康事件的可能性，即出现轻度认知损害，而后发展成痴呆症的可能。

不过，这并非我为菲利普太太预约检测的理由。我要求她接受生物标志物检测的目的是诊断，结合生物标志物检测结果与MRI结果即可解释她一两年的轻度记忆问题。不过，我们注意到阿尔茨海默病生物标志物检测和基因检测之间的两个重要区别：其一，生物标志物不具备遗传性；其二，生物标志物是动态的，也就是说，检测结果是脑部开始发病时的快照。换句话说，基因是天生的，而生物标志物是后天开发的。

整个披露流程有两个组成部分：知识普及，以及对心理健康和心理动机的评估。心理健康评估采用情绪指标进行，同时仔细记录自杀的精神病史。要想接受淀粉样蛋白扫描，心理健康评估中各项指标的得分必须在可视为健康的范围内，而且不能有自残计划或曾在面对坏消息时有过此类行为。我的研究中心就有一人不具备接受淀粉样扫描的资格。他对我说，如果他检出淀粉样蛋白升高，而后逐渐在搜寻和回忆词汇方面出现更多问题，他会让自己在车库里窒息而死。他解释说，作为演员，记忆力就是他的生存资本。

知识普及理应是我们要做的第一步，旨在将淀粉样蛋白成像研究的表述转变为临床用语，以便像胡腾先生这样的人能够理解。我们决定用两个词条来描述扫描结果："淀粉样蛋白水平升高"和"淀粉样蛋白水平未升高"。

我们采用与心脏病相类比的方法来传达关键信息中的一条。淀粉样蛋白水平升高与阿尔茨海默病之间的关系就像胆固醇水平升高与心脏病之间的关系。对数十万人进行了数十年的研究表明，胆固醇水平升高与心脏病发作风险增加有关。我们解释说，淀粉样蛋白也符合相似的规律，但在研究早期，我们没有足够可靠的结果来告诉像胡腾先生这样的人，他们患轻度认知损害或痴呆症的个人风险是多少。据我们当时所知，淀粉样蛋白水平升高者比淀粉样蛋白水平未升高者出现致残性认知功能病症的可能性更大。

这个结论很有价值。我和同事从正常衰老过程中挖掘出新的疾病体验。我们的直觉是，如果索拉珠单抗有效，又如果该药物让认知功能衰退速度减缓，那么淀粉样蛋白检测以及与之相关的τ蛋白、TDP-43蛋白等生物标志物指标检测均将纳入美国老年人非常熟悉的检测列表，即包括血压、骨密度、胆固醇、乳房X光检查和结肠镜检查在内的列表。如果其中每一项检测结果呈阳性，则开具相应的处方药。例如，一项阳性检测结果指示髋骨骨折风险，则开具增加骨密度的处方药来降低这种风险。总之，不变的策略是降低风险。

我们运用的类比具备逻辑合理性，但不具备情绪合理性，因为淀粉样蛋白检测非常独特。我们很快发现，了解淀粉样蛋白检测结果之后的情况与了解胆固醇检测结果之后的情况有着天壤之别。

通过开展心理健康评估和知识普及，我们能够做到安全披露检测结果。胡腾先生没有患上致残性抑郁症或忧虑症。总体而言，像胡腾先生这样的人会在得知自己的淀粉样蛋白水平升高之后，选择参加抗淀粉样蛋白治疗无症状阿尔茨海默病研究，看看是否有一种药物能够降低自己患阿尔茨海默病型痴呆症的风险。因此，他们这类人能够妥善应对自己的检测结果，而不会发生不幸事件。虽说他们不至于出现抑郁或受到创伤，但他们已经变了。

当问及如何看待淀粉样蛋白检测和其他医疗程序时，一名女士回答道："这与其说是医学问题，不如说是我的个性问题。结肠镜检查不会改变我这个人，但淀粉样蛋白检测关乎我的大脑。"[2] 她的回答道出了被检出淀粉样蛋白水平升高者的心声。这项检测的结果不同于其他医学检测，因其预示的疾病不是对身体发起攻击，而是对思想、自主权和身份认同发起攻击。

检测的存在意义开始转化为实际行动。一名女士跟我谈到她告诉了丈夫自己的检测结果，但决定不告诉女儿。"我不想让她担心，而且我觉得她一旦知道，可能会开始将这些信息带入与我的交流互动中，我不想让事情变成那样。"她没有告诉和她一起打桥牌的朋友，因为她怕万一打牌时犯错，比如忘记指定王牌的花色，他们就不会让她继续打了。另一名女士说，她所在退休社区发现有人患上阿尔茨海默病时，其他居民就会开始远离患者。这些个人经历和特殊经历有一个共同点：得知自己被检出淀粉样蛋白水平升高的人会担心遭人诟病，担心被视为"异常人"，遭受丽莎那样的痛苦，即地铁上的其他乘客起身远离她。

还有人谈到，对淀粉样蛋白水平升高的了解是如何导致他们改变了自己原本的想法，无论是关于未来，还是关于眼下正在制订的计划。我记得一名女士说过，她陷入了一种不知所措的状态，因为总感觉"时间不多了"。得知自己被检出淀粉样蛋白水平升高之前，她本以为自己可以活到八十岁。阿尔茨海默病的患病预期促使她思考那些最后的岁月，思考如何度过剩下的时间。

"我有时心里会想：'好吧，我要更爱自己。我要减少工作，当然这样收入也会减少。'但工作对我来说是一种激励，能够让我继续坚持努力。我也不知道，我很矛盾。是的，一想到我剩下的时间可能有限，我就更矛盾了，不知道自己到底如何支配时间。"

她解释说，她变得"更爱制订计划"。

扫描结果也会影响患者身边的其他人，尤其是他们已成年的子女和配偶。淀粉样蛋白水平升高的结果有时会就未来是成为"准看护者"还是看护者引发不愉快的谈话。一名男士表示，自己的爱犬可能是他最后的宠物。

相比之下，得知自己的检测结果是淀粉样蛋白水平未升高的人表示能与家人愉快地谈话，庆幸家人不必成为自己的照护者。总而言之，他们对"淀粉样蛋白水平未升高"的反应是在谈话中一遍又一遍地重复一个简单的词：解脱。

当然，这些经历和顾虑因人而异。一些抗淀粉样蛋白治疗无症状阿尔茨海默病研究参与者能够非常客观、坦然地看待自己检出"淀粉样蛋白水平升高"的结果，并谈到自己如何将此结果告知身边的很多人。据一些人反映，除了每月去研究中心接受输液，他们的生活或计划没有任何变化。尽管如此，我们还是能从中悟出一个道理：向无认知功能障碍的老年人传达阿尔茨海默病生物标志物检测结果呈阳性的事实会让他们产生存在主义的忧虑体验。

当然，形成这种疾病体验的关键在于抗淀粉样蛋白治疗无症状阿尔茨海默病研究等研究中正在测试的药物。如果一种药物有效，能够延迟疾病进展为轻度认知损害或痴呆症的时间，那么该药物将如何改变患者得知自己检出淀粉样蛋白水平升高之后的反应？对此，我们不妨参考其他带来存在主义忧虑的疾病。

艾滋病成为流行病后的最初几年，医学界对该疾病的定位是无法治愈、严重且危及生命，而感染者则是受人排斥和鄙视的对象。艾滋病毒检测要求患者进行面对面、检测前和检测后的咨询，这与基因检测的模式类似。随着时间的推移，一些治疗方法的发现使世人的态度和行为发生转变。现如今，患者在自己家这样的私密环境中就可以自行检测。

如果我们能够找到阿尔茨海默病的有效治疗方法，患者的疾病体验，尤其是耻辱感可能就会发生类似转变。但如果找不到治疗方法，像胡腾先生这样的人将不得不应对一种存在主义困境。他当下所处的利害关系与他在未来认知功能障碍状态下所处的利害关系相对立，即他生活在"现在的自己"和"未来的自己"之间的竞争关系中。

要走出这一困境，进入经由生物标志物标记和药物治疗的脑环境，较好的方法是接受一个悖论：我们之所以畏惧阿尔茨海默病，原因在于自己来之不易的自主权受到了侵犯。然而，要想在患病状态下仍保持独立，我们将不得不在自己行使自主权的方式上做出一些改变。本书余下的内容将探讨我们如何在做到这一点的同时，不影响自己的正常生活。

我们需要营造一个值得信任的社会环境来监测我们在常规医疗空间之外的生活，尤其是当我们身处居家和工作环境中执行对认知功能要求高且最先显示出初期认知功能衰退的任务时。监测将进一步催生干预措施，支持我们过上美好而朝气蓬勃的生活，守住我们所珍视的身份认同感。为此，我们需要深入思考什么是家，如何让平常的一天过得安全、有社交且充实。

接下来的章节将告诉我们如何实现这一目标。为了化解阿尔茨海默病危机，我们必须打破常规思维，调动各领域人士参与其中，包括银行家、律师、艺术家、表演者、工程师、建筑师等。

他们当中的每一位要做的是，回答一个令人头疼的问题：在逐渐失去生活能力的情况下，如何过上美好的生活？

二十五

关爱彼此

——

世界上只有四种人：曾经是照护者的人，现在是照护者的人，将要成为照护者的人，以及需要照护者的人。

——罗莎琳·卡特

我们必须问问，一项技术究竟是拓展了我们的能力，创造了更多可能，还是利用了我们的弱点？

——雪莉·特克尔，《群体性孤独：为什么我们对科技期待更多，对彼此却不能更亲密》（*Alone Together: Why We Expect More from Technology and Less from Each Other*）

假设你患上一种疾病，会逐渐失去使用双手的能力，整个过程缓慢但不可逆。最初没有明显的迹象，比如只是写钢笔字有点费力，使用带键盘的平板设备就可以解决问题。但随着时间的推移，打字开始变得异常笨拙，而使用语音识别软件则可以解决问题。再后来，握住平板电脑、点击图标都变得很困难，需要使用更多语音识别软件。接着开门变得困难，于是只好将带门把手的门换成滑动门。如此种种，不胜枚举。

我们可以从多方面来实现合理便利，而我们要做的只是发挥想象力，思考如何整合工程师、临床医生、软件设计师、律师和政策制定者的技能，确保有类似问题的患者也能够像其他人一样从这些"用户友好"的生命支持性干预措施中获益。

阿尔茨海默病可能就是这样。试想有一个重新配置的世界来支持我们逐渐失常的思想，其中一些创新会是利用技术手段来改良环境，比如安装滑动门、使用语音识别设备；另一些创新将着眼于改变我们互动、相互关注和相互支持的方式。试想一场变革吧，关乎技术、社会和文化。

家是它的起点。

居　家

每次在记忆研究中心见到迪肯博士，我都会忍不住去想自己以后出现认知功能障碍会是怎样的情形。他是一位已经退休的医生，曾从事研究工作，而且非常喜欢歌剧。他的家人在离自家居所很近的退休社区为他安排了住处。

"我记性很不好！"他对我说，"但只要我有这个，就问题不大。"

"这个"指的是他的智能手机。他把手机放在皮带上加装的皮套里（我是放在裤子口袋里）。他向我展示了他如何用手机来记住当天的计划，提醒自己服药，查看自己在刚搬到的还不熟悉（可能永远都不会熟悉）的街区散步时所处的位置。而且，这让他觉得很快乐。和我一样，他也用手机看歌剧。

"没有这个，我不知道怎么办，真的就是这样！"

在本书第三部分，我们提到了杰夫·凯伊博士和"指示身体机能的曼荼罗"。这是一个生动形象的示例，说明技术能够改变医生在诊断和追踪患者疾病方面所做的工作。从迪肯博士和智能手机的故事中，我们不难看出技术如何辅助患者从事日常活动，进而提高他们的生活质量。手机引导迪肯博士在街区散步，其功能就相当于他思维的"轮椅"。

这种"轮椅"不仅他自己用，他儿子也用。他儿子私下跟我谈到他是如何用他的智能手机来监控他父亲的行踪的。一个炎热的夏日午后，他看到父亲走到了离社区很远的地方。

"我开车到那里，停在路边，然后说：'爸，在这儿遇到你真是惊喜！'"他开车送父亲回到家，两人坐着聊天，喝了几杯冰水。

得益于两部智能手机和一个应用程序，我的患者没有遭受痴呆症常见的危害之一，即在炎热的天气迷路、脱水，以及随之而来的一系列危及生命的可怕并发症，比如谵妄。我很欣赏他儿子的做法，他巧妙地对父亲说"遇到"，而不是朝父亲大喊说他乱走。如此一来，父亲就不会在公共场合因自己的残障而感到羞耻。

配备各种应用程序的智能手机能够起到监控和提醒患者的作用，但这仅仅是一例。从认知功能障碍患者的角度来说，技术能够实现追踪、提醒、警示、帮助、取得联系等多种可能，具体应用包括配药设备、动作激活相机、可检测到跌倒并向警察发出警报的可穿戴追踪器、可回答当天日期等常见问题或播放歌曲的设备、为汽车指派司机的服务等，或许有一天还会有提供无人驾驶汽车的服务。

有了这样的技术支持，我们可能仍会患有仅在一定程度上可得到治疗的疾病，但至少在一段时间内，我们不会丧失生活能力。技术好比认知功能修复装置，能够填补我们的记忆力短板，让我们根据时间和地点来调整自己，或者帮助我们通过某个空间。从某种意义上说，技术是我们思维的扩展部分。

通过利用技术，患者能够保持甚至增强控制感、独立性和舒适感，就像我们在家时的感觉一样。

家当然是我们生活度日的一个地方，而另一个地方就是工作场所。

工 作

马丁·米勒教授的妻子注意到她六十二岁的丈夫"开始显出老态"，但她并不担心。像其他很多教授一样，他一直是一副心不在焉的样子，比如忘记关门、忘记学生的名字、乱放笔。但在课堂上，他魅力四射，大受欢迎。他教的"自海明威以来的二十世纪美国小说"课程经常是座无虚席。

然而，当看到公共平台"给我的教授打分"（RateMyProfessors）上学生对米勒教授的评价时，她开始担心："我不睡懒觉就是来听这样瞎扯的内容？""根本不像传闻那样精彩。早知道就选英国文学了。""不要听教授讲，直接找助教。""没事吧？他居然一周内讲两次同样的内容？？？"

她觉得事有蹊跷。完成他在记忆研究中心的新患者就诊之后，我也认为他有问题。他在课堂上的种种失常（学生评分完全由助教接管）是阿尔茨海默病最早期的表征。

他的经历有些悲剧意味。工作是生活中对认知功能要求更高的活动之一。我的很多患者的病史都始于他们的工作表现，有时只是闹出笑话，但更多的是难以收场的局面。他们会频繁犯错、失误、表现失常，由此引发不愉快的冲突，乃至遭到解聘。对某些职业领域，比如法律、金融、教育和医学，未能发现问题的后果就是可能对他人造成损害。

柯克·达夫纳博士是波士顿布莱根妇女医院心脑医学中心的神经科医生兼主任，他和我一样，手头积累的职业病例非常多，开始担心由此产生的影响，于是他决定采取行动。2018 年，他在《华盛顿邮报》发文坦言："为了不让自己以后觉得羞愧，我想先停下手头的工作。"[1]

他谈到了很多案例，不仅仅涉及患者，还有他的同事，他们的工作已经超出了自己的能力范围。令他担忧的是，有些人即便是知道自己遇到了困难，也变得越来越不愿意接受他人好心的建议。

他逼不得已才会做出两种选择：一是提前退休，以免工作上出问题；二是勉强继续工作，最后让他人迫使自己离开。前者只是让他损失部分工作机会，而后者则可能危及他的患者以及他个人的名誉。名誉就像瓷器，很容易破裂，而一旦破裂，就很难修复。

他的办法是折中处理，为自己定下"职业生前意愿"。

规划得很长远。他与同事分享文件，详述他个人的承诺，也就是如果未来面临认知功能障碍，他想怎么做。他嘱托这些同事对他的工作表现做出公平合理的评估，告诉他他们对他工作的观察结果。如果这些观察结果让人不放心，则制定计划接受医生的正式评估。

最令人侧目的部分是一条视频。他录下想对未来的自己说的愿望，告诉未来大不一样的达夫纳博士过去的达夫纳博士想要什么。

预先医疗指示很常见。如果当事人无法做出决定，则由预先医疗指示文件中指定的其他人来代为做出。这些文件会向决策者说明待决策事项，例如在肾衰竭的情况下是否需要透析。相比之下，预先工作指示并不常见。

抗淀粉样蛋白治疗无症状阿尔茨海默病研究中受试者的体验是知晓自己可能失去认知能力时会感到生存恐惧，说明处在大脑有患病风险的年龄段的群体将在何种程度上鼓励社会解决职场阿尔茨海默病问题，而职场从某种意义上来说提供的就是日常认知功能测试。

举例来说，在我和达夫纳博士的工作中，计算机病历系统会定期升级，这是我们必须掌握的内容。此外，我们的工作表现也会受到监控，比如花了多长时间才完成和关闭临床记录、审查实验室、回应患者致电等。所有这些都是数据点，而一段时间累积的数据或可显示认知功能是否开始衰退。我们患者的评分也有同样的作用。在其他靠计算机工作的职业中，也可以实施类似的实时在职监控。

不过，实施这种职场监控会面临一些挑战。如果向雇主披露员工患阿尔茨海默病（或"淀粉样蛋白水平升高"、指示大脑有患病风险的其他标志物水平升高）的诊断结果，员工可能会受到排挤和过度审查，最终被解雇。但我们还有其他选择，就是根据为身体残障者或已知疾病风险基因携带者设计的保护措施，在工作场所实施与之相似的保护措施。通过将这些保护措施与预先职业指示和无偏绩效监督结合在一起，我们能够让员工继续完成一定量的工作，使员工满足工作效率和价值的要求，同时又能够避免发生达夫纳博士担心的事：未来的自己让现在的自己觉得羞愧难当，以及对患者或同事造成伤害。

像米勒教授这样的患者相对少见，一般人在出现记忆问题之前就已经退休了。不过，我们所有人几乎都会从事一项活动，而且就像工作一样，一旦犯错就好比被带进煤矿的金丝雀，会提醒我们大脑有"出故障"的风险。

这项活动就是理财。

财医双保健

杨先生在孙子的陪同下初次前来就诊。一年前，他的经济状况很好。但我们见面时，他几乎一贫如洗。其间发生的事令人愤恨痛心，主要是银行和金融服务业人员未能保护好客户，使之受到了当代银行诈骗犯的侵害。

事情的发生源于一通电话。打电话的女士非常有礼貌。我的患者说很难挂断她的电话。几周后，他向自己的孙子坦白："我觉得我上当了。"他 90% 的钱财都输在了一场彩票骗局上。

起初，犯罪分子只是掠取了他的少量资金。打电话的那名女士解释说，他需要支付一些费用才能将奖金转账给他。于是，她开始了解他的一些个人情况。她问："您想如何使用这笔奖金呢？"他谈到了自己的孙子，告诉她想用奖金供孙子读大学。后来，她打电话告诉他说要为赢得的奖金纳税。接着，他们就把他的钱财掏空了。

很快，他在经济上陷入绝境。

他的遭遇在严重程度和范围上都很难确定。与机动车事故的中央报告机制不同，美国没有中央报告系统供银行和投资公司呈报这些犯罪行为。不过，银行和投资公司之间达成的共识是：这是一个大问题。银行家承认，这种骗局在年满七十五岁的客户中最常见，而这个年龄段恰恰是认知功能障碍风险上升期。

骗局的种类多种多样，不断变化，而且是费尽心思地欺骗那些警惕性稍差、更容易误判社交暗示的人。这些骗局包括一系列精心设计的故事，比如彩票中奖需要纳税、仿冒美国国税局致电要求补缴税款、仿冒受害者狱中的

"孙子"致电急求汇款来支付保释金，而且会说："但是奶奶，请不要告诉爸爸妈妈。"

除了这些骗局，还有受害者自己的过失，比如购买不合适的投资产品、未付账单等。有时，这些过失也会酿成受害者毕生积蓄无法挽回的后果。上述所有事件都是一种早期的患病信号，这说明大脑难以驾驭生活中对认知功能要求较高的一种活动。

不过，这在很大程度上是可以预防的。金融交易均以电子方式记录，购买、赠送或转移资产的时间、地点和金额均记录在数据库中。这些交易就像认知测试或生物标志物，是大脑与其所处环境相互作用的信号。

对此，我们可以通过与银行和金融服务提供商建立更好的合作关系来避免。杨先生从他的账户向其他银行转账的行为与向国外汇款等行为的性质不同，本身并不可疑。但无论是转账金额还是频率，都完全不符合他的性格。因此，这些转账很不正常。如果这种行为改变引起了银行、家庭成员或社会工作者的警觉，情况将会如何？

"客户杨先生可能出现了认知功能问题，我们建议他及时就医。"

与银行和金融服务提供商建立更好的合作关系不仅有助于检测认知功能发生变化的患者，还有助于诊疗轻度认知损害或痴呆症患者。杨先生失去财产后，无力承担自己的医疗费用，而且没有返岗工作所需的时间和认知能力。其他人、他的家人或国家需要介入其中，帮他支付医疗费用。这会影响几代人，杨先生的孙子要么放弃就读学费昂贵的大学，要么背负数万乃至数十万美元的贷款。

我称这种将监控财富和监控健康融合在一起的做法为"财医双保健"（whealthcare），这可以确保我们尽早发现认知衰退的迹象，同时保护好自己的财产。[2] 为了实现这一目标，银行和金融服务提供商也开始转变他们的业务实践方案。与此相关的示例不胜枚举，英国考文垂建筑协会就是其中之一。该银行将技术、法律和通信融合在一起，旨在识别认知功能问题并在不幸事件发生之前加以干预。[3] 他们建立了一个监控系统，可标记出不符合个人习惯或暗示存在欺诈的交易。一旦发现这类交易，立即在法律允许的期限内将其搁置。与此同时，指派一名在与老年人沟通方面训练有素的员工致电当事人，询问交易情况。据考文垂报告，诸多此类交易最后往往会取消。

迪肯博士和他儿子的智能手机、米勒教授的"给我的教授打分"评分、达夫纳博士给未来的自己拍视频，以及提示异常金融交易的财医双保障警报等，这些示例都体现了技术有望成为我们彼此关爱过程中必不可少的部分。如此一来，我们不仅能够积极面对那些蚕食我们自主生活能力，进而令我们畏惧的疾病，还能够无拘无束地按照我们的意愿，走我们自己的人生路。

实现这一目标所面临的挑战不在于技术，也不在于工程。我们已拥有多种工具，包括互联网、数据集成、人工智能和机器学习。因此真正的挑战在于我们自己：我们必须弄清楚应以何种方式支持这些工具来监控我们，并为我们的行为设定界限。

体验受监控、扩展、互联互通的思维世界

所有技术都有风险和弊端，比如电灯泡可能会引起火灾、汽车排放的碳会造成污染。同样，我们用来实现思维监控、扩展和互联互通的技术也存在风险和弊端。

迪肯博士的儿子并非唯一发现父亲迷路的人，他用来追踪父亲的应用程序的开发者肯定比任何人更早得知此事。这就是思维在扩展和监控状态下与物联网挂钩的生存环境。为了适应这样的环境，我们必须舍弃一些隐私。

这样做的目的是换取对我们来说更大的价值，比如免受攻击的安全保障，或者迪肯博士这类人所需的在身体机能、独立性和安全性方面的获益，又或者达夫纳博士和米勒教授这类人所需的身体机能和独立性受到监控，而且能够享受合理便利。

用隐私换取回报的这种取舍可能会让我们面临他人的指摘。一些陌生

人，在那一瞬便能获悉我们非常私人的信息。例如，你是痴呆症或轻度认知损害患者或有成为此类患者的风险；或者你是一名有痴呆症"家族史"的照护者。

令人唏嘘的是，这种指摘恰巧会危及我们试图用技术保护的身份和隐私。一些技术的确能够帮助迪肯博士、达夫纳博士和米勒教授在独立性和身体机能上获益，从而保护或提升他们的身份，但同样也存在上述弊端。他们当中的每个人都要向这些相互通信的技术贡献一些身份和隐私信息。对此，一个实例就是用信用卡支付网购费用后，我们经历的那些往往惹人恼怒的事。比如购物后再浏览网页时，我们会看到根据近期购买记录定向推送的广告。

在受监控、扩展、互联互通的思维世界中，我们将体验什么是"量身定制"或"精心策划"的广告、新闻专题和其他信息。比如，迪肯博士和他的儿子会收到各种有关"大脑健康"产品的介绍和促销信息。从某种意义上说，作为患者和照护者的种种体验都是由他人推动、塑造和重塑的。我们并不清楚他们的意图，当然有时是关心，有时是为了销售、推广或以其他方式左右我们的选择。

一只名叫菲利克斯的猫抓住人思维的方式更是深藏不露。

我知道菲利克斯的事是通过一名晚期痴呆症女性患者——加托太太的女儿。除痴呆症的症状，这名患者还有严重且持续不断的愤怒和激越表现。似乎没有什么能让加托太太平静下来，直到家人给了她一只名叫菲利克斯的猫。

她一直养着一只宠物猫（她以前的猫也叫菲利克斯），但随着痴呆症恶化，她不得不放弃养猫，从前的快乐再一次受到剥夺。不过，她现在可以照顾新菲利克斯，享受和它在一起的时光。

她深情抚摸它，它就发出呼噜声，看着她眨眼睛。她给它喂酸奶，它就乖乖地喝。她只需为它擦去毛发上的酸奶，定期给电池充电。没错，菲利克斯是只机器猫。现如今我们之所以生产机器宠物，目的就是希望它们所处生物类别的行为符合我们的意愿。菲利克斯可能因其终究只是玩具而被抛弃，但经美国食品药品监督管理局批准用于治疗痴呆症患者的机器人又会是怎样的命运呢？在阿尔茨海默病会议上，我总是有意走到制药公司和期刊赞助的展台之间，想要看看小海豹帕罗（Paro）。

我轻轻摸着它柔软的头和更柔软的肚子时，它会对着我眨巴眼睛，发出"唧唧"的声音。我越是抚摸它，它就越是充满爱意地回应我。帕罗是AIST销售的产品，宣传重点是"高级交互式机器人"（AIST即日本国家先进工业科学技术研究所，"Paro"在日语中的意思是机器人）。根据美国食品药品监督管理局的监管要求，帕罗获批归入"Ⅱ类设备"（电动轮椅也属于此类设备）。

帕罗配备触觉、光线、声音、温度和位置传感器，能够与我互动，就好像它是我自己养的宠物小海豹一样。随着时间的推移，它会熟悉我为它取的名字，回应我向它打招呼和夸奖它的话语。这是爱的回报。我给予的越多，得到的就越多。

据我推测，它应该会逐渐转变性别，而这具体取决于我为它取的名字。

多项研究报告指出，机器人小海豹能够减缓痴呆症患者的激越症状，促进痴呆症患者与其照护者之间的社交和互动。咨询台的代表介绍说，由于帕罗属于美国食品药品监督管理局Ⅱ类设备，我可以推荐患者使用帕罗，而且费用在承保范围内。帕罗就像多奈哌齐，是痴呆症患者治疗模式的一部分。

但它的作用又不仅限于药物。AIST在其网站上给出的说明是："与人互动时，帕罗的反应就像它真的有生命一样。"[4]

从本质上说，我不反对使用机器宠物来照护痴呆症患者，就像我不反对派车送这些患者参加成人日间计划一样。对加托太太时而出现的爆发性愤怒和焦躁，机器猫菲利克斯并非消退这些症状的灵丹妙药，但它在安全性和有效性上要远胜通常开给她的镇静药，这些药物只能强制她平静下来而已。不仅如此，谈论菲利克斯也能够让她的家人有更多的机会与她互动。

美国食品药品监督管理局将帕罗归类为"生物反馈设备"。这类设备会向我们发出关于我们自身的信号，这样我们就可以有针对性地实施控制。经典的生物反馈设备能够报告心率，而有了相关信息，我们就会跑得更快，从而提高心率。

在帕罗的陪伴下，它反馈的不是我们的心率，而是我们的情绪。如果我们向帕罗表达爱意，它也会反馈给我们爱意。猫、小海豹、水獭、狗等机器宠物的设计宗旨是激发我们产生良好的感觉，同时改变我们的行为。

不过，我们应该对此有所顾虑。

我的患者没有要求养机器猫，但她身边的人决定让她养一只。从某种意义上说，这是一种哄骗，为的是改变她作为残障人士的行为。

不过，会引发更严重道德问题的情况是，我们将有感觉和思考能力的机器组装在一起，制作出一个人形机器人来充当照护者的角色。

这不是科幻小说。

2016 年，《中国日报》报道称，韩国机器人研究人员已成立一家公司来开发和销售痴呆症照护机器人——Silbot。Silbot 将配备各种传感器，可读取人的情绪、动作和生命体征，"从而掌握他们的状态"。如果检测到负面情绪，Silbot 会为主人播放平静的音乐或配药。如果主人情绪恶化，Silbot 会向其他人发送警报，甚至拨打电话报警。"所有记录均将存储在大数据平台中。"[5]

对于一些照护者来说，这可能是一个有价值的工具。对于照护所的工作人员来说就更是如此，因为他们处在一个时间紧、任务重的环境下。例如，日本一直倡导将机器人作为解决人力短缺问题的一种手段，以期为大量痴呆症患者提供照护服务。

另外，机器人还能够满足患者在接受照护过程中的情感需求。照护机器人 Mario[笨重全称 Managing Active and healthy aging with use of caRing servIce rObots（利用照护服务机器人实现积极健康的老龄化）的缩写] 的设计师表示："痴呆症患者喜欢和 Mario 互动，他们经常称呼 Mario 为他或她，有些人还将 Mario 唤作'一位朋友'。"[6]

这位新朋友会了解它的主人极其平常的一天，再根据主人的经历来提升其日常体验。Mario 的设计师阐述了这款机器人如何了解主人的过去并利用这些数据来反馈相应的图像和故事。另外，Mario 也会像帕罗一样，根据主人的反应与之互动，从而在激发积极反应的同时避免引发不愉快的反应。我们不妨将机器人想象成智能手机上的音乐应用程序，得知我们喜欢的音乐种类之后，这种程序就会推荐"您可能喜欢"的表演者。

试想，一款经过编程的机器人能够大量执行上述操作，即获取有关主人平常一天的数据，并结合主人过去的其他点滴经历来展开策划，内容不仅包括歌曲，还包括对主人有吸引力的图像、故事和对话。

一项思想实验阐明了其中的原理。

身为总统，罗纳德·里根阅人无数，知晓诸多秘事，也参与过各种改变世界的事件。此外，他名望颇高，拥有一种成为统治者的自豪感。办公室让他觉得人生有意义，活得有尊严。假设在罗纳德·里根经诊断患阿尔茨海默病后的几年中，医生要求他使用看护机器人。

据悉，里根有一次在他加利福尼亚州贝莱尔的居所会见访客，询问自己的一名护理人员："那个和南希一起坐在沙发上的男人是谁？我听说过他，他很有名。"[7] 这个人就是他的前国务卿乔治·舒尔茨。

如果换作看护机器人，它会如何答复里根的询问？它会向这位前总统提供有关乔治·舒尔茨的什么信息？更宽泛地说，机器人会复述他担任总统八年期间的哪些往事？随着里根的认知功能障碍变得越来越严重，他可能会和一些患者一样，开始出现记忆混乱，或者沦陷在往事中不可自拔，好像那些事就发生在当下。看护机器人是应该顺着这位美国前领导人的思路，还是应该尝试纠正他的思路，带他找到真相？

这项思想实验是假设指派机器人照护者来照护阿尔茨海默病患者，结果揭示了由此产生的具有深度讽刺意味的情况。在整个人类历史中，我们对阿尔茨海默病问题的定位一再翻新，先是视其为精神错乱，然后是衰老症，接着是痴呆症，或许某天会变成淀粉样变性伴 τ 蛋白等。无论如何，我们都在依靠有道德意识的生命体来理解这个问题并加以解决。人，包括像南希·里根这样的人，能够回答一个问题："您平常一天是如何度过的呢？"她与聘请的护士和特工一起负责她丈夫平常一天的各项事宜。他们帮他穿好衣服，陪同他外出，回答他的各种问题，让他开心。我们将做这些工作的人称为照护者。

如果指派机器人来完成这些照护工作，至少相当于让痴呆症患者舍弃一些身份价值和自决权，将其让与没有思想也因此没有道德意识的机器。当然，人会设计这些机器并对其进行编程处理，让它们来照护逐渐丧失自我照护能力的人。不过，我们应该如何负责任地做到这一点？机器人应该做什么？不应该做什么？

要回答这些问题，我们需要仔细审查机器人技术的文化环境，具体涉及将这些技术程序化、融入处方和推介给痴呆症患者或有患痴呆症风险的人，以及照顾和关心他们且在启用和停用这些技术上有决定权的人。下一章将探讨如何审视我们创造的世界。

二十六

我们打造的环境

——

我在外邦作了寄居的。

——《圣经·出埃及记》2：22

我且要住在耶和华的殿中，直到永远。

——《圣经·诗篇》23：6

你早上五点半就起床了，此时天刚蒙蒙亮，星光才点点褪去。你走出门廊，恰好看到路灯熄灭。空气中带着暖意，闻起来有种淡淡的薄荷香。穿过小巷，你看见邻居坐在她家门廊的摇椅上。和你一样，她也睡不好。和你一样，她也一个人住。

一个女人向你打招呼，并递来一瓶水。但你像往常一样拒绝了，跟她说想喝咖啡。

她说该吃早饭了，招呼你道："跟我来。"

你很饿，便一路跟着她走。你们经过其他房子，一些房子是红色的，一些房子是绿色的。你在自己最喜欢的房子前停下脚步，就是有砖砌立面的那一幢。你告诉女人你的朋友住在那里，他的父亲是一名律师，他们家很富裕。

白色古典立柱的线条勾勒出他们家的前门，仰头看是指向天空的倾斜屋顶。

积云当空，喷泉哗哗作响。绿茵茵的草地仿佛在说：春天来了。

不过，俄亥俄州的查格林福尔斯村庄四季如春，日出时间总是早上五点半，日落时间总是晚上七点半。虽说这里从不下雨，但喷泉从未干涸。

你其实并不在户外，而是在兰特恩空间（Lantern）。

兰特恩空间是依照职业治疗师兼商人吉恩·马克什的理念建造而成的。[1]他原本是想在俄亥俄州查格林福尔斯村庄构建一个空间，以自己的创意来满足痴呆症患者对理想居所的预期。他再现了 20 世纪 30 年代的查格林福尔斯，每间房的入口均采用当时房屋的微型立面设计。木制前门由砖墙或木墙围砌，窗户装有百叶窗，前廊的倾斜屋顶由立柱支撑。门廊的空间足以放置小长凳或摇椅。

房间均朝向走廊，走廊的地板看起来就像一片绿意盎然的草坪。沿着"主街"有邮局、穆思桥商贸站和标准石油公司的办公室。街灯是成直线排列、垂直悬挂的黑色火炬样式的灯笼。对于这处居所，访客在一段宣传视频中不吝赞美之词："融合了洛克威尔画作的精髓""找到了专属小镇的感觉""如家一般温馨"，如此等等。[2]

一切皆是设计使然。

清晨飘散的薄荷香能够刺激人的食欲，全天弥散在空气中的桉树气息有助于增强人的免疫系统，而夜幕降临时薰衣草的芳香又能让人的情绪舒缓下来。从七点半的夕阳到星光熠熠的夜空，时时都能让人心境平和。而且，"智能天花板"会根据一天中的时间来调整光线。

像兰特恩空间这样根据痴呆症照护理念实施环境设计和装饰的示例俯拾皆是。在加利福尼亚州圣迭戈格伦纳镇广场（Glenner Town Square）日间计划视频的开头，解说员谈到"照护痴呆症患者的未来始于过去"。[3]伴随着活力十足的萨克斯风大乐队曲调，采用与兰特恩空间相同设计理念打造的空间呈现在观众眼前。

该空间的内饰风格与 20 世纪 50 年代前后的加利福尼亚州南部小镇相仿。

罗茜餐厅（Rosie's Diner）的顾客坐在富美家（Formica）餐桌前绘有亮丽知更鸟蛋的蓝色座椅上，墙边放着一台自动点唱机。图书馆有书目卡，保存着20世纪50年代的《国家地理》杂志。墙上挂着艾森豪威尔将军的画像。[4]

当然，与兰特恩空间和格伦纳镇广场相似的地方还有很多。在康涅狄格州新迦南，"乡村"（Village）再现了1960年前后新迦南的主街。此新迦南实则"旧"新迦南。

井然有序、返朴还淳的中美洲，阳光普照的南加利福尼亚州，古色古香的新英格兰……尽管各个空间独具特色、精细入微，但烘托的主题都一致。不仅在结构上采用立面设计，在外观上也是如此，旨在营造一种新的现实体验：永恒的高中同学聚会。

这种照护环境完全不同于痴呆症患者通常生活或度日的空间，当然这些空间仍是再平常不过的选择。一般来说，疗养院和成人日间活动中心的设计往往不够人性化。我们在医院出生，又在医院死亡，因此痴呆症患者的居所看起来应该像医院。

我曾在一家疗养院培训，那里的走廊很长，设有荧光灯，由绿色和棕色地砖交替铺设而成，中间是一个"护理站"。窗帘挂在灵活的滚珠滑轨上，从天顶垂到地板，将各个床位隔开，打造出所谓"半私密病房"中的"私密空间"。由于太过注重安全，病床均加设围栏防护，以免患者下床并跌倒。很少有患者能够使用呼叫按钮叫来护理人员帮忙下床，因此有些患者会试图翻越围栏，但结果总是受伤。电梯口铺着黑色大地垫，以防止住院患者冲进电梯。我们推测，患者会（错误地）将电梯视为他们可能要掉入的洞。

没有人愿意住在那里，也没有人愿意在那里工作。有时，在漫长而痛苦的一天即将结束时，我们会坦率地交流彼此照护患者的情况。记得一名同事曾带着感伤，将这家疗养院称为"死亡之家"。

疗养院、成人日间活动计划、记忆照护病房、帕罗和 Silbot 等机器人有一个基本共同点：人们善意付出的成果，目的是打造一个适合痴呆症患者的环境。我们应该如何设计这些环境？我们应该遵循什么原则？

家庭脱离感

就痴呆症患者的生活而言，最令人感慨的一刻是他们向我们提问题。通常，这发生在痴呆症患者需要他人协助洗澡、穿衣和打扮的残障阶段。否则，他们可能会在厕所里不知所措。我们没有办法让他们独处，因为担心他们会走丢。

在这个阶段，他们可能会站在自己住了五十多年的房子的客厅里，问自己的配偶："这是谁家的房子？我想回家。"他们也可能会问自己的配偶是否已婚，或者问自己的母亲（或其他已故多年的亲属）何时回家。

就我个人的理解而言，提出这些问题是痴呆症进入极端阶段后的常见症状之一。在这个阶段，患者开始逐渐失去家带给他们的归属感。他们对家的概念日渐模糊，而这一过程我认为可以称之为"家庭脱离感"。就像大部分人类思维过程一样，无论是处于健康还是疾病状态，家庭脱离感的产生都符合连续体的变化规律。整个变化过程是从回家带来的惬意到无家可归的不安，患者认为自己是身在异乡的异客，承受着离乡背井带来的痛苦和伤害。如果要简单地形容这种感觉，就是想家。[5]

对于照护者来说，患者提出这些问题无疑会让他们感到痛心，甚至恐惧。他们害怕听到这些问题，他们会觉得眼前站着的是处在另一个思维世界的人。

照护者告诉我，这是一种他们最不愿意看到的情况。作为妻子的照护者，比尔·沃尔特斯谈到自己的亲身经历，说那是一种笼罩在极度悲伤之下的孤独感。"每次她好不容易说话了，说的总是'我要妈妈''我要爸爸'。她从不问孩子，也从不问我，而且反反复复就是那句'我要妈妈'。"这些经历让他更加烦闷，心里有一种想发泄但又说不清楚的失落。他的妻子，他们孩子的母亲，虽与他同床共枕，却活在另一个世界。

这种家庭脱离感的极端表现告诉我们，照护者在为痴呆症患者哀悼的过程中会观察到一些自相矛盾的现象。[6]在患者"去世前"的几个月和几年里，照护者抑郁悲伤的程度比患者"去世后"的几个月更严重。从某种意义上说，他们的悲痛之情早在面对死亡之前就已产生。对比痴呆症患者的照护者和癌症等疾病的照护者，前者所表现的丧亲经历与后者恰恰相反。癌症等疾病一般是让患者的身体备受煎熬，但不会影响患者的心智。

提出那些问题的痴呆症患者往往已经神志不清，还可能出现大小便失禁和激越发作。正是由于这一系列令人不安的事件，我们才会听到照护者口中僵尸这样的比喻。一名患者的女儿曾告诉我，"僵尸"一词在我看来是对患者的侮辱，是极不合适的表述，但对她来说其实是一种宽慰。只有这样比喻，她才能麻痹自己，不再将自己的母亲看作母亲，而是看作某种由疾病催生的怪物。

从道德角度来说，治疗这些由家庭脱离感产生的极端症状有相当的挑战性。记忆研究中心的医护人员建议家属对患者坦诚相告："这是你的家。""我是你的妻子。""你母亲已经去世很多年了。"但我们也会告知家属，真相可能会让患者很痛苦。患者可能会因未被告知母亲去世的消息而愤怒，然后悲痛不已，只能一遍又一遍地重复问同样的问题。另一种可能是他们感到羞愧难当，因为自己竟然忘记了人生中如此重要的人。

面对患者诸如此类的表现，家属也可以选择撒谎。比如告诉配偶："我们马上就要动身回家了。"告诉配偶你想结婚，或者妈妈很快就会回家。撒这些谎的确是有意为之，但有时也可以视作"爱的欺骗"行为，而且要求撒谎者尽量发挥自己的创造力。

同样，兰特恩空间、格伦纳镇广场和 Village 也是我们应对这些家庭脱离感所致极端症状的方法。这些设施是通过建筑和设计来行使"爱的欺骗"行为。

马克什讲述了他从事职业治疗师的工作是如何让他产生设计兰特恩空间的灵感的。他在印度本地治里（Puducherry）出生、成长，在孟买接受教育。1995 年移民到美国后，他的第一份工作是在一家养老院担任职业治疗师。在印度时，他从来没有和他祖父母之外的老年人相处过，因此从事这份工作让他仿佛踏入一个陌生的领域。他就像一个业余的人类学学者一样，什么都不去推测，而是一概接受。

养老院中有名女士叫诺玛，总是要求去公共汽车站，因为她想回家看孩子。他试着跟她讲道理，说她现在就在自己家，孩子都长大了。不过，这套说辞并未奏效。

晚餐后不到一个小时，沃尔特就会在有荧光灯的走廊里来回走动，反复要求吃早餐。无论怎么跟他解释都是白费力气，因为他根本不记得自己刚刚才吃过晚餐。面对这些情况，马克什先是恼怒，但很快又转为沮丧。在养老院里这些事可谓屡见不鲜，马克什也从中有所领悟。他想，操控环境可能会对改变行为产生很大影响。

如果是在兰特恩空间，诺玛多多少少会像住在家里一样，那么她可能就不会吵着要回家。沃尔特忘记自己吃过晚餐也没关系，因为人造夜空会提示他现在是晚上，还没到吃早餐的时间。另外，晚间将薄荷香换为薰衣草香也可能有助于将他的欲望从进食转为睡眠。

"爱的欺骗"不仅限于言语和装饰，还可以通过请患者参加活动的形式来实现。

在格伦纳镇广场举办的活动中，参与者会抱起诊所婴儿床上的洋娃娃，把它们当成孩子来哄。格伦纳镇广场市政厅让一名女士处理假发票。在艾奥瓦州达文波特的乡村别墅住宅（Country House Residence），员工筹备了一场假婚礼，新娘身着礼服，新郎西装革履。牧师主持仪式之后，双方亲吻，然后切蛋糕。[7] 主办方表示，他们认为这些活动并非在欺骗患者。对于短期记忆力丧失的人来说，这些活动是再现他们人生中的"特殊时刻"。

举办假婚礼，将居住环境装点得像是在另一个时代，说母亲会在一个小时内回家，生产机器宠物，解决家庭脱离感问题等，这一切都让我们清楚地看到阿尔茨海默病带来的挑战。阿尔茨海默病患者想要决定自己的生活时会面临重重困难，而这样的煎熬可能会持续十年或更长时间。我们作为其他人，必须及时帮他们做出决定。从一个人到另一个人，从一个家庭到另一个家庭，这些选择通常较为私密且高度个人化，类似于我们如何支持父母在养育子女的方式方法上享有极大的自行决断权和自由度。

不过，事情会在道德上变得更复杂。因为在一些情况下，我们不得不决定要为痴呆症患者打造什么样的环境，比如建造像兰特恩空间这样的空间、在格伦纳镇广场和乡村别墅住宅举办一系列活动。

毫无疑问，这些干预措施会有益于产生家庭脱离感的患者。在格伦纳镇广场市政厅处理假发票的女士，她的女儿表示这项活动让自己的母亲有了生活目标；那场假婚礼显然深深打动了乡村别墅住宅的患者；机器猫菲利克斯是唯一能让加托太太平静下来的良方。

不过，这些处理方法是否会对我们这些欺骗者有所影响？又会如何影响我们对被欺骗者的看法？可以说，欺骗是滋生分离感的沃土，会让痴呆症患者和我们其他人之间产生距离。如果这是一幕舞台剧，那么他们是观众，我们是演员，但我们和他们之间隔着舞台边缘那看不见的第四堵墙。即使是出于善意，欺骗也可能会强化一种感觉，那就是我们和他们不一样，而他们也会有同样的感觉。此外，欺骗还可能会加剧患阿尔茨海默病给他们带来的羞耻感。

尽管如此，我们还是要做点什么。在我们为痴呆症患者打造的环境中，不存在冷眼旁观的"中立站位"。整个环境就是一个舞台，我们必须选择如何扮演自己的角色。

我第一次意识到这一点，是在一家养老院的休息室里。墙上挂着一张海报，宣传的是阿尔弗雷德·希区柯克1954年执导的电影《后窗》。"挺好的。"我心想，不过也只是暂时的，不知道他们什么时候会换成《星球大战》。要不换成《洛奇》？

我们必须做出选择，我们也必须假装若无其事。

马克什谈到他管理兰特恩空间第一年的情况，包括如何通过合理编程使天顶呈现与俄亥俄州的四季相一致的变换。随着一年从夏入秋，天顶呈现白昼的时间会越来越短，直至一年中白昼时间最短的一天。

"这是我们犯的一个很大的错误。"他坦言。

这让患者变得很困惑，明明离正常就寝时间还有几个小时，他们就开始急着上床睡觉。于是，他决定全年保持固定的白昼和黑夜交替时间。生活在这个"城镇"上就仿佛回到了 20 世纪 30 年代左右的俄亥俄州，可以享受如同赤道地区的阳光，但气候始终停留在美国的春天。

欺骗策略的支持者往往会借用神经科学理论来发表一些主张，比如记忆经过多长时间能够实现最大程度的网络化，进而达到抵御神经元缺失的最高水平。对欺骗策略可行的其他可能解释是已研究透彻的神经系统综合征，即损伤大脑特定区域会导致一个人无法识别面孔或坚持认为他们看到的是另一个人。最常见的神经系统综合征是卡普格拉综合征，以 20 世纪初研究错觉的法国精神病学家让·马里·约瑟夫·卡普格拉的名字命名。

我们需要借鉴解释我们观察结果的神经科学研究，利用由此获得的知识来指导自己如何应对家庭脱离感，但科学不会告诉我们应该如何逢场作戏。

从痴呆症的最早阶段到最后阶段是这样一个过程，患者从表现出无法像往常一样准备节日大餐等极难察觉的残障到照护将患者的某些需求与我们对他们的需求糅合在一起。换句话说，照护过程既糅合了患者本人的选择和决定，也糅合了我们的选择和决定。

我们可以对患者说出残酷且可能令人羞愧的真相（"母亲五十年前已去世"或"我是你的妻子"），也可以放开胆子欺骗他们，这是一种两难的选择，但介于二者之间，我们还有一条出路。要找到这条出路，我们可以为我们所有人，无论是否患痴呆症，打造共同生活的环境，一起去体会被爱、被保护和安全的感觉。

时空意识流

安妮·巴斯廷供职于肯塔基州摩根敦镇的摩根敦照护与康复中心，她知道自己所做的工作是有成效的。但在这种情况下，一位警察登门造访，问她是否需要帮助。没有犯罪需要调查，但在这位警察看来，犯罪已经发生。多年前，他的祖父就在这家中心逝世。在接下来的几十年里，男孩发誓永远不会再来这家中心，而今他已年过五十。在他心目中，这家中心就是一座死宅。

现在，他终于违背了自己几十年的誓言，不仅回到了中心，还想为他们提供帮助。巴斯廷很感激，中心的工作人员和患者也确实需要很多帮助。当时，他们正在准备一场演出。

"我们在排练这个场景，有点像最后一幕，我们叫它'轮椅芭蕾'。我们确实需要很多帮助。"她在 2019 年的一次访谈中回忆道。[8]

警察局长表示，他的办公室就在中心隔壁。"我无法相信这里发生的一切，我想尽我所能提供帮助。那么，我该怎么做呢？"

这并非巴斯廷第一次面对他人的真心实意。人们付出得越多，她对《温蒂的梦幻岛》(*Wendy's Neverland*) 取得成功就越有信心。

准备这场演出不仅仅是为了愉悦这家长期照护机构的患者，让他们打起精神，还是为了让照护患者的工作人员能够在繁忙的工作中有几小时的喘息时间。舞台的背景设定并非这座肯塔基小镇四十年前的面貌，演出本身是大家共同努力两年的成果。中心的患者及其家属和工作人员一直在编写、构思和排练一出有关中心患者温蒂的舞台剧。多年来，温蒂都在讲述梦幻岛的故事。

巴斯廷的创作灵感源自她在明尼苏达大学攻读戏剧研究博士学位时的心得体会。在基于博士论文选题"各个年龄阶段"开展研究期间，她一直在观察一家高级剧院的演员，他们都是八九十岁的老年人。一段时间下来，她有了一些心得。

人们总是对老年人抱有一种成见，认为他们在为人处世方面比年轻人死板，而且固执己见。但巴斯廷看到的情况恰恰相反，老年演员不仅会学习如何扮演好新角色，还会根据角色来改变自己。在莎士比亚《李尔王》一剧的表演中，一位九十岁的女演员喊出了主人公在暴风雨中的愤怒，同时也表达了对自身现状的怨恨，她恨自己的视听功能障碍，也恨让她感到不适的义齿。

她心想，戏剧能否对痴呆症老年患者产生同样的效果？戏剧独具的颠覆性魅力能否让这些患者受益？还是说他们的心智问题严重，思维能力达不到学会台词和领悟情节的要求？记忆力毕竟是表演戏剧的基本要求，不幸又是大脑衰退过程中先期丧失的技能之一。

无论如何，她还是决定试试看。

她想到了自己的一些经历，便有感而发。她曾尝试与威斯康星州密尔沃基玛丽安方济会中心的患者沟通，以拉近彼此之间的距离，但失败了。这些患者住在上了锁的痴呆症病房，它们通常被称为记忆照护病房。该中心的设计遵循一贯的医院风格，没有什么人情味。患者需要他人协助完成穿衣、打扮等最基本的日常活动，他们很少说话，但真正说话时，可能就会要求回家或询问已故亲属的情况。

她一直在用当时的标准方法为晚期痴呆症患者解决日常活动问题。其中的关键在于回忆，即要唤起患者对过去的一些深刻记忆。"记忆映射"涉及鼓励患者讲述他们年轻时的经历。她的角色相当于导演，要带动患者的情绪，鼓励他们讲述自己的人生经历。如此一来，就像扮演李尔王的那位女士一样，患者可能会因重演过去的自己而改变现在的自己。

不过，她回忆说："没有一种方法能够产生很好的效果。"

要求患者回忆他们以往生活的细节似乎只会让他们更焦虑。他们害怕说错话，所以选择沉默。他们害怕自揭疮疤带来的伤痛，因为巴斯廷告诉他们这是编剧期间的一种"故事取材"过程。

整整六个星期，她尝试了各种其他唤醒记忆的方法，但每一次都以失败告终。

"真是让人看不到希望。"她说。

接着，她就做出决定，不再管什么回忆不回忆了。

她找来一张很大的男士图片，将其挂在墙上，然后自己站在写字架上一块60厘米×90厘米的普通白色写字板前。她手里拿着一支大号马克笔，说：

"我们要为这张图片编个故事。大家说的所有内容，我都会记下来。"

这张图片上是万宝路男士的标志性形象。

他们给他起名叫弗雷德。

"弗雷德什么？"她问，"他姓什么呢？"

"弗雷德·阿斯泰尔。"有人提了句。

她写了下来。无论他们说什么，她都会写下来。

"那么，弗雷德·阿斯泰尔住哪儿呢？"

他住在俄克拉何马州。

他娶了吉娜·奥特里为妻。他们住的地方有很多细长的河流和瘦高的树木，他们主要吃鱼，午餐吃两条，晚餐再吃两条。

接着，有人又说："他们吃鱼吃腻了，除非用金子炸鱼，否则他们一条鱼都不想再吃。"

他们就这样编故事编了将近一个小时，边说边笑，反复琢磨故事情节，增加亮点，甚至还唱起了歌。他们陶醉在自己创作的故事中。

过了一会儿，巴斯廷从这样活跃的气氛中回过神来，抬了抬头。

"周围的工作人员也和我们打成一片，大家又是笑又是唱歌。"

忽然之间，她明白了一些事。这不仅仅是一个具有特殊意义的娱乐时刻，还是对于痴呆症患者而言非常有效的干预手段。虽说没有使用药物，但效果似乎堪比神经学家兼作家奥利弗·萨克斯推广的药物，因为这种药物的作用就是使一度处于昏睡状态的人清醒过来。

她决定检验一下自己的想法。她能否激起痴呆症患者发挥创造力和交流沟通的欲望？无论是他们彼此之间，还是他们与照护者之间？关键在于用什么方法？她决定采用即兴创作理论。

"在即兴创作中，我们需要专心倾听，专心观察当下周围发生的事，以积极的方式融入其中。"

体现即兴创作要义的表达是"好，那么……"，如果患者说弗雷德·阿斯泰尔吃鱼，她会写下来，然后问："好，那么是哪一餐吃鱼呢？"这向痴呆症患者传达的信息是："我听到了你说的，无论你说什么，我都写下来，用作我们的创作素材。"

"早餐吃几条鱼？"

久而久之，她发现痴呆症患者能够在他人的帮助下进行一些创作，但这些活动要在他们的居所进行。这些创作不遵循戏剧惯常的线性节奏，即一个场景引出下一个场景。在他们的创作中，一个角色可能同时在三个地方有四个名字。她决定将自己的想法称为"时空意识流"。

首演是由威斯康星州沃瓦托萨路德庄园的患者及其家属和工作人员准备的剧目，他们称之为"佩内洛普项目"。巴斯廷之所以选择这个标题，是因为她对荷马史诗《奥德赛》（The Odyssey）中的远古人物非常着迷。佩内洛普是奥德修斯的妻子，奥德修斯既是一名勇士也是一位国王，多年来一直四处征战。

就像痴呆症患者的照护者一样，佩内洛普有时会觉得自己既不像妻子也不像寡妇。她身边不乏求婚者，为了将她占为己有，他们试图说服她相信自己的丈夫已经客死异乡。但她努力为自己和十几岁的儿子守住一个家。

对于住在路德庄园的患者来说，佩内洛普是个让他们觉得同病相怜的人物。他们身边都是陌生人，等待家人来访，很难在陌生的地方找到归属感，总觉得自己格格不入。

确定选题后，戏剧系的学生以及路德庄园的患者和工作人员开始了他们的创作。他们写对白、编曲、布景、编织装饰品，还折了些千纸鹤来代表在奥德修斯与佩内洛普之间往来传信的鸟。整部剧由专业演员和患者自己制作和出演。无法熟记台词的患者则参加合唱团，合唱团中所有人都会根据提示一同咏诵台词或变换站位动作。

在他们做这些事的过程中，一些变化悄然而生，人与人之间的隔阂逐渐消失，距离逐渐拉近。独立生活区的患者与技能区的患者相处得越来越融洽。家属也开始加入他们这个大剧组中。

《寻找佩内洛普》（Finding Penelope）时长 90 分钟，以流动剧的形式展开，演出从路德庄园的入口处开始。演员向观众展示他们如何从健康中心（"人们接受护理最多的地方"）前往庭院（"养老区"）。他们要找到住在路德庄园的佩内洛普·帕帕达波拉斯。

最后一幕在教堂上演。他们找到了佩内洛普，成功让她与丈夫和女儿团聚。接着，奥德修斯开始讲述佩内洛普如何让他们所有人都有了一个家。每句台词的开头都是"你就是……"，再接上患者、家属和工作人员的生活点滴。

"你就是上周二去世的人。"

"你就是每天去疗养院探望她丈夫的人。"

"你就是接电话的人，你当时说：'这里是路德庄园，请问您找谁？'"

这段咏诵的结尾是："是你们，是你们所有人，让这个地方成了家。"

我请巴斯廷比较她的"时空意识流"和在乡村别墅住宅、兰特恩空间、格伦纳镇广场举办婚礼等方法，巴斯廷回应道："婚礼是假的，活动场地也是假的，一切都不真实。那样的地方可能对痴呆症患者有意义，但最终不会改变环境带来的毒害，也不会改变大家对痴呆症的态度，更不会改变我们走到生命尽头时面对人性脆弱的方式。"

《温迪的梦幻岛》是警察局局长想要帮助摩根敦照护与康复中心演出的剧目，也和《寻找佩内洛普》一样，是根据演出地点编写的剧目。开场剧情是，在该中心生活了约十年的温迪进入临终关怀阶段，其他患者、工作人员和家属聚在一起，陪伴她度过最后的时光。接下来的剧情分八个场景演绎，前三个场景分别是"轻歌曼舞""欢迎来到梦幻岛！""拨云见日"。全剧以"信仰"一幕收尾，患者及其家属和工作人员均应邀为这一幕创作一首题为"我是"的诗。

巴斯廷谈到，"时空意识流"的关键是痴呆症患者及其照护者如何通过几个月的合作来打造一个就地取材的剧目，从而将他们自己的故事搬上舞台。整个出品过程改变了大家对该中心及其患者的看法。那些让痴呆症患者背离人群的恐惧感和羞耻感也在慢慢淡化。痛苦的回忆会让某个环境蒙上阴影，就像那位警察几十年来都无法释怀的往事一样。但今非昔比，他从前视为"死宅"的地方现在成了他心心念念的家。

从某种意义上说，第四堵墙已然崩塌。

在本书的开头，我说自己最有效的诊断和治疗工具是一个非常简单的问题："您平常一天是如何度过的呢？"这个问题能够让一个人（通常是照护者）形象地描绘大脑与其所处环境之间的相互作用，就像疾病在通过某个人讲述自己的故事，再由另一个人来解读。这个故事的人物很独特，易于辨识，而且身处与众不同的时空之中。对于我来说，这个故事的用途不仅限于诊断，还包括治疗患者及其照护者。

我们都应该使用这一工具来打造一种安全、有社交、有吸引力的生活。不过，我们在使用这种工具时要认识到，我们为自己打造的生活不可能充斥着绝对安全、高度社交化和极具吸引力的活动。面面俱到是种奢求，我们必须有所取舍，达到平衡稳定的局面。安全、有社交和有吸引力好比三角形的三条边，而这个三角形就代表了痴呆症患者可以展示其爱好和创造力的环境。

不过，这样的环境对于痴呆症患者来说可遇而不可求。照护者必须帮助他们展示自己。[9]要做到这一点，照护者需要为患者塑造社交情境、打点着装和仪表、描述个人经历，并注意低调处理他们的不当行为。做好这些工作的前提是接受一个事实，我们拥有的并非一个自我，而是三个自我，即过去的自我、现在的自我和未来的自我。为了解决家庭脱离感问题，现在、过去和未来的这三个自我中的每一个都需要一个安全、有社交和有吸引力的家庭环境。

对此，一名参与建造兰特恩空间的建筑工人在一部介绍该空间的短片中相当优雅地描述了这一点："人们搬进来后，就会有一种家的感觉。他们可以去沙龙做保养，可以去剧院看电影，享受他们本该享受的生活。"[10]

对于一个以建设家园乃至社区为职业的人来说，表达出每个人的需求是需要智慧的，无论提出需求的人是否患有痴呆症。我们需要能够展示自身爱好和创造力的地方，好让内心滋生出一种家的感觉。

澳大利亚参与选举的官员专程前往长期照护机构，设立投票站供居住在机构的患者投票。2008 年选举期间，我和同事在佛蒙特州验证了这类举措的效果。[11] 照护机构的工作人员非常高兴，他们谈到患者如何感到自己受到重视，能够再次融入社会和美国政治体系。与此同时，面对如何妥善协助认知功能障碍者投票这一挑战，照护机构的工作人员感觉肩上的担子轻了不少。

荷兰为痴呆症成人患者构建的日间活动中心旨在迎合患者的不同喜好。对于喜欢户外活动的患者来说，他们可以选择设在林区的活动中心，那里有很多地方可供散步。对于喜欢城市生活的患者来说，他们可以选择被装饰得像正式起居室的活动中心。

无论是城市还是小镇，都可以变得"对痴呆症友好"。

例如，比利时布鲁日市一家商店的橱窗上贴着绘有红色手帕的贴纸，表明店主接受过培训，懂得如何与有记忆力问题迹象的老年人沟通。不仅是布鲁日市，其他社区也有为痴呆症患者及其照护者设计的"记忆咖啡馆"，目的是让咖啡馆能够成为他们休闲徜徉、交谈娱乐的场所。不过，这背后有一条核心规则。来到咖啡馆的人只需简简单单地做真实的自己，而无须背上患者或照护者的身份。

家庭束缚感

我相信，一些照护者在看完上一节内容后会有深深的挫败感，甚至生气。他们会想："好吧好吧，这些做法都很好。那我呢？谁想过我平常一天是怎么过的呢？"

我完全理解这些情绪。

随着痴呆症患者的家庭脱离感问题变得越来越严重，他们的照护者需要投入更多时间、做更多事，还要想哪些话能说哪些话不能说，这样才能让患者一直有"家"的感觉。对于照护者来说，这些付出也让他们自己产生了家庭脱离感，而其根源又在于家庭束缚感，由此陷入自相矛盾的境地。

1980 年夏天，美国民众第一次听闻阿尔茨海默病照护者的经历。自那以后，我们就能够通过更公开的渠道知晓阿尔茨海默病照护者的苦楚。身为创立阿尔茨海默病协会的家庭代表之一，波比·格莱兹在关于阿尔茨海默病的首次国会听证会上向美国民众吐露心声，说她丈夫的生活自理能力、脾气是如何变得越来越差的，性格又是如何变得越来越孤僻的，而之后他们又是如何变得一贫如洗的。她提到他们多次搬家，房子一次比一次小，还告诉我们，她觉得很孤独。"我找不到任何归属感。"

照护者会向我倾诉，说他们如何长期被迫放弃旅行，如何感觉被困在家里。究其原因，要么是必须留在家中照护患病的亲人、爱人，要么是必须不断前往这些患者接受照护的其他地方（比如兰特恩空间）去探望他们，当然还有相当一部分照护者并无闲钱去旅行。有人说，这种经历就像流行病期间脱离社会的状态。

十年后，波比·格莱兹的朋友兼同事希尔达·普里金在 1990 年的国会听证会"阿尔茨海默病：未攻克的研究和护理挑战"上举证说："大家都很害怕，我也一样。他们害怕如果自己患上这种病会怎样，但更担心他们的家人会如何看待这件事。"

是的，这才更让人担心。

在遵循证词行事的这些年里，他们在帮助家庭应对阿尔茨海默病方面做得越来越好。我在第三部分介绍了一些应对方法，比如为照护者开展培训和知识普及、建议参与成人日间活动计划等。这些方法都可以帮助照护者减轻家庭束缚感。另外，巴斯廷和她的同事制定的创作型照护方案也会有所帮助。[12] 让照护者和患者一同创作有助于驱散一些消极绝望的想法，即认为照护患者就是费时费力的工作，而痴呆症就是一种泯灭人性的疾病。例如，如果照护者问我如何回应患者对已故亲人的询问，我们会探讨是说真话，是欺骗，还是选择第三种方式，即不再尝试唤起他们的回忆，而只是将其视为一种有意义的存在。

"我们来聊聊母亲吧，跟我说点她的事。"

我们需要制定一套政策来应对家庭束缚感问题。我们必须为各个家庭提供此种照护服务，同时避免让他们产生经济危机感。比尔·沃尔特斯是我的一名患者的丈夫，他跟我说他很痛苦，因为妻子总是反复问她已故多年的父母。而相比之下，无论是他还是他们的子女，她都不怎么关心。沃尔特斯是一位意气洋洋、自立自强的生意人。他不富但也不穷，而提到妻子患病给家庭经济状况带来的影响，他却说："令人难以置信。"

妻子患病初期，他的律师和会计提出了三种方案。他可以设立不可撤销信托，以免他们夫妻的资产化为乌有。这意味着他要将自己的财务控制权交予受托人。"如果我要买一份报纸，就得向他们要 50 美分。"他表示没办法接受，这会让他牺牲太多自决权和自由，把他自己变成某种受制于照护者的痴呆症患者。"我的事我自己做主，不需要连买份报纸还得请示受托人，不管他们是律师还是我自己的子女。"

另一种方案是与妻子离婚（当然，这个方案不适用于成年子女，尽管有些爱侣会在彼此渐行渐远时不得已地选择分手）。如果离婚，妻子便要独立生活，所需的照护费用取决于双方在离婚协议书上的约定。一旦离婚分得的财产用尽，她就会成为贫困群体中的一员，继而有资格获得医疗补助。不过，这在道德上不可接受。

于是，沃尔特斯先生选择了第三种方案，也是大部分美国人会选择的一种，那就是"一直承担医疗费用，直到无力承担为止"。真正陷入贫困之后，患者及其照护者就能享受微薄的医疗补助。

补助范围涵盖了家庭健康助手、日间照护和暂息照护，以及丈夫外出工作时为其妻子提供的住家陪护。为了有时间照顾妻子，他把工作放到一边，如此本可以赚到手的工资也就没了着落。他在与时间赛跑，只是赛制并不公平。她活得越久，他花费的时间和钱财就越多。他花费越多，能够留给自己晚年或子孙后代的就越少。十年来，他付了一笔又一笔的费用。直到一天下午，她在他们的卧室去世，当时她正接受临终关怀计划照护，家人也都陪在身边。

如果他到了几乎倾家荡产的地步，即政策制定者口中的"贫困线"，他就可以用获得的医疗补助来承担她的照护费用。不过，可享受医疗补助的长期照护项目并未强制要求为所有有资格接受照护服务的人支付费用。正是因为这样，有照护需求的人才必须"排队"，等轮到自己时，方可获得为家庭帮助等服务提供的医疗补助支持。美国的长期护理系统之所以七零八落，与医疗补助问题的荼毒不无关系。

进一步来说，这个问题也是阿尔茨海默病危机的症结所在。

然而，解决办法并不复杂。让数百万人面临风险的后果可能不堪设想，而社会保险正是我们的救星。借助医疗保险等健康保险和通过《平价医疗法案》购置的保险，我们将能够确保急性疾病不至于让我们倾家荡产。我们必须让痴呆症患者和其他慢性病患者获得同样的支持。他们需要社会保险来支持他们过上居家生活，无论他们以何处为家，也无论他们的家以何种形式存在。

在某些情况下，他们的"家"会采用不同寻常的布置。

爱情故事

我们还需要采取一项干预措施，让患者和照护者体会到家的味道，从而解决家庭脱离感和家庭束缚感问题。他们表示，无论身在何处，大抵心安即是家。但如果那颗心碎了怎么办？曾经幸福美满的家庭，如今却因阿尔茨海默病而四分五裂，这样的心碎如何修复？

在妻子的葬礼上，沃尔特斯先生向前来默哀的众人宣布了一个惊人的消息。他说："今天，我来这里埋葬我的妻子，她因阿尔茨海默病去世。去年，我也在这个教堂，当时是埋葬我的女友，她因癌症去世。"几年来，他在家里照顾妻子的同时，还也找了另一个伴侣。

不仅是照护者，痴呆症患者也会另寻新欢。2007 年，桑德拉·戴·奥康纳的丈夫约翰·奥康纳与另一名女性有婚外情的消息传遍美国。桑德拉·戴·奥康纳是美国最高法院首位女性大法官，也是阿尔茨海默病研究组成员。[13] 约翰·奥康纳患有阿尔茨海默病。2005 年，奥康纳大法官从法院退休，专心照顾丈夫。随着丈夫的残障程度加剧，奥康纳不得不让丈夫离开他们在亚利桑那州凤凰城的家，而搬去一个新家。正是在那里，她六十多岁的丈夫遇到了另一个女人，她也住在休格慈善生活中心（Huger Mercy Living Center）这家老年保健机构。

奥康纳的儿子斯科特表示，他的母亲很激动。丈夫终于放下包袱，不再抱怨什么。此刻，他终于找到了家的感觉。

虽说我无法给出统计数据，但沃尔特斯先生和奥康纳先生发展婚外关系的情况并不罕见。如果照护者与患者之间是夫妻或伴侣关系，他们当中的一人选择其他伴侣是无法言喻的事实，无论该伴侣是痴呆症患者还是充当照护痴呆症患者的角色。我这里说的"其他伴侣"并非配偶，因为我从未遇到过与原配离婚，再开始另一段婚姻关系的情况，无论当事人是照护者还是患者。进一步来说，他们保持着两种截然不同的情感关系。

下面我们来看看泰德、露丝和贝丝的故事。

泰德·贝克无微不至地照顾着妻子露丝，细致程度完全比得上重症监护。他帮她洗澡、穿衣、上厕所，可以说什么都做。不过，他越是这样做，就越觉得这个家让他很陌生。他们之间几乎没有合乎逻辑的交谈，但有时露丝很清楚自己想要什么。她会一口咬定自己身边的人不是泰德，而是由其他人冒名顶替的。

她朝他喊："走开！出去！"

他在反复试错中总结经验，想让她明白他是泰德——她的丈夫。不过，这对于他们来说都是一个徒劳、痛苦的过程。于是，他放弃了，选择顺从她的意思。离开公寓，偶尔带上一本书，四处走走，或者只是在门厅里无所事事地待着，等到了时间再回到那个越来越不像家的地方。回到公寓后，他会发现露丝已然平静下来。

每次她一而再再而三地说"我要回家"时，他就会带她出去，甚至把她带到公共汽车站。时间一长，她也就不再想找家了，因为找也找不到。

夫妻双方都想脱离家庭。

露丝患病初期，夫妻两人搬到了一个提供持续照护服务的退休社区。因为该社区承诺他们会在这里有个家，并一直陪伴他们走到生命尽头。对于健康的人来说，他们可以选择住公寓，去社区的两家公共餐厅用餐，其中一家提供侍者服务，另一家则提供相对休闲的自助餐。另外，社区还有健身房、游泳池、图书馆和沙龙。护理与康复单元人员齐备，负责照护病后康复者，以便他们尽早回到私人公寓居住。对于因痴呆症而无法在公寓居住的患者，社区记忆单元会为其提供面积虽小但环境舒适的房间，以及供用餐和活动的公共区域。这处空间的门厅已上锁，整体布局呈长方形，可供住户及其访客四处走动。

此"持续照护退休社区"设施齐全，可以说应有尽有。至于能否有家一般的居住体验，主要还是取决于住户自己，社区工作人员也会提供一些帮助。社区住户贝丝，她丈夫最近因癌症去世。早些时候，这两对夫妇关系很好。贝丝帮泰德照顾露丝，陪在她身边，好让他安心处理差事或赴约。每天晚上，贝丝和泰德都会给彼此发电子邮件、短信，交流当天发生的事、自己的想法等。泰德说与贝丝交流成了他生活的支柱，提醒他家门之外尚存真实的世界。

我问："为什么不打电话？"他回答得很直接："怕露丝听到。"

这种情况持续了多年。尽管露丝总是暴跳如雷，泰德依旧认为他眼中那珍珠一般的露丝还在，只是因为失去沟通能力而被禁锢在贝壳里。但随着时间的推移，珍珠逐渐溶解消失。

他带露丝搬进社区记忆单元后，每天都去看望她，也看望贝丝。住了一段时间之后，社区调整了住户的房间编排。露丝还是住在记忆单元，但泰德和贝丝住到了同一栋，从贝丝的房间往上走几层就是泰德的房间。他们商量好各自探望露丝，绝不一起去。

在未照护过痴呆症患者或未近距离接触过照护者或痴呆症患者的人中，有些人会反感我谈起约翰·奥康纳或泰德、露丝和贝丝的故事。他们认为泰德的做法有道德问题，还强调他的做法与婚外情无异。

有人说，泰德至少应该鼓起勇气和露丝离婚。泰德告诉我，当其他住户问他是否打算与露丝离婚时，他只是笑了笑，觉得这种想法很荒谬。

有人说，奥康纳先生应该和那个女人分手。他们当中的每个人都缺乏建立关系的能力。当然，首先要解决的问题是双方发展关系属于你情我愿，还是盘剥利用。对此，一些长期照护机构考虑得很周全，要求工作人员评估和监控住户之间的关系，确保他们是自愿交往。同时我也听到了反对的声音，那是我一位患者已成年的儿子。他严肃地对我说，他父母结婚时就发过誓"无论疾病还是健康，我们对彼此的爱至死不渝"，至少天主教的誓言如此。

面对如此言之凿凿的异议，我们通常会反驳道："你不懂。你必须站在照护者和痴呆症患者的角度考虑这个问题。"接着，我会进一步引导对方理解这种情感。对方肯定会问：这是什么病？

我会解释说，选择再找伴侣的照护者给出了答案。他陷入了一种生存困境，就是既要竭尽所能地照顾妻子，同时还要过好自己的生活。他只是不得不做出选择，而且是两害相权取其轻的选择。让我印象深刻的是，好几名照护者都说很喜欢维克多·弗兰克的《活出生命的意义》（*Man's Search for Meaning*）这本书，说能够在书中找到慰藉。作者是一位神经学家、精神病学家，也是纳粹大屠杀中的幸存者。他认为，虽然生活中会出现无法掌控的大问题让我们望而却步，但我们可以掌控自己看待这种问题的方式并从中找到意义。

据悉，暂无事实和数据显示有多少已婚照护者选择原配外的第二伴侣。我知道，很多照护者仍然非常忠诚于他们的配偶，而且将其视为唯一的伴侣。不过，他们之所以如此全心全意，至少有部分原因在于痴呆症患者能够认出他们，而且起码能够不时地和他们进行有意义的交流。

我曾经诊治过一名女士，她的丈夫总喜欢她寸步不离地守在他身边。他一般会问她三个问题：他的名字、她的名字，还有她的社会保障号码。好吧，我承认最后一个问题有点奇怪。只要她三个问题都回答正确，他就会想尽一切办法把她留在家陪他。对于他来说，这是一种有意义的交流。上次我在记忆研究中心见到她时，她看着我，没有任何客套地随口说道："给他一块蛋糕。"

沃尔特斯先生及其妻子和伴侣，桑德拉·戴和约翰·奥康纳及其在休格慈善生活中心遇到的女人，泰德、露丝和贝丝，问妻子三个问题的丈夫等，他们的故事既让我们看到了阿尔茨海默病背后的爱情，也让我们懂得，虽然人一天天变老，夫妻之间渐行渐远，但他们仍与彼此相伴，尽最大努力相互照拂。

二十七

我们摧毁的环境

———

于我，于城市，

终归虚无：

来处即是归途。

——威斯坦·休·奥登，《时间的法则》(*Horae Canonicae*)，"第 6 章：静夜颂"

我命犹存，似存未存，

生死如一。

——但丁，《神曲·地狱篇》，第 34 章 [1]

我们对彼此的爱至死不渝。

本书大部分内容旨在解答一些基本问题，探讨阿尔茨海默病患者的生活境遇：随着自主生活能力的丧失，谈何"美好"生活？

即便生活美好，最终又会怎样？什么才算是结局圆满的故事？谁来判定

---

[1] ［意］但丁：《神曲：地狱篇、炼狱篇、天国篇》，田德望译，北京：人们文学出版社，2016.

何谓"圆满"？

这些问题的答案非比寻常，给人以说不清道不明的不安和焦虑。对比因阿尔茨海默病去世的患者和因癌症、心脏病等常见"身体"疾病去世的患者，我们对上述问题的回答几乎毫无相似之处。对于身体疾病的患者来说，死亡的来临有时就像夜里偷走生命的贼。除此之外，他们还可以选择"在医生的帮助下死亡"（或称协助式自杀），以免继续遭受疾病的折磨。无论形式如何，死亡真正来临的那一刻都像打雷一般斩钉截铁。相比之下，阿尔茨海默病患者及其照护者眼中的死亡却是一个完全不同的过程。类似于温水煮青蛙，是由时间主宰的惰性死亡。

一种生存，而不是生活

2000 年 8 月，我诊断亚瑟·帕克尔患阿尔茨海默病所致轻度痴呆症，当时他六十九岁，已婚，是一名律师。往后的十五年，他和妻子勒妮在与阿尔茨海默病的博弈中历尽艰辛。

近四年来，他都需要有人帮他洗澡、穿衣、上厕所，但成人日间护理中心无法再满足他的需求。于是在双方只言片语的交谈之后，他迅速搬离了中心，而且他的妻子也觉得这个"家"对他毫无帮助。他整个人都被家庭脱离感所占据。她为他换了居所，是一家疗养院的"特殊照护病房"。

刚入住的几周，他的破坏性表现越来越明显，甚至还有身体上的攻击行为。他会擅自闯入其他住户的房间，还会攻击住户和工作人员。于是，院方开始对他进行药物治疗，要求他服用抗抑郁药和抗精神病药。他开始镇定下来，但走不动路，也几乎不吃不喝。一次，帕克尔太太前去探望，发现他瘫坐在椅子上，双眼无神地盯着油毡接缝。

"我打电话给医生说：'他就是死，也要头脑清醒地死！别再给他吃那些药了。'"医生只好同意，而帕克尔先生在停药后食欲也开始恢复。

大约是五年后，她跟我谈起这件事，当时我们在她公寓的客厅里聊天。

她住的公寓很小，只有一间卧室。丈夫两个月前就去世了，她回忆起疗养院的那些日子，满心愧疚。

"我不该那样做。我应该让他继续服药。"

"为什么？"

"因为那样，他就可以早点死，早点摆脱痛苦，而不是生不如死地活着。"她谈到他接下来几年的生活。"那是一种生存，而不是生活。"

成为阿尔茨海默病医生之前，我从事普通老年病学工作，深知死亡是早就计划好的事。处于心脏病、肺病或肾病末期的患者大多饱受疾病折磨，会在不堪忍受之下做出决定。他们觉得受够了，受够了频繁进出医院，也受够了在重症监护病房、心脏科病房、过渡监护病房等各种病房和各个楼层之间来回奔波。他们宁可放弃生命，也要求接受临终关怀治疗。治疗场所有时在医院，但通常是在家。

由于既没有呼吸机、透析设备等器械辅助治疗，又没有服用相应的药物，患者的重要器官会逐渐衰竭。之后就像他们期望的那样，我们会开些药、贴剂或吗啡滴剂来缓解他们的痛苦。过不了多久，患者就会进入一种虚无状态。

这种状态常见于临终阶段，该阶段的宽泛定义是剩余寿命不超过六个月，但实际情况也并非总是如此。一些患者或许还可以多活几年，但他们拒绝继续接受治疗。如果能够确定他们知道这样做的后果，我一般会选择尊重他们的决定。进一步来说，我有道德义务接受这样的事实，即他们有权力决定自己的生命历程和死亡时间。

不过，决定生死在痴呆症患者的生活中并不常见，无论病因是阿尔茨海默病还是其他神经退行性脑病。对于他们来说，死亡是个谜，难以为其制订计划。之所以会出现这样的问题，原因很简单：他们不用想着拒绝什么救命疗法、什么透析之类的治疗手段，因为根本不存在。

从某种意义上说，患上痴呆症和死于痴呆症之间存在一个休止符，患者就像被按下暂停键，进入一个极其广阔而神秘的空间。为此，就连医生都不会将患者的死因判定为阿尔茨海默病或痴呆症。再者，医生一般不会在他们必须填写的死亡证明上将阿尔茨海默病或痴呆症列为死因，而是情愿在死因一栏上写肺炎、败血症或髋骨骨折并发症等。我第一次在疗养院办公桌前写下患者死因为"阿尔茨海默病"时，站在我旁边的护士脱口而出："我不知道还有人死于阿尔茨海默病。"

2014 年，拉什大学研究人员的一篇报告登上《神经病学》杂志的头版，该报告称阿尔茨海默病是导致多达 50 万人死亡的原因。[1] 提供这一统计数据并不是要说明阿尔茨海默病会导致更多人死亡，而是揭示以另一种思维方式来看待阿尔茨海默病成为死因的意义。

研究人员没有找到更好的方法来说服医生将阿尔茨海默病列入死亡证明。为此，他们统计了因阿尔茨海默病而面临死亡风险的人数。这种方法称为"人群归因危险度"（PAR），其亮点在于能够帮助我们重新思考死亡。通常，人群归因危险度涉及多种疾病作用因素，其中每一种都会夺走一个人的生命。在所有因素的作用下，患者将逐渐进入虚无状态。

帕克尔先生和其他晚期痴呆症患者所面临的问题是，这种生命流逝的过程并非任何人所能控制的，而且节奏异常缓慢。那天下午我和帕克尔太太交谈时，她提起七年前的事，说我当时告诉她，她丈夫最多还能活五年。

似乎只有一种方法可以让时间过得更快点，我问帕克尔太太是否想过要尝试。

"您想过不给他吃东西吗？"

她摇了摇头，说："没有。吃是他的乐趣。给他吃东西时，他会像嗷嗷待哺的小鸟一样张着嘴。吃着吃着，他还会就像婴儿那样咂巴嘴。"在他的最后一次生日宴上，女儿喂他吃巧克力冰激凌，一次喂一勺，结果他吃了将近四斤。

我脑海里产生了一个想法，如果在帕克尔先生首次确诊的前几年，他以书面形式告知妻子和女儿"如果我活着只是生存，而不是生活，那就让我饿死吧"，情况又将如何呢？

苹果酱，而不是土豆泥

或许，玛格特·本特利已经觉察到自己有些不对劲。凭借护士工作中的所见所闻，她明白，如果这种"不对劲"发展下去，她的生活将会变成什么样。她照护过像亚瑟·帕克尔那样的患者。六十岁时，这位居住在加拿大不列颠哥伦比亚省的女士决心制订一些计划。她写下自己期望获得的照护，以免将来患上痴呆症后，会再也没办法就此为他人提供引导。[2]

这份文件，也就是我们常说的"生前意愿"。她向女儿丹妮尔和凯瑟琳传达的意愿是：万一哪一天我走到身体或精神极度残障的地步，而且康复已然不在合理预期范围内，我恳请你们让我死去，不要试图通过一些人工手段或不惜一切代价的方式来挽留我的生命。她详细地描述了自己已经做了的事，以及不想让她们做的事。她表示不想输营养液或其他液体，而如果到了无法辨认出家人的地步，她的要求是"请对我施行安乐死"。

八年后的 1999 年，她被确诊为痴呆症，病因是阿尔茨海默病。她的精神和身体残障越来越严重，以缓慢而持续的节奏不断进展。确诊后又过了五年，丹妮尔和凯瑟琳一致认为不能让母亲待在家里。于是，她们把她送到了疗养院。

几年之后，她变得不会说话，也认不出她的两个女儿。她需要有人帮忙才能站起身来，还必须有人帮她洗澡、穿衣、打扮、喂东西吃。

2011 年，距离她被确诊已有十二年，丹妮尔和凯瑟琳都觉得她时日无多。不过，她们多年前就已与她道别。自 2009 年起，丹妮尔就没再去探望过她。这位母亲没有死，但她虽生犹死。女儿觉得到了履行玛格特·本特利生前意愿的阶段，主治医生也表示同意。院方停止经口喂食和补液，同时按需满足患者在舒适度上的要求。

但随后女儿的计划就被打乱了，而这个打乱计划的人正是她们的母亲。

玛格特·本特利改变了主意。她其实很想吃东西，很想活下去。枫木之家（Maplewood House）[1] 的工作人员表示，他们当然会在这种情况下继续并坚持为她供应餐食。不过，她的女儿坚持要他们停止供应。那么，对于本特利女士想进食，他们又是如何得知的呢？

对于是尊重本特利太太的生前意愿还是她当下想继续进食的要求问题，法院召开了几次听证会。在其中一次听证会上，一名社会工作者就发生的一系列事件做了总结："虽然本特利太太完全不会回应我们，一切事务都要依靠医疗保健提供者，但她确实有自己传达信息的方式。具体来说，我们喂她吃一些主菜时，她一般闭口不吃，但对甜点就来之不拒。"[3] 喂她吃苹果酱她就吃，喂她吃土豆泥她就不张嘴。枫木之家的工作人员认为，她能够自己选择吃什么、不吃什么。

对此，她的女儿并不认同。她们认为这不足以证明她能够自己做选择，不过是一种反射行为罢了。这就像在触摸婴儿唇部或让其贴近母亲温暖的乳头时，他们会出现觅食反射一样。工作人员让她们的母亲进食属于未经同意的接触，是一种侵犯。

那么，究竟是有意识的行为还是非条件反射？究竟是照护还是侵犯？

这是在照护晚期痴呆症患者时经常会遇到的问题，但具体如何回答就取决于个人理解。本特利太太已经说不了话了，她不能对苹果酱点头或表示接受，也不能对土豆泥摇头或表示拒绝。她无法以眨眼一两次的方式来做选择，更无法传达自己的意图。

她是意识活跃而受困于躯体，还是只能表现出神经反射？

真的是只能反射性地表示吃苹果酱，不吃土豆泥吗？面对眼前的证据，法院判定必须继续经口喂食。从某种意义上说，停止向患者供应餐食相当于中断肾病患者的透析治疗，而且是在患者本人还有求生欲望的情况下。

法院进一步指出，她在六十岁还有自理能力时写下的所谓周全计划，其

---

[1] 位于加拿大不列颠哥伦比亚省的一家长期护理院。

实算不上计划，只能说是一纸空文。预先指示的用途是制订医疗照护计划。法院表示，无论是供应还是接受餐食皆非类似心脏复苏、插胃饲管、化学疗法这样的医疗照护，而是属于个人照护的范畴。为了确保本特利太太能继续获得餐食供应，法院下了一道指令：如果她的女儿来疗养院将母亲接走，院方就应该报警。

2016 年，即本特利被确诊为阿尔茨海默病所致痴呆症的第十八年后，也是她的女儿想要践行她生前意愿的第六年，她去世了。

这是一个令人痛心的故事。按理说，这原本是她们自己的家事，却登上了《温哥华太阳报》的头版头条，成了公众眼中的闹剧。本特利的女儿表示，她们没有践行母亲的意愿，违背了对母亲的承诺。她们拒绝支付母亲的医疗费用。

照护本特利的工作人员也受到了影响，要接受停职查办。食物与喂养是生存与关爱的本质之一，以断食断水的方式夺去生命是何其残暴。在这种情况下，患者不得不尽力压制自己的本能，而口干舌燥的感觉又可能会让人直接崩溃。当患者变得神志模糊，负责为其清洁干燥口腔以消减痛苦的照护者可能会目睹让人不忍直视的一幕，切身体会到患者对水的渴望。要不要多喂点水？不喂吃的，只喂水呢？

本特利经历的种种变故令人悲从中来，但又的确太过常见。这些饱含伤痛的故事有一个共同点。对于很多痴呆症患者来说，他们早在真正病入膏肓的多年之前就已写下计划，表达那个在遥远的未来患上痴呆症的自己希望能得到怎样的照护。多年之后，写计划的他们已因痴呆症而残障，整个人与之前大不相同，甚至还会表现出愉悦的情绪。

在发生感染或其他医疗事故的情况下，他们可能会同意接受自己多年前拒绝的治疗。他们也可能在无法理解当前状况或无法表达意愿的情况下，请家人代为决定。他们的种种指示都包含在多年前写下的生前意愿中。

我们究竟听谁的？是过去的他，还是现在的他？我们要照护的又是谁呢？是那个为未来生活写下意愿的过去的他，还是已活在当初规划的未来的现在的他？

散文家兼记者朱迪斯·格雷厄姆的姐姐黛博拉患有额叶退化导致的痴呆症。为此，她记录下自己如何判断适合姐姐的照护方式，由此表明这是一场持续不断且每天都要面对的道德斗争。[4] 在她写的文章《痴呆症来临前，我姐姐明确表达了自己的遗愿》（"My Sister Made Her End-of-Life Wishes Clear. Then Dementia Took Hold"）中，她分析了黛博拉是如何发生根本性的转变的，而整个过程又为何会有伦理意义。

她写道："我只是在想一个问题，我们应该尊重谁的意愿。是我以前的姐姐？还是我现在的姐姐？"

与痴呆症相处是一种生活，而她懂得苦中作乐。随着病情的恶化，她在有人帮助的情况下也无法居家生活，于是家人将她送到记忆单元疗养。搬进新家后，她很喜欢和工作人员相处，走过大厅时还会与他们击掌。她好像很喜欢一名男护工，会和他一起跳舞。

慢慢地，黛博拉变得像本特利一样，需要人喂她吃饭。但即便是在进食的情况下，她也还是瘦了好几十斤。没过多久，她就出现了吞咽困难。几乎所有晚期痴呆症患者都会出现类似的问题。她的家人思前想后，考虑到底要不要用饲管。当然，她已经在"遗愿"中告诉了他们拒绝治疗的决定。但有一点似乎没变，她仍然能够从他人的存在中找到生活的意义。

看到姐姐的状态，朱迪斯认为："她的生命是有价值的。"如果仅凭残障就抹杀这种价值，那就是大错特错。

家人决定在尊重她先前意愿的同时，折中考虑她现在的选择，也就是兼顾写下生前意愿的她和已患痴呆症的她。结合黛博拉患病前后的两种自我状态，她的家人逐渐放下善意的执念，开始懂得如何陪伴她度过人生最后的这段痛苦时期。神奇的是，黛博拉还为妹妹写的那篇文章着笔了几句。在她可能丧失语言表意能力很久之后，她给朱迪斯写信说："我不想成为大家眼中的残障人士。"对于朱迪斯来说，这些异常清晰的表述完全不像出自在他人看来有严重残障的人。

黛博拉接受了临终关怀，家人时刻陪伴着她，用滴管喂她喝东西，用勺子喂她吃苹果酱。"我们一直等着听她吞咽食物的声音。每喂她一次就停一会儿，让她休息，接着再喂，再等。"是否插饲管确实是一个不那么重要的附带问题。她在生命尽头接受的照护对她的预先指示既非完全遵循，也非全盘推翻。

"我们保证她不经受不必要的折磨，以此表达我们对她的尊重，无论是过去的她还是现在的她。整个过程中的每个环节，我们都让她知道她的生命何其珍贵。面对困难，我们不是闪躲，而是全力以赴。"

勒妮·帕克尔告诉我，吃并非她丈夫唯一的乐趣，音乐对他也很有吸引力，妻子的手亦是如此。"我可以握住他的手，在他生命最后的一两个月，我还能看到他脸上挂着笑容。这便是我坚持下去的原因。"

正是如此，她才无法放弃喂他进食。从某种程度上说，他是受困于躯体但仍然鲜活的生命。相比之下，本特利的女儿却另有见解。她们认为，母亲早在真正去世的前几年就已经是个"死人"。

这些被痴呆症带上死亡线的故事并非短篇小说，而是看不到结局的故事。有时，我们看到痴呆症患者的经历就像读小说中描写得细致入微的恐怖章节，而且似乎永远都能找到对号入座的情节。不过，让痴呆症患者的故事读起来尤为超现实的原因在于，我们构造了最古怪的主角——痴呆症患者有精神分裂的表现。就像写奇幻小说的作家一样，我们设想他们一个身体里装着两个自我——"当时的自我"和"现在的自我"。其他人，无论是关怀备至的家人还是爱岗敬业的工作人员，但凡介入患者的两种自我，就会让这出超现实悲剧愈演愈烈。

从朱迪斯的经历中，我们能够学到一种睿智的解决办法，那就是将这两种自我合二为一。她和她的家人都不接受双重人格分裂。

给药氨苄西林和庆大霉素，外加插饲管

苹果酱，土豆泥，经滴管送服的液体。

我们不要在意医疗决策是否开销巨大、医疗器械是否价格高昂，也不要在意是否在医院某病房占有一个床位。我们应该重点关注为晚期痴呆症患者提供的极其普通的照护服务，并解决这些服务所带来的麻烦。

在接受住院医师培训时，我经常看到年纪很大、很虚弱的晚期痴呆症患者入院，而且他们还有发热和肺炎的症状。据推断，导致患者出现典型吸入性肺炎症状的原因是他们无法正常吞咽。我们的解决方案是"给药氨苄西林和庆大霉素，外加插饲管"（氨苄西林和庆大霉素是两种强效抗生素，其缩写分别为 Amp 和 Gent），其中插饲管一项要与胃肠病科医生会诊后进行。

不过，我们后来发现其实不需要使用抗生素，只需要供氧，等患者炎症消退即可。可惜悔之晚矣，抗生素对患者乃至整个社会都造成了不可挽回的伤害。患者出现极其严重且频繁复发的细菌性腹泻，致病菌就来自我们医院。当时，我们坚信抗生素可以抵挡一切感染，于是我们基本上忽略了洗手这个步骤。在这种情况下，细菌对以往非常有效的抗生素产生了耐药性。

对于患者来说，插饲管很痛苦，他们不能经口进食，以免误吸。患者的口腔接触不到食物，吞咽一滴滴液体和一勺勺食物的动作由一个缓慢转动的泵来完成，泵上连着塑料袋装的香蕉色配方营养物。营养物完全输入患者体内后，管饲设备会发出声响，提醒医护人员返回病房。研究人员后来发现，这种喂食方式并不会延长患者的寿命。

即便我们最终同意患者经口进食，那也是在事先与语言病理学家反复磋商的前提下。一切经口进入患者体内的液体必须处于浓稠状态，我们推断凉水等稀薄液体会滴入肺部。而有时为了证明这一点，我们还会设计一些复杂的放射学研究。我们认为，浓稠状态的液体不会滴入肺部。

对于这类液体，我们称之为蜜状黏稠液。为了得到这种黏稠液，我们会在水或果汁中加些粉末，使之变成金色糖浆或类似状态的液体。我的同事试

着拿这些液体当正餐，但只坚持了十二个小时。一名同事表示，吃了这些富含淀粉的东西后，他总是觉得口渴、腹胀。

为了"保护"患者，我们做了很多：给药氨苄西林和庆大霉素，外加插饲管，喂食蜜状黏稠液，加装病床围栏以防患者跌落，注射镇静剂苯海拉明（Benadryl）助眠，系手腕束带来控制激越症状等。这些照护措施不仅粗暴，对患者也极不公平。

但是，我们还是在这么做。虽说这些照护措施在细节上有所改动，但其本质上仍旧是泯灭人性的冷漠无情。

就在几年前的一个复活节周末，我在老年病科诊室值班时接到一名护士的电话，要我核查一名先前从医院返回疗养院的患者的入院医嘱。复述完医嘱之后，她申请增加一种药物治疗，即提供"按需"剂量的安定文（Ativan）。该药物属于镇静剂，同类药物还有地西泮（Valium）和阿普唑仑（Xanax）。

"为什么？"我问道。

她说："万一她情绪激动，我们希望能有办法让她冷静下来。"

"那为什么不问问她为什么激动？"

护士不想问。她接着说："您知道照护那些人是种什么感觉吗？"

我没听错，她说的就是"那些人"。

即使我们想改变这种局面，为患者安排临终关怀，结果也可能是徒劳。临终关怀要求患者的生存期预后不超过六个月，因而痴呆症患者通常属于"不合要求"的一类，既算不上活着也不能说是死了。

这是普通医疗照护的情况，那个人照护又如何呢？

帕克尔太太谈到自己丈夫的经历，说医护人员从他身后抓住他瘦弱的肩膀，将瘫倒在座椅上的他一把提起。然后，他就开始激动得大喊大叫。

"为什么，"她恳切地说，"为什么你不正对着他，问问你能不能扶他起来？"这些个人照护事务看似寻常普通，司空见惯，却有着不可或缺的重要性。可现实情况是，我们接受的照护让我们心生畏惧。医护人员会用和婴儿说话的语气叫我们"宝贝"，我们要穿着运动服和提拉式运动裤，听别人看的电视节目，下午还要参加由医护人员友情出演的假婚礼。要么是医护人员喂我们吃表里如一的"蜜状黏稠液"，要么是通过器械来完成所有喂食工作。

这一切都让我们惧怕。受到威胁的不是我们的生命，而是我们的尊严。没有了尊严，活着还有什么意思？我们还不如进入虚无状态。

不过，那又要等到什么时候呢？

午夜觉醒

看到 Amyvid 获得美国食品药品监督管理局批准，阿杜卡努单抗登上《自然》杂志的封面，抗淀粉样蛋白治疗无症状阿尔茨海默病研究开始招募受试者，我意识到自己从事的医生行业已发生变化。开始有女性来找我看病，还有一些独自前来的男性，不过很少。但他们一开始不是说自己的记忆问题有多么严重，而是谈起一个人——金妮·沃尔夫。

我认识沃尔夫，她是我的患者。她有轻度认知损害，阿尔茨海默病的生物标志物检测呈阳性。她经常玩在线益智游戏，目的是锻炼和检验自己的认知能力。渐渐地，她发现玩这些游戏有点吃力，得分也不如以前。另外，她还说自己看小说时跟不上情节，也无法再筹备和举办晚宴。于是，她决定执行自己的计划。

她与家人道别，然后服下一瓶药，结束了自己的生命。在离开人世的前几个月，她告诉我："首先声明，我想在自己还有能力的时候，好好生活。至于到什么时候，我只要自己心里明白就行。"她坚持要在患上痴呆症之前离世。

还有一些来就诊的人谈到小说《依然爱丽丝》的主人公爱丽丝·豪兰。该小说的作者丽莎·吉诺瓦以第三人称的方式讲述了一位哈佛大学心理学教授的故事。她在五十岁时经诊断为阿尔茨海默病，病因在于一种少见的遗传突变。爱丽丝制订了一项计划，我们可以称之为"蝴蝶"计划，就是每天问自己五个问题（例如"你的办公室在哪儿？"），以此评估自己的认知能力。如果评估不合格，她就会打开电脑中一个名为"蝴蝶"的文件，其中包含她计划如何结束生命的说明。后来，她确实踩到了自己划定的雷区，但这时的她已出现严重认知功能障碍，无法执行自己当初的计划。

我接诊的那些女性想做"阿尔茨海默病检测"，以便知道自己的淀粉样蛋白 PET 扫描是什么结果。她们当中的每一名都说了自己的计划，而且都很相似。如果结果是"淀粉样蛋白水平未升高"，那就没什么心理压力了。反之，她们就要采取进一步行动，比从前更关注自己的认知能力和日常生活能力。有些人说，她们也要像金妮·沃尔夫和爱丽丝·豪兰那样，为自己结束生命制订计划，以免病情发展到她们无力为之。

很久以前，阿尔茨海默病就像一头野兽，不动声色地靠近猎物，再一把抓住他们，接着抓住他们的家人，然后就永不放手。这头野兽不知疲倦，尝试驯服它就是白费力气。但今时不同往日，这头野兽开始变得温顺。

通过结合生物标志物和轻度认知损害，我们能够在它年纪还小且看似无害的阶段发现它的踪迹。相信不久之后，我们将能够利用缓解疾病的药物让它进一步臣服。在生物标志物和药物的共同作用下，阿尔茨海默病的自然发展史将得以重塑，而我们的患病时间以及多年后的死亡时间也将另当别论。

对此，罗伯特·卡茨曼早有预见。他 1976 年就发文呼吁美国采取行动，文末还提醒我们注意："关注与阿尔茨海默病相关的死亡率时，我们定下的目标不应该是延长重度痴呆症患者的寿命，而是要让大家看到……这是一种必须确定病因、必须终止病程、最终实现预防的疾病。"

引发痴呆症的因素多种多样，包括淀粉样蛋白、τ蛋白、TDP-43 蛋白、血管疾病、炎症，以及诸多其他有待发现的因素。目前可以确定的是，针对每种病因采用的治疗方法能够将阿尔茨海默病等神经退行性疾病转变为脊髓灰质炎，也就是一种我们已经攻克的疾病。不过，如果治疗没有取得如此理想的成效，我们将不得不面对道德上的艰难抉择。

试想，沃尔夫在服用阿杜卡努单抗或其他类似药物，虽说可以延缓病程，但不能完全治愈。我可以利用临床观察手段彻底审视她的病况。此外，借助各项监测技术，我还能了解她的身体机能运转情况。我会看到她的认知功能一点点地衰退。定期前往宾夕法尼亚记忆研究中心就诊时（也可能以远程医疗的形式进行），她会谈一些自己遇到的麻烦，就像小说里写的那样。当然，这些事我早已知晓，因为我可以访问她使用电子阅读器的概况。

根据尊重他人的伦理道德观，我们应该认可她有权自行解读患病经历和病痛本身，继而给出自己的决定："卡拉维什博士，我只觉得自己的状态越来越差，这药对我真的没什么效果了。我想在患痴呆症之前停止治疗。"

在这种情况下，我就不再继续开同一种药了。

那么，停止治疗之后又怎么办呢？她可以无拘无束地做自己想做的事，回归自然，准备好进入虚无状态。如果她的剩余寿命并非不到半年而是至少六年，我应该为她提供何种姑息治疗？从 2020 年起，美国九个州和华盛顿哥伦比亚特区允许住院患者向医生申请安乐死，但并非所有患者都可以申请。就像临终关怀一样，申请安乐死要求患者的生存期预后为六个月。

阿尔茨海默病发展到末期会是什么情况？

至于这个问题的答案，我们无疑能够从阿尔茨海默病患者的生死浮沉中看出大概。进一步来说，我们还应该反思为何我们谈到的那些患者经历通常是关于女性，大部分是中产阶级白人，而且其中很多人都在学术和相关职业领域取得了不菲的成就。我尊重他们的观点。他们从儿时起就循规蹈矩，努力成为一个有教养的人，懂得自己能够朝什么方向发展（成为妻子、母亲，也许还可以当老师），不能朝什么方向发展（从医或涉足工程、法律领域）。等到好不容易有了自主权，她们又遇上了阿尔茨海默病。

不过，我们还需要了解更多性格特质各异、教育文化背景不同的患者有过哪些经历。举例来说，大众有时会认为自主权根植于关系，因而行使自主权也离不开关系。

组织语言时，我们既要考虑措辞，又要考虑画面感。描述本特利这类患者时，我们经常会说她以一种"植物人状态"在活。这句话可以理解为，患者不再是一种有思想且值得赋予道德尊重的动物，而是一种没有思想的植物。作为持有阿杜卡努单抗所有权的公司，渤健于2020年投放互联网广告，宣传他们通过何种途径来研究阿尔茨海默病的潜在治疗方法。该公司选取的宣传图像令人望而生畏，可能还会让人觉得有点恶心。

该图像展示的是一名女士，但只有肩膀以上的部分。她直勾勾地盯着你，嘴唇一动不动，面无表情，仿佛在拍入案照。一滴滴看似白色油漆的东西从她头上流下来，一点点遮住她的脸，她的左眼和前额也跟着模糊起来。该图像的配文写道："尽管她才刚开始忘记一些重要的日子，但早在她有这样的症状之前，β淀粉样蛋白就已经在不断累积。"[5]淀粉样蛋白包裹着她的大脑，把她变成了一具行走的尸体，简单点说就是僵尸。

女性患者就像受困于十字准线的靶标，行使公众生命权与带着尊严死去之间的激烈斗争让她们陷入四面楚歌的境地。诸如"植物人""植物人状态"之类的措辞，搭配僵尸的形象宣传，难道我们想用这样的方式来表达自己对罹患阿尔茨海默病和痴呆症的想法和感受？

一天上午，我在记忆研究中心接诊一名新患者。我与该患者的照护者，也就是他女儿交谈时，她忽然抽泣起来。那种感觉就像触发了某种非常久远的火灾警报。她想起了她的爷爷。多年前，他死于阿尔茨海默病。

与帕克尔和本特利一样，他与疾病相处了很长时间，而后变成重度痴呆症患者。对于这名患者的经历，卡茨曼博士写道，我们不想延长他的生命。她还是会每周去看望他，尽管大多数时候他都不怎么说话，而且好像也不知道她是谁。

一天，他病得很重。对于当时的情况，她解释说："我们知道他不行了。他其实是在接受临终关怀，但不知为何又被送进了医院。我们安慰他说'不会大张旗鼓，不会走极端'。"

接着，有违常理的事情发生了。

平时很少说话、不认识自己孙女、因痴呆症挣扎在生死边缘的他，竟然握住她的手，看着她说话了。

"他说他很高兴，因为我陪着他。他认识我。他跟我说话时，思路很清晰。他表达出看到我在的喜悦，说的话不多，但意思非常清楚。那感觉就像看到了奇迹，他又做回了自己。那一刻，我确信他是真的认出我来了，我们都感到无比的平静美好。"

三天后，他离开了人世。

在此之前，她常年为他的迷失自我而悲伤万分，但这一刻她恍然大悟。她对我说，这是上天的恩赐，他没有离开，还是那个熟悉的他。我每周去看望他，他都记在心里。

无论是这位爷爷的话，还是帕克尔渴望握住的手，以及黛博拉给妹妹朱迪斯写的那句"我不想成为大家眼中的残障人士"，这些都表露出他们深埋心底的情感。表露这些情感的人需要我们的帮助，需要我们为他们维护尊严，提供宽慰。从照护者到医疗保健系统，再到政府和社会，我们有责任为他们做这些事，陪他们诊断，一直守护他们走到人生的终点。

这正是他们在孤独中苦苦追寻的陪伴。

致 谢

———

　　如果说写作是孤军奋战，那么一本书的问世就是群众智慧的结晶。在此，我想向为本书付出努力的所有人表示感谢。如有遗漏，敬请见谅。

　　首先，我要感谢 McCormick Literary 的戴维·麦考密特和埃玛·博尔赫斯—斯科特，对我个人和本书的支持。与他们一同斟词酌句、反复修改手稿，让我体会到了身为作者的快乐。我还要感谢 Macmillan/St. 公司的达妮埃拉·拉普。Martin's Press 出版公司品控严苛，竭诚打造优选刊物。我非常感谢 Macmillan/St. 的工作人员。Martin's Press 负责装订成书的各项工作，然后交给我的文案编辑葆拉·库珀·休斯。

　　我很荣幸我能拥有这些优秀的同事。他们愿意倾听、交谈、阅读和批评，给本书的写作提供了很多帮助。我要感谢宾夕法尼亚记忆研究中心的特里·凯西、克里斯·克拉克、费利西娅·格林菲尔德、克里斯廷·哈金斯、艾利森·林恩和戴维·沃尔克。我还要感谢杰茜·巴伦杰、玛利亚·卡里略、克里斯汀·卡斯尔、布拉德·迪克森、乔舒亚·格里尔、艾利森·霍夫曼、布赖恩·詹姆斯、史蒂夫·约菲、拉腊·科伊克、肯·兰加、杰茜卡·兰鲍姆、艾米丽·拉金特、戴维·吕雷斯科格、理查德·米尔恩、安德鲁·彼得森、埃里克·雷曼、帕梅拉·桑卡尔、隆·施奈德、赖萨·斯珀林、莎娜·斯蒂茨 和基斯·瓦洛。我非常感谢本书的审读和编辑埃莉萨·彼得里尼和埃德温·帕克，也非常感谢彼得·尚科维茨和安妮·怀特在本书故事性方面给我的建议。

在成书过程中我访谈了很多人，他们讲的故事坦率、生动，虽然没有全部采纳，但都给本书提供了丰富的素材。我在此感谢每一位分享故事的人，非常感谢阿尔茨海默病协会在档案方面的工作和付出。

能够成为宾夕法尼亚大学的教授——我们亲切地称之为宾大，我倍感荣幸。这是一个非常独特的学术之家。确切来说，它是一所培育型大学，促进了各种思想的合议竞争及各种鼓舞人心的合作。我曾在公共卫生硕士课程中教授过多年阿尔茨海默病课程。很多学生的问题和想法让我在成书过程中的思路更清晰，我非常感谢他们。

另外，我还要感谢格林沃尔基金会和罗伯特伍德约翰逊基金会这两家机构，正是它们为我提供了奖学金，才使本书最终得以成稿。这两家机构还投资创建了许多学者社区，这些学者的参与、启发和支持给了我很多灵感。

我还要感谢 Forbes.com、STATNews、《费城问询报》和《纽约时报》发表了我的多篇关于衰老和阿尔茨海默病的文章，为我的许多想法和主题提供了试验场，使它们最终成为本书的主题。

最后，我要感谢我的患者和他们的照护者。感谢你们勇于分享与阿尔茨海默病及其他导致痴呆的疾病有关的故事，这些都是本书的基本素材。几年前，勒妮·帕克尔在宾夕法尼亚大学的课堂上分享了她的故事——我以前听过很多次，没有什么新鲜内容，但我还是被深深感动了。因此，我觉得我需要理解这种情绪，于是就有了这本书。

注　释

―――

引　言　百年顽疾

1 Lewis Thomas, "The Problem of Dementia," in *Late Night Thoughts on Listening to Mahler's Ninth Symphony* (New York: Viking Press, 1983): 120–126.

2 Robert Katzman, "The Prevalence and Malignancy of Alzheimer Disease: A Major Killer," *Archives of Neurology* 33, no. 4 (April 1, 1976): 217–218, https://doi.org/10.1001/archneur.1976.00500040001001.

3 Alzheimer's Study Group, *A National Alzheimer's Strategic Plan: The Report of the Alzheimer's Study Group* (Alzheimer's Association, March 24, 2009), https://www.alz.org/documents/national/report_asg_alzplan.pdf.

一　一种不寻常的大脑皮质疾病

1 G. McKhann et al., "Clinical Diagnosis of Alzheimer's Disease: Report of the NINCDS ADRDA Work Group Under the Auspices of Department of Health and Human Services Task Force on Alzheimer's Disease," *Neurology* 34, no. 7 (July 1984): 939–944, https://doi.org/10.1212/wnl.34.7.939.

2 自主通常被理解为做出决定（making decisions）或"决策"（decision making）。这需要一系列认知能力和政治条件，如哲学家莱斯利·弗朗西斯（Leslie Francis）所描述的："能够估价，能够推理，能够抵制冲动，能够想象有序的生活，故能够安排自己的生活，能够将自己的计划付诸实践，能够参与理想化的道德评议，在政治上是自由的。" [L. P. Francis, "Understanding Autonomy in Light of Intellectual Disability," in Disability and Disadvantage (Oxford, New York: Oxford University Press, 2011): 200–215.] 关于自主性的其他论述认为，一个人被嵌入了与其他支持者（以及支持性技术）的关系中。[Catriona Mackenzie and Natalie Stoljar, *Relational Autonomy: Feminist Perspectives on Autonomy, Agency, and the Social Self* (New York: Oxford University Press, 2000] 本书第四部分通过研究机器人等技术的作用、可信赖的他人、补救"无家可归"，和痴呆症患者及其照护者如何共同创造等问题，探讨了这些"关系性"自主概念。

3 Arthur Kleinman, *The Soul of Care: The Moral Education of a Husband and a Doctor* (New York: Viking, 2019).

4 Arthur Kleinman, "Caregiving as Moral Experience," *Lancet* 380, no. 9853 (November 3, 2012): 1550–1551, https://doi.org/10.1016/s0140-6736(12)61870-4.

5 H. A. Kiyak, L. Teri, and S. Borson, "Physical and Functional Health Assessment in Normal Aging and in Alzheimer's Disease: Self-Reports vs. Family Reports," *Gerontologist* 34, no. 3 (June 1994): 324–30, https://doi.org/10.1093/geront/34.3.324.

6 Martin Pinquart and Silvia Sörensen, "Differences Between Caregivers and Noncaregivers in Psychological Health and Physical Health: A Meta-Analysis," *Psychology and Aging* 18, no. 2 (June 2003): 250–267, https://doi.org/10.1037/0882-7974.18.2.250.

7 Nancy L. Mace and Peter V. Rabins, *The 36-Hour Day: A Family Guide to Caring for Persons with Alzheimer's Disease, Related Dementing Illnesses, and Memory Loss in Later Life* (Baltimore: Johns Hopkins University Press, 1981).

8 Esther M. Friedman et al., "US Prevalence and Predictors of Informal Caregiving for Dementia," *Health Affairs* 34, no. 10 (October 1, 2015): 1637–1641, https://doi.org/10.1377/hlthaff.2015.0510.

9 *31-1011 Home Health Aides*, US Bureau of Labor Statistics, March 29, 2019, https ://www.bls.gov/oes/current/oes311011.htm.

10 Michael D. Hurd et al., "Monetary Costs of Dementia in the United States," *New England Journal of Medicine* 368, no. 14 (April 4, 2013): 1326–1334, https://doi.org/10.1056/NEJMsa1204629.

11 Norma B. Coe, Meghan M. Skira, and Eric B. Larson, "A Comprehensive Measure of the Costs of Caring for a Parent: Differences According to Functional *Status," Journal of the American Geriatrics Society* 66, no. 10 (October 2018): 2003–8, https://doi.org/10.1111/jgs.15552.

12 Meghan M. Skira, "Dynamic Wage and Employment Effects of Elder Parent Care," *International Economic Review* 56, no. 1 (January 23, 2015): 63–93, https://doi. org/10.1111/iere.12095.

13 John. M Glionna, "Only in Las Vegas: Alzheimer's Clinic Doubles as Party Venue," *STAT*, April 12, 2016, https://www.statnews.com/2016/04/12/alzheimers-brain-health-las-vegas/.

14 Lawrence K. Altman, "Reagan's Twilight—A Special Report: A President Fades into a World Apart," *New York Times,* October 5, 1997, https://www.nytimes.com/1997/10/05/us/reagan-s-twilight-a-special-report-a-president-fades-into-a-world-apart.html.

15 在《活死人？将阿尔茨海默病患者塑造成僵尸》（"The Living Dead? The Construction of People with Alzheimer's Disease as Zombies"）一文中，政治学家苏珊·贝胡尼亚克（Susan Behuniak）展示了僵尸（Zombie）比喻在解释这种疾病时的普遍使用，即使在善意的学术文章和普及文章的标题中也是如此，这些标题也使用了"应对活死人"（coping with a living death）、"死前死亡"（death before death）和"慢动作死亡"（death in slow motion）等短语。"僵尸"这个词并不明确，但它确实存在。这种比喻唤起了厌恶感，反过来又剥夺了尊严，引发了恐惧政治，使阿尔茨海默病患者被边缘化和非人化。[Susan M. Behuniak, "The Living Dead? The Construction of People with Alzheimer's Disease as Zombies," Ageing and Society 31, no. 1 (January 2011): 70–92, https://doi.org/10.1017/S0144686X10000693]

二 没人能拒绝莱恩·库兰

1 Robert Ivnik, personal interview by Jason Karlawish, September 16, 2018.

2 Ronald Petersen, personal interview by Jason Karlawish, October 25, 2018.

3 Walter A. Rocca et al., "History of the Rochester Epidemiology Project: Half a Century of Medical Records Linkage in a US Population," *Mayo Clinic Proceedings* 87, no. 12 (December 2012): 1202–13, https://doi.org/10.1016/j.mayocp.2012.08.012.

三 实事求是，而非先入为主

1 Glenn Smith, personal interview by Jason Karlawish, August 29, 2018.

2 R. C. Petersen, G. E. Smith, et al., "Mild Cognitive Impairment: Clinical Characterization and Outcome," *Archives of Neurology* 56, no. 3 (March 1999): 303–8, https://doi.org/10.1001/archneur.56.3.303.

3 Ronald C. Petersen et al., "Prevalence of Mild Cognitive Impairment Is Higher in Men. The Mayo Clinic Study of Aging," *Neurology* 75, no. 10 (September 7, 2010): 889–97. https://doi.org/10.1212/WNL.0b13e3181f11d85.

4 John Lucas, personal interview by Jason Karlawish, September 25, 2018.

5 John C. Morris et al., "Mild Cognitive Impairment Represents Early-Stage Alzheimer Disease," *Archives of Neurology* 58, no. 3 (March 1, 2001): 397–405, https://doi.org/10.1001/archneur.58.3.397.

四 药代动力学的奥林匹克

1 Alois Alzheimer, "Über Eine Eigenartige Erkrankung der Hirnrinde" [On a peculiar disease of the brain cortex], *Allgemeine Zeitschrift für Psychiatrie und Psychisch-Gerichtliche Medizin* 64 (1907): 146–48. Trans. L. Jarvik and H. Greenson, "About a Peculiar Disease of the Cerebral Cortex," *Alzheimer's Disease and Associated Disorders* (1987), 7–8.

2 George G. Glenner and Caine W. Wong, Polypeptide marker for Alzheimer's disease and its use for diagnosis, 4666829, filed May 15, 1985, and issued May 19, 1987, http://www.freepatentsonline.com/4666829.html.

3 Chet Mathis, personal interview by Jason Karlawish, October 23, 2018.

4 Bill Klunk, personal interview by Jason Karlawish, July 26, 2018.

5 Laura Helmuth, "Long-Awaited Technique Spots Alzheimer's Toxin," *Science* 297, no. 5582 (August 2, 2002): 752–53, https://doi.org/10.1126/science.297.5582.752b.

五 阿尔茨海默病共和联盟

1 Laura Helmuth, "Long-Awaited Technique Spots Alzheimer's Toxin," *Science* 297, no. 5582 (August 2, 2002): 752–53, https://doi.org/10.1126/science.297.5582.752b.

2 Mike Weiner, personal interview by Jason Karlawish, July 22, 2018.

3 Ronald C. Petersen, Rosebud O. Roberts, et al., "Mild Cognitive Impairment: Ten Years Later," *Archives of Neurology* 66, no. 12 (December 2009): 1447–55, https://doi.org/10.1001/archneurol.2009.266.

六　雷厉风行的年轻人

1 Daniel Skovronsky, personal interview by Jason Karlawish, September 4, 2018.

2 William E. Klunk et al., "Imaging Brain Amyloid in Alzheimer's Disease with Pittsburgh compound-B," *Annals of Neurology* 55, no. 3 (March 2004): 306–19, https://doi.org/10.1002/ana.20009.

3 Larry Goldstein et al., Department of Health and Human Services, United States Food and Drug Administration Center for Evaluation and Research. *Transcript of Peripheral and Central Nervous System Drugs Advisory Committee Meeting* (Washington, DC: October 23, 2008).

七　用石膏加固破损的大脑

1 Christopher M. Clark et al., "Use of Florbetapir-PET for Imaging Beta-Amyloid Pathology," *JAMA* 305, no. 3 (January 19, 2011): 275–83, https://doi.org/10.1001/jama.2010.2008.

2 Eli Lilly and Company, "FDA Approves Amyvid (Florbetapir F 18 Injection) for Use in Patients Being Evaluated for Alzheimer's Disease and Other Causes of Cognitive Decline," PR Newswire, April 9, 2012, https://www.prnewswire.com/news-releases/fda-approves-amyvid-florbetapir-f-18-injection-for-use-in-patients being-evaluated-for-alzheimers-disease-and-other-causes-of-cognitive-decline-146638165.html.

3 Larry Goldstein et al., Department of Health and Human Services, United States Food and Drug Administration Center for Evaluation and Research. *Transcript of Peripheral and Central Nervous System Drugs Advisory Committee Meeting* (Washington, DC: October 23, 2008).

4 Alzheimer's Association, "2013 Alzheimer's Disease Facts and Figures," *Alzheimer's and Dementia: The Journal of the Alzheimer's Association* 9, no. 2 (March 2013): 208–45, https://doi.org/10.1016/j.jalz.2013.02.003.

5 US Department of Health and Human Services, Centers for Disease Control and Prevention, "Promoting Brain Health: Be a Champion! Make a Difference Today!," February 2011, https://www.cdc.gov/aging/pdf/cognitive_impairment/cogImp_genAud_final.pdf.

6 Cliff Jack, personal interview by Jason Karlawish, August 30, 2018.

7 Maria Ellis et al., "Medicare Evidence Development and Coverage Advisory Committee" (Baltimore, MD, January 30, 2013).

8 Gina Kolata, "For Alzheimer's, Detection Advances Outpace Treatment Options," *New*

York Times, November 15, 2012, https://www.nytimes.com/2012/11/16/health/for-alzheimers-detection-advances-outpace-treatment-options.html.

9 Louis Jacques et al., "Proposed Decision Memo for Beta Amyloid Positron Emission Tomography in Dementia and Neurodegenerative Disease (CAG-00431N)," September 27, 2013, https://www.cms.gov/medicare-coverage-database/details/nca-decision-memo.aspx?NCAId=265.

10 Alzheimer's Association, "2015 Alzheimer's Disease Facts and Figures," *Alzheimer's and Dementia* 11, no. 3 (March 1, 2015): 332–84, https://doi.org/10.1016/j.jalz.2015.02.003.

八 顶楼的老太太

1 Jesse F. Ballenger, "The Stereotype of Senility in Late-Nineteenth-Century America." In: *Self, Senility, and Alzheimer's Disease in Modern America: A History* (Baltimore: Johns Hopkins University Press, 2006): 11–35.

九 阿洛伊斯·阿尔茨海默：走在时代前列的革新者

1 These and other details of Alois Alzheimer's life are from Konrad Maurer and Ulrike Maurer, *Alzheimer: The Life of a Physician and the Career of a Disease*, trans. Neil Levi and Alistair Burns (New York: Columbia University Press, 2003).

2 Alzheimer, "Über Eine Eigenartige Erkrankung der Hirnrinde" [On a peculiar disease of the brain cortex]. *Allgemeine Zeitschrift für Psychiatrie und Psychisch-Gericht liche Medizin* 64 (1907): 146–48. Trans. L. Jarvik and H. Greenson, "About a Peculiar Disease of the Cerebral Cortex," *Alzheimer's Disease and Associated Disorders* (1987): 7–8.

3 Alois Alzheimer, "Über Eigenartige Krankheitsfälle des Späteren Alters," *Zeitschrift für die Gesamte Neurologie und Psychiatrie* 4, no. 1 (December 1, 1911): 356–85, https://doi.org/10.1007/BF02866241. Trans. Hans Förstl and Raymond Levy, "On Certain Peculiar Diseases of Old Age," *History of Psychiatry* 2, no. 5 (March 1991): 71–73, doi:10.1177/0957154X9100200505.

4 Lara Keuck, "Diagnosing Alzheimer's Disease in Kraepelin's Clinic, 1909–1912," *History of the Human Sciences* 31, no. 2 (April 1, 2018): 42–64, https://doi.org/10.1177/0952695118758879.

5 Kraepelin as quoted in Maurer and Maurer, *Alzheimer*

十　湮灭，或战争与疯狂

1 Wilfred Owen, *Wilfred Owen: Selected Letters*, ed. John Bell, 2nd ed. (Oxford, New York: Oxford University Press, 1998).

2 Adam Fergusson, *When Money Dies: The Nightmare of the Weimar Hyper-Inflation*(Melbourne, London: Scribe, 2011).

3 Andrew Scull, *Madness in Civilization: A Cultural History of Insanity, from the Bible to Freud, from the Madhouse to Modern Medicine*, reprint ed. (Princeton, NJ: Princeton University Press, 2016).

4 Emil Kraepelin, "Psychiatric observations on contemporary issues," *History of Psychiatry*, 3, no. 10 (1992): 253–256, https://doi.org/10.1177/0957154X9200301007.

5 Katja Guenther, *Localization and Its Discontents* (Chicago: University of Chicago Press, 2015), https://www.press.uchicago.edu/ucp/books/book/chicago/L/bo21163259.html.

6 Katie Maslow, personal interview by Jason Karlawish, January 22, 2019.

十一　举世闻名的论文

1 National Institute on Aging, "NOT-AG-18-053: Notice to Specify High-Priority Research Topic for PAR-19-070 and PAR-19-071," December 17, 2018, https://grants.nih.gov/grants/guide/notice-files/NOT-AG-18-053.html.

2 Robert Katzman, "The Prevalence and Malignancy of Alzheimer Disease: A Major Killer," *Archives of Neurology* 33, no. 4 (April 1, 1976): 217–18, https://doi.org/10.1001/archneur.1976.00500040001001.

3 Robert Butler, *Why Survive?: Being Old in America* (Baltimore: Johns Hopkins University Press, 2003).

4 R. D. Adams et al., "Symptomatic Occult Hydrocephalus with Normal' Cerebrospinal Fluid Pressure: A Treatable Syndrome," *New England Journal of Medicine* 273 (July 15, 1965): 117–26, https://doi.org/10.1056/NEJM196507152730301.

5 Robert Katzman and Katherine Bick, *Alzheimer Disease: The Changing View* (San Diego: Academic Press, 2000).

6 Daniel Katzman, personal interview by Jason Karlawish, January 12, 2019.

7 Marjorie J. Spruill, *Divided We Stand: The Battle over Women's Rights and Family Values*

That Polarized American Politics (New York: Bloomsbury USA, 2017).

8 Jesse F. Ballenger, *Self, Senility, and Alzheimer's Disease in Modern America: A History* (Baltimore: Johns Hopkins University Press, 2006).

十二　自力更生者的自主团体

1 Robert Katzman and Katherine Bick, *Alzheimer Disease: The Changing View* (San Diego: Academic Press, 2000).

2 Katzman and Bick, *Alzheimer Disease*, 340.

3 Michael Taylor, "Early Alzheimer's Crusader Anne Bashkiroff Dies," *SFGate*, November 23, 2008, https://www.sfgate.com/bayarea/article/Early-Alzheimer-s-crusader-Anne-Bashkiroff-dies-3183733.php.

4 Ryan Pridgeon, personal interview by Jason Karlawish, February 23, 2019.

5 Katzman and Bick, *Alzheimer Disease*, 316.

6 Jerome Stone, *The Self-Help Movement: Forming a National Organization* (Chicago: Alzheimer's Disease and Related Disorders Association, 1982).

7 Lonnie Wollin, personal interview by Jason Karlawish, February 22, 2019.

十三　家庭危机

1 Minutes of the Board of Directors of the Alzheimer's Association, October 18, 1985, Archives of Alzheimer's Association.

2 US Congress, Office of Technology Assessment, *Losing a Million Minds: Confronting the Tragedy of Alzheimer's Disease and Other Dementias. Congressional Summary* (Washington, DC: US Congress, Office of Technology Assessment, April 1987), https://eric.ed.gov/?id=ED298420.

3 US Congress, Office of Technology Assessment, *Confused Minds, Burdened Families: Finding Help for People with Alzheimer's and Other Dementias, OTA-13A-403* (Washington, DC: US Government Printing Office, 1990), https://catalog.hathitrust.org/Record/007415141.

4 US Congress, *Alzheimer's: The Unmet Challenge for Research and Care: Joint Hearing Before the Select Committee on Aging, House of Representatives, and the Subcommittee on Aging of the Committee on Labor and Human Resources, U.S. Senate, One Hundred First Congress, Second Session, April 3, 1990*, SCOA Comm. Pub. No. 101–783, Select Committee on Aging, House

of Representatives, and the Subcommittee on Aging of the Committee on Labor and Human Resources, US Senate (1990).

5 Stephen McConnell to Public Policy Committee, "Congressional Action on Behalf of AD Patients/Families," memorandum, November 2, 1990.

6 Shelia Norman-Culp, "Alzheimer's Widow Reaches Out to Others," *Jacksonville Journal Courier*, August 31, 1989.

7 Robert Katzman and Katherine Bick, *Alzheimer Disease: The Changing View* (San Diego: Academic Press, 2000): 321–36.

十四　冷战的最终牺牲品

1 Steve McConnell, personal interview by Jason Karlawish, February 5, 2019.

2 Ronald Reagan, State of the Union Address, Washington, DC, January 26, 1982, https://millercenter.org/the-presidency/presidential-speeches/january-26-1982-state-union address.

3 "News Conference: The Ronald Reagan Presidential Foundation and Institute," accessed April 13, 2020, https://www.reaganfoundation.org/ronald-reagan/reagan quotes-speeches/news-conference-1/.

4 Reagan, State of the Union Address, 1982.

5 Julie Kosterlitz, "Anguish and Opportunity," *National Journal*, April 28, 1990.

6 *Ronald Reagan: Medicare Will Bring a Socialist Dictatorship*, accessed March 27, 2020, https://www.youtube.com/watch?v=Bejdhs3jGyw.

7 United States Code, Title 42—The Public Health and Welfare, Chapter 7—Social Security, Subchapter XVIII—Health Insurance for Aged and Disabled (2011): 42, https://www.govinfo.gov/content/pkg/USCODE-2011-title42/html/USCODE-2011-title42-chap7-subchapXVIII.htm.

8 Louis Friedfeld, "Geriatrics, Medicine, and Rehabilitation," *JAMA* 175, no. 7 (February 18, 1961): 595–98, https://doi.org/10.1001/jama.1961.03040070053012.

9 Michael M. Dacso, "Maintenance of Functional Capacity," *JAMA* 175, no. 7 (February 18, 1961): 592–94, https://doi.org/10.1001/jama.1961.03040070050011.

10 Marjorie J. Spruill, *Divided We Stand: The Battle over Women's Rights and Family Values That Polarized American Politics* (New York: Bloomsbury USA, 2017).

11 Minutes of the Board of Directors of the Alzheimer's Association, January 22, 1995, Archives of Alzheimer's Association.

12 Jonathan Oberlander, "The Political Life of Medicare," in *The Political Life of Medicare* (Chicago and London: University of Chicago Press, 2003): 62–63.

13 Julie Kosterlitz, "Anguish and Opportunity."

14 Denis A. Evans et al., "Prevalence of Alzheimer's Disease in a Community Population of Older Persons: Higher Than Previously Reported," *JAMA* 262, no. 18 (November 10, 1989): 2551–56, https://doi.org/10.1001/jama.1989.03430180093036.

15 Institute of Medicine (US) Committee to Study the AIDS Research Program of the National Institutes of Health, *The AIDS Research Program of the National Institutes of Health* (Washington, DC: National Academies Press, 1991), https://www.ncbi.nlm.nih.gov/books/ NBK234085.

16 "What Is Alzheimer's Disease?," National Institute on Aging, accessed March 21, 2019, https://www.nia.nih.gov/health/what-alzheimers-disease.l.

十五　有药就有希望？

1 US Congress, *Impact of Alzheimer's Disease on the Nation's Elderly: Joint Hearing Before the Subcommittee on Aging of the Committee on Labor and Human Resources, United States Senate,and the Subcommittee on Labor, Health, Education, and Welfare of the Committee on Appropriations, House of Representatives, Ninety-Sixth Congress, Second Session, on to Analyze the Impact of Alzheimer's Disease and Other Dimentias [sic] of Aging on Our Society, July 15, 1980* (Washington, DC: US Government Printing Office, 1980).

2 William Koopmans Summers et al., "Oral Tetrahydroaminoacridine in Long Term Treatment of Senile Dementia, Alzheimer Type," *New England Journal of Medicine* 315, no. 20 (November 13, 1986): 1241–45, https://doi.org/10.1056/ NEJM198611133152001.

3 Philippe Bardonnaud, Pascal Dervieux, and Vanessa Descouraux, "Alzheimer: Les petits intérêts dans les grands," accessed March 23, 2019, https://www.franceinter.fr/ emissions/ interception/interception-11-janvier-2015.

4 "RFA-AG-17-005: Alzheimer's Clinical Trials Consortium (ACTC) (U24)," Department of Health and Human Services, July 25, 2016, https://grants.nih.gov/grants/guide/rfa-files/RFA-AG-17-005.html.

5 Jason Karlawish, "The Search for a Coherent Language: The Science and Politics of Drug Testing and Approval," in *Ethics, Law, and Aging Review* (New York: Springer, 2002): 39–56.

6 Sebastian Walsh, Elizabeth King, and Carol Brayne, "France Removes State Funding for Dementia Drugs," *BMJ* 367 (December 30, 2019), https://doi.org/10.1136/bmj.l6930.

7 Arnold S. Relman, "Tacrine as a Treatment for Alzheimer's Dementia—Editor's Note," *New England Journal of Medicine* 324, no. 5 (January 31, 1991): 349, https://doi.org/10.1056/NEJM199101313240525.

8 Barbara G. Vickrey et al., "The Effect of a Disease Management Intervention on Quality and Outcomes of Dementia Care: A Randomized, Controlled Trial," *Annals of Internal Medicine* 145, no. 10 (November 21, 2006): 713–26, https://doi.org/10.7326/0003-4819-145-10-200611210-00004.

9 Steven H. Belle et al., "Enhancing the Quality of Life of Dementia Caregivers from Different Ethnic or Racial Groups: A Randomized, Controlled Trial," *Annals of Internal Medicine* 145, no. 10 (November 21, 2006): 727–38, https://doi.org/10.7326/0003-4819-145-10-200611210-00005.

10 Kenneth E. Covinsky and C. Bree Johnston, "Envisioning Better Approaches for Dementia Care," *Annals of Internal Medicine* 145, no. 10 (November 21, 2006): 780, https://doi.org/10.7326/0003-4819-145-10-200611210-00011.

十六　不普通的普通

1 Steven H. Zarit et al., "Effects of Adult Day Care on Daily Stress of Caregivers: A Within Person Approach," *Journals of Gerontology Series B: Psychological Sciences and Social Sciences* 66B, no. 5 (September 2011): 538–46, https://doi.org/10.1093/geronb/gbr030.

2 Pam Barton, personal interview by Jason Karlawish, April 16, 2019.

3 Felicia R. Lee, "Surprise Grants Transforming 23 More Lives," *New York Times*, October 1, 2012, https://www.nytimes.com/2012/10/02/arts/macarthur-fellows-named-for-2012.html.

十七　破旧立新

1 Keith A. Johnson et al., "Update on Appropriate Use Criteria for Amyloid PET Imaging: Dementia Experts, Mild Cognitive Impairment, and Education," *Journal of Nuclear Medicine: Official Publication, Society of Nuclear Medicine* 54, no. 7 (July 2013): 1011–13, https://doi.org/10.2967/jnumed.113.127068.

2 Margaret A. Noel, personal interview by Jason Karlawish, April 17, 2019.

十八 辨别力

1 Rebecca Mitchell et al., "Hip Fracture and the Influence of Dementia on Health Outcomes and Access to Hospital-Based Rehabilitation for Older Individuals," *Disability and Rehabilitation* 38, no. 23 (2016): 2286–95, https://doi.org/10.3109/09638288.2015.1 123306.

2 Danielle S. Abraham et al., "Residual Disability, Mortality, and Nursing Home Placement After Hip Fracture over 2 Decades," *Archives of Physical Medicine and Rehabilitation* 100, no. 5 (2019): 874–82, https://doi.org/10.1016/j.apmr.2018.10.008.

3 Sharon Inouye, personal interview by Jason Karlawish, May 18, 2019.

4 S. K. Inouye et al., "A Predictive Model for Delirium in Hospitalized Elderly Medical Patients Based on Admission Characteristics," *Annals of Internal Medicine* 119, no. 6 (September 15, 1993): 474–81, https://doi.org/10.7326/0003-4819-119-6-199309150-00005.

5 Sharon K. Inouye and Peter A. Charpentier, "Precipitating Factors for Delirium in Hospitalized Elderly Persons: Predictive Model and Interrelationship with Baseline Vulnerability," *JAMA* 275, no. 11 (March 20, 1996): 852–57, https://doi.org/10.1001/jama.1996.03530350034031.

6 Sharon K. Inouye et al., "A Multicomponent Intervention to Prevent Delirium in Hospitalized Older Patients," *New England Journal of Medicine* 340, no. 9 (March 4, 1999): 669–76, https://doi.org/10.1056/NEJM199903043400901.

7 John W. Rowe, "Geriatrics, Prevention, and the Remodeling of Medicare," *New England Journal of Medicine* 340, no. 9 (March 4, 1999): 720–21, https://doi.org/10.1056/NEJM199903043400908.

8 Associated Press, "Study Suggests Common Sense Steps Alleviated Confusion Condition," March 4, 1999.

9 Robert McCann, personal interview by Jason Karlawish, April 30, 2019.

10 Daniel Mendelson, personal interview by Jason Karlawish, April 17, 2019.

11 Susan M. Friedman et al., "Impact of a Comanaged Geriatric Fracture Center on ShortTerm Hip Fracture Outcomes," *Archives of Internal Medicine* 169, no. 18 (October 12, 2009): 1712–17, https://doi.org/10.1001/archinternmed.2009.321.

十九　生活中的"第三只眼"

1 Jeffrey Kaye, personal interview by Jason Karlawish, May 21, 2019.

2 Jeffrey Kaye et al., "Methodology for Establishing a Community-Wide Life Laboratory for Capturing Unobtrusive and Continuous Remote Activity and Health Data," *Journal of Visualized Experiments*, no. 137 (July 27, 2018), https://doi.org/10.3791/56942.

3 H. H. Dodge et al., "In-Home Walking Speeds and Variability Trajectories Associ ated with Mild Cognitive Impairment," *Neurology* 78, no. 24 (June 12, 2012): 1946–52, https://doi. org/10.1212/WNL.0b013e318259e1de.

4 Tamara L. Hayes et al., "Medication Adherence in Healthy Elders: Small Cognitive Changes Make a Big Difference," *Journal of Aging and Health* 21, no. 4 (June 2009): 567–80, https://doi. org/10.1177/0898264309332836.

5 Jeffrey Kaye et al., "Unobtrusive Measurement of Daily Computer Use to Detect Mild Cognitive Impairment," *Alzheimer's and Dementia* 10, no. 1 (January 2014): 10–17, https://doi. org/10.1016/j.jalz.2013.01.011.

6 Adriana Seelye et al., "Computer Mouse Movement Patterns: A Potential Marker of Mild Cognitive Impairment," *Alzheimer's and Dementia: Diagnosis, Assessment and Disease Monitoring* 1, no. 4 (October 19, 2015): 472–80, https://doi.org/10.1016/j.dadm.2015.09.006.

7 Robert Katzman, "The Prevalence and Malignancy of Alzheimer Disease: A Major Killer," *Archives of Neurology* 33, no. 4 (April 1, 1976): 217–18.

二十　尚未（依法判定）死亡

1 C. E. Wells, "The Symptoms and Behavioral Manifestations of Dementia," *Contemporary Neurology Series* 9 (1971): 1–11.

2 Ellen Bouchard Ryan, Mary Lee Hummert, and Linda H. Boich, "Communication Predicaments of Aging: Patronizing Behavior Toward Older Adults," *Journal of Language and Social Psychology* 14 (March 1995): 144–46.

3 Fred Bayles et al., *Guardians of the Elderly: An Ailing System*, Associated Press, Special Report, September 19, 1987.

4 Bayles et al., *Guardians of the Elderly*.

5 Paul Appelbaum, personal interview by Jason Karlawish, May 15, 2019.

6 Charlie Sabatino, personal interview by Jason Karlawish, May 21, 2019.

7 L. H. Roth, A. Meisel, and C. W. Lidz, "Tests of Competency to Consent to Treatment," *American Journal of Psychiatry* 134, no. 3 (March 1977): 279–84, https://doi.org/10.1176/ ajp.134.3.279.

8 Thomas Grisso and Paul S. Appelbaum, *Assessing Competence to Consent to Treatment: A Guide for Physicians and Other Health Professionals* (Oxford, New York: Oxford University Press, 1998).

9 Jason Karlawish et al., "The Ability of Persons with Alzheimer Disease (AD) to Make a Decision About Taking an AD Treatment," *Neurology* 64, no. 9 (May 10, 2005): 1514–19, https:// doi.org/10.1212/01.WNL.0000160000.01742.9D.

10 Jason Karlawish, David J. Casarett, and Bryan D. James, "Alzheimer's Disease Patients' and Caregivers' Capacity, Competency, and Reasons to Enroll in an Early-Phase Alz heimer's Disease Clinical Trial," *Journal of the American Geriatrics Society* 50, no. 12 (December 2002): 2019–24, https://doi.org/10.1046/j.1532-5415.2002.50615.x.

11 Scott Y. H. Kim et al., "Preservation of the Capacity to Appoint a Proxy Decision Maker: Implications for Dementia Research," *Archives of General Psychiatry* 68, no. 2 (February 2011): 214–20, https://doi.org/10.1001/archgenpsychiatry.2010.191.

12 James M. Lai et al., "Everyday Decision-Making Ability in Older Persons with Cognitive Impairment," *American Journal of Geriatric Psychiatry: Official Journal of the American Association for Geriatric Psychiatry* 16, no. 8 (August 2008): 693–96, https://doi.org/10.1097/ JGP.0b013e31816c7b54.

二十一　靶向淀粉样蛋白

1 Jeff Sevigny et al., "The Antibody Aducanumab Reduces Aβ Plaques in Alzheimer's Disease," *Nature* 537, no. 7618 (September 2016): 50–56, https://doi.org/10.1038/nature19323.

2 Eric M. Reiman, "Attack on Amyloid-β Protein," *Nature* 537, no. 7618 (September 2016): 36–37, https://doi.org/10.1038/537036a.

3 D. Schenk et al., "Immunization with Amyloid-Beta Attenuates Alzheimer Disease-Like Pathology in the PDAPP Mouse," *Nature* 400, no. 6740 (July 8, 1999): 173–77, https://doi. org/10.1038/22124.

4 *NewsHour with Jim Lehrer* (Washington, DC: NewsHour Productions, 1999), http://

americanarchive.org/catalog/cpb-aacip_507-xd0qr4pk9k.

5 Lary Walker, "Dale Schenk, 59, Pioneer of Alzheimer's Immunotherapy," ALZFORUM, news article comment, October 5, 2016, https://www.alzforum.org/news/community-news/dale-schenk-59-pioneer-alzheimers-immunotherapy

6 Minutes of the board of directors of the Alzheimer's Association, December 4, 1979, Archives of Alzheimer's Association.

二十二　有计划就有希望？

1 Alzheimer's Study Group, "The Way Forward: An Update from the Alzheimer's Study Group," Special Committee on Aging, United States Senate (2009), https://www.aging.senate.gov/hearings/the-way-forward-an-update-from-the-alzheimers -study-group.

2 Alzheimer's Study Group, *A National Alzheimer's Strategic Plan: The Report of the Alzheimer's Study Group* (Alzheimer's Association, March 24, 2009), https://www.alz.org/documents/national/report_asg_alzplan.pdf.

3 "Alzheimer's Breakthrough Act," Alzheimer's Association, July 23, 2009, https://www.alz.org/national/documents/statements_breakthroughact.pdf.

4 Trish Vradenburg, "The Times They Are A-Changing," *US Against Alzheimer's: We Can Stop It by 2020* (blog), April 13, 2011, https://web.archive.org/web/20120310034437/http:/www.usagainstalzheimers.org/blog/view/the_times_they_are_a_changing/.

5 George Vradenburg, personal interview by Jason Karlawish, July 14, 2019.

6 "George and Trish Vradenburg's New Take on Alzheimer's Fight: More Speed, Fewer Galas," Reliable Source, *Washington Post*, April 9, 2012, https://www.washingtonpost. com/blogs/reliable-source/post/george-and-trish-vradenburgs-new-take-on-alzheimers-fight-more-speed-fewer-galas/2012/04/08/gIQAbMud4S_blog.html.

7 Robert Egge, personal interview by Jason Karlawish, July 15, 2019.

8 Consolidated and Further Continuing Appropriations Act 2015, Pub. L. No. 113–235, 113th Congress.

9 Tom Fagan and Gabrielle Stroebel, "Lilliputian Effect Size Fells Phase 3 Trial of So lanezumab, Leaving Its Future Uncertain," ALZFORUM: Networking for a Cure, November 23, 2016, https://www.alzforum.org/news/research-news/lilliputian effect-size-fells-phase-3-trial-solanezumab-leaving-its-future.

10 "Biogen Plans Regulatory Filing for Aducanumab in Alzheimer's Disease Based on New Analysis of Larger Dataset from Phase 3 Studies," Biogen, October 22, 2019, https://investors. biogen.com/news-releases/news-release-details/biogen-plans-regulatory-filing-aducanumab-alzheimers-disease.

11 Sharon Begley, "The Maddening Saga of How an Alzheimer's 'Cabal' Thwarted Progress Toward a Cure," *STAT*, June 25, 2019, https://www.statnews.com/2019/06/25/alzheimers-cabal-thwarted-progress-toward-cure/.

12 Cynthia Helzel, "Making a Difference," Argentum, August 25, 2017, https://www. argentum.org/magazine-articles/making-a-difference/.

二十三　一定有什么在起作用

1 Ron Brookmeyer et al., "Forecasting the Prevalence of Preclinical and Clinical Alzheimer's Disease in the United States," *Alzheimer's and Dementia* 14, no. 2 (February 1, 2018): 121–29, https://doi.org/10.1016/j.jalz.2017.10.009.

2 Gill Livingston et al., "Dementia Prevention, Intervention, and Care," *Lancet* 390, no. 10113 (December 16, 2017): 2673–2734, https://doi.org/10.1016/S0140-6736(17)31363-6.

3 Thomas R. Dawber, Gilcin F. Meadors, and Felix E. Moore, "Epidemiological Approaches to Heart Disease: The Framingham Study," *American Journal of Public Health and the Nation's Health* 41, no. 3 (March 1, 1951): 279–86, https://doi.org/10.2105/AJPH.41.3.279.

4 Claudia L. Satizabal et al., "Incidence of Dementia over Three Decades in the Framingham Heart Study," *New England Journal of Medicine* 374, no. 6 (February 11, 2016): 523–32, https://doi.org/10.1056/NEJMoa1504327.

5 Fiona E. Matthews et al., "A Two-Decade Comparison of Prevalence of Dementia in In dividuals Aged 65 Years and Older from Three Geographical Areas of England: Results of the Cognitive Function and Ageing Study I and II," *Lancet* 382, no. 9902 (October 26, 2013): 1405–12, https://doi.org/10.1016/S0140-6736(13)61570-6.

6 Pam Belluck, "Education May Cut Dementia Risk, Study Finds," *New York Times*, February 10, 2016, https://www.nytimes.com/2016/02/11/health/education-may-cut-dementia-risk-study-finds.html.

7 E. A. Maguire et al., "Navigation-Related Structural Change in the Hippocampi of Taxi Drivers," *Proceedings of the National Academy of Sciences* 97, no. 8 (April 11, 2000): 4398–403,

https://doi.org/10.1073/pnas.070039597.

8 Eleanor A. Maguire, Katherine Woollett, and Hugo J. Spiers, "London Taxi Drivers and Bus Drivers: A Structural MRI and Neuropsychological Analysis," *Hippocampus* 16, no. 12 (2006): 1091–101, https://doi.org/10.1002/hipo.20233.

9 Lisa Barnes, personal interview by Jason Karlawish, September 5, 2018.

10 Megan Zuelsdorff et al., "Stressful Life Events and Racial Disparities in Cognition Among Middle-Aged and Older Adults," *Journal of Alzheimer's Disease* 73, no. 2 (January 1, 2020): 671– 82, https://doi.org/10.3233/JAD-190439.

11 Bruce S. McEwen, "Plasticity of the Hippocampus: Adaptation to Chronic Stress and Allostatic Load," *Annals of the New York Academy of Sciences* 933, no. 1 (2001): 265–77, https:// doi.org/10.1111/j.1749-6632.2001.tb05830.x.

二十四　生存恐惧

1 Kristin Harkins et al., "Development of a Process to Disclose Amyloid Imaging Results to Cognitively Normal Older Adult Research Participants," *Alzheimer's Research and Therapy* 7, no. 1 (2015): 26, https://doi.org/10.1186/s13195-015-0112-7.

2 Emily A. Largent et al., "Cognitively Unimpaired Adults' Reactions to Disclosure of Amyloid PET Scan Results," *PLOS ONE* 15, no. 2 (February 13, 2020): https://doi.org/10.1371/ journal.pone.0229137.

二十五　关爱彼此

1 Kirk R. Daffner, "Reflections of a Dementia Specialist: I Want to Stop Working Be fore I Embarrass Myself," *Washington Post*, accessed March 25, 2020, https://www.washingtonpost. com/national/health-science/reflections-of-a-dementia-specialist-iwant-to-stop-working-before-i-embarrass-myself/2018/04/13/adb08158-3111-11e8- 8abc-22a366b72f2d_story.html.

2 "Whealthcare," Whealthcare, accessed March 27, 2020, http://www.whealthcare.org.

3 Jilenne Gunther and Robert Neill, "Snapshots: Banks Empowering Customers and Fighting Exploitation," AARP (February 2016), https://www.aarp.org/content/dam/aarp/ppi/2016-02/ Snapshots-Banks-Empowering-Customers-and-Fighting -Exploitation-Brochure.pdf.

4 "PARO Therapeutic Robot," accessed March 25, 2020, http://www.parorobots.com/.

5 "A Korean Team Develops Dementia-Caring Robot, Marking Emergency Call Automatically," *China Daily*, October 27, 2016, http://www.chinadaily.com.cn/regional/2016-10/27/content_27195065.htm.

6 Dennis Thompson, "Robots May Soon Become Alzheimers Caregivers," WebMD, June 28, 2018, https://www.webmd.com/alzheimers/news/20180628/robots-may-soon-become-alzheimers-caregivers#1.

7 Lawrence K. Altman, "Reagan's Twilight—A Special Report: A President Fades into a World Apart," *New York Times*, October 5, 1997, https://www.nytimes.com/1997/10/05/us/reagan-s-twilight-a-special-report-a-president-fades-into-a-world-apart.html.

二十六　我们打造的环境

1 Jean Makesh, personal interview by Jason Karlawish, October 15, 2019.

2 Matthew Butler, *Ground Breaking Biophilic Assisted Living and Memory Care, Only One in the World*, 2019, https://www.youtube.com/watch?time_continue =1&v=IKl jUt642-g&feature=emb_logo.

3 "TOWN SQUARE: The George G. Glenner Alzheimer's Family Centers, Inc.," accessed April 13, 2020, https://glenner.org/town-square/.

4 Sumathi Reddy, "To Help Alzheimer's Patients, a Care Center Re-Creates the 1950s," *Wall Street Journal*, September 18, 2018, https://www.wsj.com/articles/to-help-alzheimers-patients-a-care-center-recreates-the-1950s-1537278209.

5 Christopher A. Thurber, Edward Walton, and American Academy of Pediatrics Council on School Health, "Preventing and Treating Homesickness," *Pediatrics* 119, no. 1 (January 2007): 192–201, https://doi.org/10.1542/peds.2006-2781.

6 Richard Schulz et al., "End-of-Life Care and the Effects of Bereavement on Family Caregivers of Persons with Dementia," *New England Journal of Medicine* 349, no. 20 (November 13, 2003): 1936–42, https://doi.org/10.1056/NEJMsa035373.

7 Ira Glass, "Give the People What They Want," *This American Life*, accessed March 17, 2020, https://www.thisamericanlife.org/216/give-the-people-what-they-want.

8 Anne Basting, personal interview by Jason Karlawish, November 14, 2019.

9 I credit this idea of "assisted presentations of self " to Anders Næss, Eivind Grip Fjær, and Mia Vabø, "The Assisted Presentations of Self in Nursing Home Life," *Social Science and*

Medicine 150 (February 1, 2016): 153–59, https://doi.org/10.1016/j.socscimed.2015.12.027.

10 Butler, *Ground Breaking Biophilic Assisted Living and Memory Care, Only One in the World.*

11 Jason Karlawish et al., "Bringing the Vote to Residents of Long-Term Care Facilities: A Study of the Benefits and Challenges of Mobile Polling," *Election Law Journal: Rules, Politics, and Policy* 10, no. 1 (March 1, 2011): 5–14, https://doi.org/10.1089/elj.2010.0065.

12 Anne Basting, *Creative Care: A Revolutionary Approach to Dementia and Elder Care* (New York: HarperOne, 2020).

13 Joan Biskupic, "A New Page in O'Connors' Love Story," ABC News, February 19, 2009, https://abcnews.go.com/TheLaw/Politics/story?id=3858553&page=1.

二十七　我们摧毁的环境

1 Bryan D. James et al., "Contribution of Alzheimer Disease to Mortality in the United States," *Neurology* 82, no. 12 (March 25, 2014): 1045–50, https://doi.org/10.1212/WNL.0000000000000240.

2 Katherine Hammond, "Kept Alive: The Enduring Tragedy of Margot Bentley," *Narrative Inquiry in Bioethics* 6, no. 2 (October 3, 2016): 80–82, https://doi.org/10.1353/nib.2016.0023.

3 Pamela Fayerman, "Patient's Family Sues B.C. as Nursing Home Keeps Her Alive Against Her Wishes," August 7, 2013, http://www.vancouversun.com/health/patient+family+sues+nursing+home+keeps+alive+against+wishes/8756167/story.html.

4 Judith Graham, "My Sister Made Her End-of-Life Wishes Clear. Then Dementia Took Hold," *STAT*, September 16, 2016, https://www.statnews.com/2016/09/16/dementia-last-wishes/.

5 "Identify Alzheimer's Disease Earlier, Brought to You by Biogen," US Healthcare Professionals Website, Biogen, accessed January 26, 2020, https://www.identifyalz.com/?cid=smc-li-dse-hp-alzdsasite-112018.

缩写对照表

————

A4 研究　抗淀粉样蛋白治疗无症状阿尔茨海默病研究

AARP　美国退休人员协会

ADAS　阿尔茨海默病评估量表

ADNI　阿尔茨海默病神经影像学计划

ADPR　阿尔茨海默病患者登记系统

AMA　美国医学会

ARIA　淀粉样蛋白相关成像异常。有两种亚型：ARIA-E 表示水肿和积液，ARIA-H 表示镜检出血

CNN　美国有线电视新闻网

ERA　平等权利修正案

FDA　美国食品药品监督管理局

HELP　医院长者生活计划

JAMA　《美国医学会杂志》

MCI　轻度认知损害

MEDCAC　医疗保险证据开发和覆盖咨询委员会

NIA	美国国家老龄化研究所
NIH	美国国家卫生研究院
OHSU	俄勒冈健康与科学大学
PDAPP	血小板衍生的淀粉样蛋白前体蛋白（阿尔茨海默病转基因小鼠模型名称）
PET	正电子发射体层成像
PiB	匹兹堡化合物 B

主要参考文献

———

1. Alzheimer, Alois. 1911. "Über Eigenartige Krankheitsfälle des Späteren Alters." *Zeitschrift für die Gesamte Neurologie und Psychiatrie* 4 (1): 356–385. https://doi. org/10.1007/BF02866241. Translated by Hans Förstl and Raymond Levy. "On Certain Peculiar Diseases of Old Age." *History of Psychiatry* 2, no. 5 (March 1991): 71–73. doi:1 0.1177/0957154X9100200505.

2. Alzheimer's Study Group, *A National Alzheimer's Strategic Plan: The Report of the Alzheimer's Study Group*. Alzheimer's Association, March 24, 2009. https://www.alz. org/documents/national/report_asg_alzplan.pdf.

3. Agich, George J. *Autonomy and Long-Term Care*. New York: Oxford University Press, 1993.

4. Ballenger, Jesse F. *Self, Senility, and Alzheimer's Disease in Modern America: A History*.

5. Baltimore: Johns Hopkins University Press, 2006.

6. Basting, Anne. *Creative Care: A Revolutionary Approach to Dementia and Elder Care*. New York: HarperOne, 2020.

7. Bayles, Fred, Scott McCartney, Lisa Levitt Ryckman, Sharon Cohen, Strat Douthat, George Esper, and Tamara Jones. *Guardians of the Elderly: An Ailing System*. Associated Press: Special Report, September 19, 1987.

8. Behuniak, Susan M. "The Living Dead? The Construction of People with Alzheimer's Disease as Zombies." *Ageing and Society* 31, no. 1 (January 2011): 70–92. https://doi. org/10.1017/S0144686X10000693.

9. Belle, Steven H., Louis Burgio, Robert Burns, David Coon, Sara J. Czaja, Dolores Gallagher-Thompson, Laura N. Gitlin, et al. "Enhancing the Quality of Life of Dementia Caregivers from Different Ethnic or Racial Groups: A Randomized, Controlled Trial." *Annals of Internal Medicine* 145, no. 10 (November 21, 2006): 727–

38. https://doi.org/10.7326/0003-4819-145-10-200611210-00005.

10. Bessel, Richard. *Germany After the First World War*. Oxford: Clarendon Press, 1993.

11. Boris, Eileen, and Jennifer Klein. *Caring for America: Home Health Workers in the Shadow of the Welfare State*. New York: Oxford University Press, 2012.

12. Butler, Robert. *Why Survive?: Being Old in America*. Baltimore: Johns Hopkins University Press, 2003.

13. Clark, Christopher M., Julie A. Schneider, Barry J. Bedell, Thomas G. Beach, Warren B. Bilker, Mark A. Mintun, Michael J. Pontecorvo, et al. "Use of Florbetapir-PET for Im aging Beta-Amyloid Pathology." *JAMA* 305, no. 3 (January 19, 2011): 275–83. https://doi.org/10.1001/jama.2010.2008.

14. Coe, Norma B., Meghan M. Skira, and Eric B. Larson. "A Comprehensive Measure of the Costs of Caring for a Parent: Differences According to Functional Status." *Journal of the American Geriatrics Society* 66, no. 10 (October 2018): 2003–8. https://doi.org/10.1111/jgs.15552.

15. Congress of the US, Washington, DC, Office of Technology Assessment. *Losing a Million Minds: Confronting the Tragedy of Alzheimer's Disease and Other Dementias*. Congres sional Summary. Washington, DC: US Congress, Office of Technology Assessment, April 1987.https://eric.ed.gov/?id=ED298420.

16. Degler, Carl N. *At Odds: Women and the Family in America from the Revolution to the Present*. New York: Oxford University Press, 1981. "Department of Health and Human Services United States Food and Drug Administration Center for Evaluation and Research. Transcript of Peripheral and Central Nervous System Drugs Advisory Committee Meeting." Department of Health and Human Services, United States Food and Drug Administration, October 23, 2008.

17. Evans, D. A., H. H. Funkenstein, M. S. Albert, P. A. Scherr, N. R. Cook, M. J. Chown, L. E. Hebert, C. H. Hennekens, and J. O. Taylor. "Prevalence of Alzheimer's Disease in a Community Population of Older Persons. Higher Than Previously Reported." *JAMA* 262, no. 18 (November 10, 1989): 2551–56.

18. Fee, Elizabeth, and Daniel M. Fox, eds. *AIDS: The Burden of History*. Berkeley: University of California Press, 1988. https://publishing.cdlib.org/ucpressebooks/view?docId=ft7t1nb59n&chunk.id=d0e5789&toc.depth=1&toc.id=d0e5789&brand=ucpress.

19. Fergusson, Adam. *When Money Dies: The Nightmare of the Weimar Hyper-Inflation*. cribe, 2011.

20. Francis, L. P. "Understanding Autonomy in Light of Intellectual Disability." In *Disability and Disadvantage*, 200–215. Oxford, New York: Oxford University Press, 2011.

21. Friedman, Esther M., Regina A. Shih, Kenneth M. Langa, and Michael D. Hurd. "US

Prev alence and Predictors of Informal Caregiving for Dementia." *Health Affairs* 34, no. 10 (October 1, 2015): 1637–41. https://doi.org/10.1377/hlthaff.2015.0510.

22. Friedman, Susan M., Daniel A. Mendelson, Karilee W. Bingham, and Stephen L. Kates. "Impact of a Comanaged Geriatric Fracture Center on Short-Term Hip Fracture Outcomes." *Archives of Internal Medicine* 169, no. 18 (October 12, 2009): 1712–17. https://doi.org/10.1001/archinternmed.2009.321.

23. Grisso, Thomas, and Paul S. Appelbaum. *Assessing Competence to Consent to Treatment: A Guide for Physicians and Other Health Professionals*. Oxford, New York: Oxford University Press, 1998.

24. Guenther, Katja. *Localization and Its Discontents*. Chicago: University of Chicago Press, 2015. https://www.press.uchicago.edu/ucp/books/book/chicago/L/bo21163259.html.

25. Harkins, Kristin, Pamela Sankar, Reisa Sperling, Joshua D. Grill, Robert C. Green, Keith A. Johnson, Megan Healy, and Jason Karlawish. "Development of a Process to Disclose Amyloid Imaging Results to Cognitively Normal Older Adult Research Participants." *Alzheimer's Research and Therapy* 7, no. 1 (May 26, 2015): 26. https://doi.org/10.1186/s13195-015-0112-7.

26. Hurd, Michael D., Paco Martorell, Adeline Delavande, Kathleen J. Mullen, and Kenneth M. Langa. "Monetary Costs of Dementia in the United States." *New England Journal of Medicine* 368, no. 14 (April 4, 2013): 1326–34. https://doi.org/10.1056/NEJMsa1204629.

27. Inouye, S. K., S. T. Bogardus, P. A. Charpentier, L. Leo-Summers, D. Acampora, T. R. Holford, and L. M. Cooney. "A Multicomponent Intervention to Prevent Delirium in Hospitalized Older Patients." *New England Journal of Medicine* 340, no. 9 (March 4, 1999): 669–76. https://doi.org/10.1056/NEJM199903043400901.

28. Institute of Medicine (US) Committee to Study the AIDS Research Program of the National Institutes of Health. *The AIDS Research Program of the National Institutes of Health*. Washington, DC: National Academies Press, 1991. https://www.ncbi.nlm.nih.gov/ books/NBK234085.

29. Jack, Clifford R., David S. Knopman, William J. Jagust, Leslie M. Shaw, Paul S. Aisen, Michael W. Weiner, Ronald C. Petersen, and John Q. Trojanowski. "Hypothetical Model of Dynamic Biomarkers of the Alzheimer's Pathological Cascade." *Lancet Neurology* 9, no. 1 (January 1, 2010): 119–28. https://doi.org/10.1016/S1474-4422(09)70299-6.

30. Jack, Clifford R., David S. Knopman, William J. Jagust, Ronald C. Petersen, Michael W. Weiner, Paul S. Aisen, Leslie M. Shaw, et al. "Tracking Pathophysiological Processes in Alzheimer's Disease: An Updated Hypothetical Model of Dynamic Biomarkers." *Lancet Neurology* 12, no. 2 (February 1, 2013): 207–16. https://doi.org/10.1016/S1474-4422(12)70291-0.

31. James, Bryan D., Sue E. Leurgans, Liesi E. Hebert, Paul A. Scherr, Kristine Yaffe, and David A. Bennett. "Contribution of Alzheimer Disease to Mortality in the United States." *Neurology* 82, no. 12 (March 25, 2014): 1045–50. https://doi.org/10.1212/WNL.0000000000000240.

32. Johnson, K. A., S. Minoshima, N. I. Bohnen, K. J. Donohoe, N. L. Foster, P. Herscovitch, J. H. Karlawish, et al. "Appropriate Use Criteria for Amyloid PET: A Report of the Amy loid Imaging Task Force, the Society of Nuclear Medicine and Molecular Imaging, and the Alzheimer's Association." *Journal of Nuclear Medicine* 54, no. 3 (March 1, 2013): 476–90. https://doi.org/10.2967/jnumed.113.120618.

33. Kasper, Judith D., Vicki A. Freedman, Brenda C. Spillman, and Jennifer L. Wolff. "The Disproportionate Impact of Dementia on Family and Unpaid Caregiving to Older Adults." *Health Affairs* 34, no. 10 (October 1, 2015): 1642–49. https://doi.org/10.1377/hlthaff.2015.0536.

34. Katzman, Robert, and Katherine Bick. *Alzheimer Disease: The Changing View.* San Diego: Academic Press, 2000.

35. Katzman, Robert. "The Prevalence and Malignancy of Alzheimer Disease: A Major Killer." *Archives of Neurology* 33, no. 4 (April 1, 1976): 217–18. https://doi.org/10.1001/archneur.1976.00500040001001.

36. Kaye, Jeffrey, Christina Reynolds, Molly Bowman, Nicole Sharma, Thomas Riley, Ona Golonka,Jonathan Lee, et al. "Methodology for Establishing a Community-Wide Life Laboratory for Capturing Unobtrusive and Continuous Remote Activity and Health Data." *Journal of Visualized Experiments: JoVE*, no. 137 (July 27, 2018). https://doi.org/10.3791/56942.

37. Keuck, Lara. "Diagnosing Alzheimer's Disease in Kraepelin's Clinic, 1909–1912." *History of the Human Sciences* 31, no. 2 (April 1, 2018): 42–64. https://doi.org/10.1177/0952695118758879.

38. Khachaturian, Zaven S., and Ara S. Khachaturian. "Prevent Alzheimer's Disease by 2020: A National Strategic Goal." *Alzheimer's and Dementia: The Journal of the Alzheimer's Association* 5, no. 2 (March 1, 2009): 81–84. https://doi.org/10.1016/j.jalz.2009.01.022.

39. Khachaturian, Zaven S., Ronald C. Petersen, Serge Gauthier, Neil Buckholtz, Jodey P. Corey-Bloom, Bill Evans, Howard Fillit, et al. "A Roadmap for the Prevention of Dementia: The Inaugural Leon Thal Symposium." *Alzheimer's and Dementia: The Journal of the Alzheimer's Association* 4, no. 3 (May 1, 2008): 156–63. https://doi.org/10.1016/j. jalz.2008.03.005.

40. Kiyak, H. A., L. Teri, and S. Borson. "Physical and Functional Health Assessment in Normal Aging and in Alzheimer's Disease: Self-Reports vs. Family Reports."

Gerontologist 34, no. 3 (June 1994): 324–30. https://doi.org/10.1093/geront/34.3.324.

41. Kleinman, Arthur. *The Soul of Care: The Moral Education of a Husband and a Doctor.* New York: Penguin, 2019.

42. Klunk, William E., Henry Engler, Agneta Nordberg, Yanming Wang, Gunnar Blomqvist, Daniel P. Holt, Mats Bergström, et al. "Imaging Brain Amyloid in Alzheimer's Disease with Pittsburgh Compound-B." *Annals of Neurology* 55, no. 3 (March 2004): 306–19. https://doi.org/10.1002/ana.20009.

43. Largent, Emily A., Kristin Harkins, Christopher H. van Dyck, Sara Hachey, Pamela San kar, and Jason Karlawish. "Cognitively Unimpaired Adults' Reactions to Disclosure of Amyloid PET Scan Results." *PLOS ONE* 15, no. 2 (February 13, 2020): e0229137. https://doi.org/10.1371/journal.pone.0229137.

44. Lieberman, Morton A., and Leonard D. Borman. *Self-Help Groups for Coping with Crisis: Origins, Members, Processes, and Impact.* San Francisco: Jossey-Bass, 1979.

45. Livingston, Gill, Andrew Sommerlad, Vasiliki Orgeta, Sergi G. Costafreda, Jonathan Hunt ley, David Ames, Clive Ballard, et al. "Dementia Prevention, Intervention, and Care." *Lancet* 390, no. 10113 (December 16, 2017): 2673–2734. https://doi.org/10.1016/ S0140-6736(17)31363-6.

46. Lock, Margaret. *The Alzheimer Conundrum: Entanglements of Dementia and Aging.* Princeton, NJ: Princeton University Press, 2013.

47. Mace, Nancy L., and Peter V. Rabins. *The 36-Hour Day: A Family Guide to Caring for Persons with Alzheimer's Disease, Related Dementing Illnesses, and Memory Loss in Later Life.* Baltimore: Johns Hopkins University Press, 1981.

48. Mackenzie, Catriona, and Natalie Stoljar. *Relational Autonomy: Feminist Perspectives on Autonomy, Agency, and the Social Self.* New York: Oxford University Press, 2000.

49. Maguire, E. A., D. G. Gadian, I. S. Johnsrude, C. D. Good, J. Ashburner, R. S. Frackowiak, and C. D. Frith. "Navigation-Related Structural Change in the Hippocampi of Taxi Drivers." *Proceedings of the National Academy of Sciences* 97, no. 8 (April 11, 2000): 4398–403. https://doi.org/10.1073/pnas.070039597.

50. Maurer, Konrad, and Ulrike Maurer. *Alzheimer: The Life of a Physician and the Career of a Disease.* Translated by Neil Levi and Alistair Burns. New York: Columbia University Press, 2003.

51. McKhann, G., D. Drachman, M. Folstein, R. Katzman, D. Price, and E. M. Stadlan. "Clinical Diagnosis of Alzheimer's Disease: Report of the NINCDS-ADRDA Work Group Under the Auspices of Department of Health and Human Services Task Force on Alzheimer's Disease." *Neurology* 34, no. 7 (July 1984): 939–44. https://doi. org/10.1212/ wnl.34.7.939.

52. Næss, Anders, Eivind Grip Fjær, and Mia Vabø. "The Assisted Presentations of Self

in Nursing Home Life." *Social Science and Medicine* 150 (February 1, 2016): 153–59. https://doi.org/10.1016/j.socscimed.2015.12.027.

53. Oberlander, Jonathan. "The Political Life of Medicare." In *The Political Life of Medicare*, 62–63. Chicago, London: University of Chicago Press, 2003.

54. Petersen, R. C., G. E. Smith, S. C. Waring, R. J. Ivnik, E. G. Tangalos, and E. Kokmen. "Mild Cognitive Impairment: Clinical Characterization and Outcome." *Archives of Neurology* 56, no. 3 (March 1999): 303–8. https://doi.org/10.1001/archneur.56.3.303.

55. Pinquart, Martin, and Silvia Sörensen. "Differences Between Caregivers and Noncaregivers in Psychological Health and Physical Health: A Meta-Analysis." *Psychology and Aging* 18, no. 2 (June 2003): 250–67. https://doi.org/10.1037/0882-7974.18.2.250.

56. Qiu, Chengxuan, Eva von Strauss, Lars Bäckman, Bengt Winblad, and Laura Fratiglioni. "Twenty-Year Changes in Dementia Occurrence Suggest Decreasing Incidence in Central Stockholm, Sweden." *Neurology* 80, no. 20 (May 14, 2013): 1888–94. https://doi.org/10.1212/WNL.0b013e318292a2f9.

57. Reiman, Eric M. "Attack on Amyloid-β Protein." *Nature* 537, no. 7618 (September 2016): 36–37. https://doi.org/10.1038/537036a.

58. Rocca, Walter A., Barbara P. Yawn, Jennifer L. St. Sauver, Brandon R. Grossardt, and L. Joseph Melton. "History of the Rochester Epidemiology Project: Half a Century of Medical Records Linkage in a US Population." *Mayo Clinic Proceedings* 87, no. 12 (December 2012): 1202–13. https://doi.org/10.1016/j.mayocp.2012.08.012. *Ronald Reagan—Medicare Will Bring a Socialist Dictatorship*. Accessed March 27, 2020. https://www.youtube.com/watch?v=Bejdhs3jGyw.

59. Ronald Reagan Presidential Library. "Physician's Explanation of Ronald Reagan's Alzheimer's Diagnosis." Accessed June 13, 2019. https://www.reaganlibrary.gov/sreference/physician-s-explanation-of-ronald-reagan-s-alzheimer-s-diagnosis. Rosenberg, Charles E., and Janet Lynne Golden, eds. *Framing Disease: Studies in Cultural History*. New Brunswick, NJ: Rutgers University Press, 1992.

60. Roth, L. H., A. Meisel, and C. W. Lidz. "Tests of Competency to Consent to Treatment."*American Journal of Psychiatry* 134, no. 3 (March 1977): 279–84. https://doi.org/10.1176/ajp.134.3.279.

61. Satizabal, Claudia L., Alexa S. Beiser, Vincent Chouraki, Geneviève Chêne, Carole Dufouil, and Sudha Seshadri. "Incidence of Dementia over Three Decades in the Framingham Heart Study." *New England Journal of Medicine* 374, no. 6 (February 11, 2016): 523–32. https://doi.org/10.1056/NEJMoa1504327.

62. Schenk, D., R. Barbour, W. Dunn, G. Gordon, H. Grajeda, T. Guido, K. Hu, et al. "Immunization with Amyloid-Beta Attenuates Alzheimer-Disease-Like Pathology

in the PDAPP Mouse." *Nature* 400, no. 6740 (July 8, 1999): 173–77. https://doi. org/10.1038/22124.

63. Schulz, Richard, Aaron B. Mendelsohn, William E. Haley, Diane Mahoney, Rebecca S. Allen, Song Zhang, Larry Thompson, Steven H. Belle, and Resources for Enhancing Alzheimer's Caregiver Health Investigators. "End-of-Life Care and the Effects of Bereavement on Family Caregivers of Persons with Dementia." *New England Journal of Medicine* 349, no. 20 (November 13, 2003): 1936–42. https://doi.org/10.1056/ NEJMsa035373.

64. Scull, Andrew. *Madness in Civilization: A Cultural History of Insanity, from the Bible to Freud, from the Madhouse to Modern Medicine.* Repr. ed. Princeton, NJ: Princeton University Press, 2016.

65. Sevigny, Jeff, Ping Chiao, Thierry Bussière, Paul H. Weinreb, Leslie Williams, Marcel Maier, Robert Dunstan, et al. "The Antibody Aducanumab Reduces A β Plaques in Alzheimer's Disease." *Nature* 537, no. 7618 (September 2016): 50–56. https://doi. org/10.1038/nature19323.

66. Spruill, Marjorie J. *Divided We Stand: The Battle over Women's Rights and Family Values That Polarized American Politics.* New York: Bloomsbury USA, 2017.

67. Stites, Shana D., Jonathan D. Rubright, and Jason Karlawish. "What Features of Stigma Do the Public Most Commonly Attribute to Alzheimer's Disease Dementia? Results of a Survey of the U.S. General Public." *Alzheimer's and Dementia* 14, no. 7 (July 1, 2018): 925–32. https://doi.org/10.1016/j.jalz.2018.01.006.

68. Summers, W. K., L. V. Majovski, G. M. Marsh, K. Tachiki, and A. Kling. "Oral Tetrahydroaminoacridine in Long-Term Treatment of Senile Dementia, Alzheimer Type." *New England Journal of Medicine* 315, no. 20 (November 13, 1986): 1241–45. https://doi.org/10.1056/NEJM198611133152001.

69. Thomas, Lewis. "The Problem of Dementia." In *Late Night Thoughts on Listening to Mahler's Ninth Symphony,* 121. New York: Viking Press, 1983.

70. United States Congress, Office of Technology Assessment. *Confused Minds, Burdened Families: Finding Help for People with Alzheimer's and Other Dementias, OTA-13A-403.* Washington, DC: US Government Printing Office, 1990. https://catalog.hathitrust.org/ Record/007415141.

71. United States Congress, Senate Committee on Labor and Human Resources, Subcommittee on Aging. *Impact of Alzheimer's Disease on the Nation's Elderly: Joint Hearing Before the Subcommittee on Aging of the Committee on Labor and Human Resources, United States Senate, and the Subcommittee on Labor, Health, Education, and Welfare of the Committee on Appropriations, House of Representatives, Ninety-Sixth Congress, Second Session, on to Analyze the Impact of Alzheimer's Disease and Other*

Dimentias [i.e., Dementias] of Aging on Our Society. Washington, DC: US Government Printing Office, 1980.

72. United States Congress. *Alzheimer's: The Unmet Challenge for Research and Care.* Joint Hearing Before the Select Committee on Aging, House of Representatives, and the Subcommittee on Aging of the Committee on Labor and Human Resources, US Senate, 101st Cong., 2d Sess., April 3, 1990, SCOA Comm. Pub. No. 101-783.

73. Vickrey, Barbara G., Brian S. Mittman, Karen I. Connor, Marjorie L. Pearson, Richard D. Della Penna, Theodore G. Ganiats, Robert W. Demonte, et al. "The Effect of a Disease Management Intervention on Quality and Outcomes of Dementia Care: A Randomized, Controlled Trial." *Annals of Internal Medicine* 145, no. 10 (November 21, 2006): 713–26. https://doi.org/10.7326/0003-4819-145-10-200611210-00004.

74. Zarit, Steven H., Kyungmin Kim, Elia E. Femia, David M. Almeida, Jyoti Savla, and Peter C. M. Molenaar. "Effects of Adult Day Care on Daily Stress of Caregivers: A Within-Person Approach." *Journals of Gerontology Series B: Psychological Sciences and Social Sciences* 66B, no. 5 (September 2011): 538–46. https://doi.org/10.1093/geronb/gbr030.